基本編 | ケースで学ぶ

理学療法臨床思考

第2版

編集

有馬 慶美
看護リハビリ新潟保健医療専門学校

松本 直人
東京医療学院大学

基本編

文光堂

■編　集
有馬　慶美　看護リハビリ新潟保健医療専門学校校長
松本　直人　東京医療学院大学保健医療学部リハビリテーション学科教授

■執　筆（執筆順）
山田　祥康　NPO法人スポーツ医科学ネットワーク理事
関　　誠　　帝京大学福岡医療技術学部理学療法学科教授
手塚　潤一　東京医療学院大学保健医療学部リハビリテーション学科助教
鈴木　裕治　仙台青葉学院短期大学リハビリテーション学科助教
加藤研太郎　上尾中央医療専門学校理学療法学科副学科長
笹川　健吾　看護リハビリ新潟保健医療専門学校理学療法学科
石井　　愛　看護リハビリ新潟保健医療専門学校理学療法学科
海津　貴裕　看護リハビリ新潟保健医療専門学校理学療法学科
宇都宮雅博　東都大学幕張ヒューマンケア学部理学療法学科准教授
長倉　裕二　大阪人間科学大学保健医療学部理学療法学科教授
東山　学史　大阪回生病院リハビリテーションセンター
松本　　泉　熊本駅前看護リハビリテーション学院理学療法学科学科長
奥田　教宏　土佐リハビリテーションカレッジ理学療法学科
竹林　秀晃　土佐リハビリテーションカレッジ理学療法学科学科長
芳野　　純　帝京平成大学健康メディカル学部理学療法学科准教授
荒川　武士　専門学校東京医療学院理学療法学科
古田　幸一　福岡リハビリテーション専門学校理学療法学科
浅田　啓嗣　鈴鹿医療科学大学保健衛生学部リハビリテーション学科教授
岡田　啓太　国際医学技術専門学校理学療法学科
内山田悟朗　専門学校藤リハビリテーション学院理学療法学科教務主任
和地　辰紀　東北保健医療専門学校理学療法科教務主任
古谷　槙子　東京医療学院大学保健医療学部リハビリテーション学科助教
中田　正司　札幌医療リハビリ専門学校理学療法学科学科長
小堺　秀樹　専門学校東京医療学院理学療法学科夜間部学科長代理
柏木　　学　札幌医療リハビリ専門学校理学療法学科
眞塩　紀人　首都医校理学療法学科
大池　貴行　九州看護福祉大学看護福祉学部リハビリテーション学科教授
髙橋　佑太　聖路加国際病院リハビリテーション科
村上　賢治　仙台青葉学院短期大学リハビリテーション学科講師
坂本　純子　榊原記念病院リハビリテーション科
山岡　郁子　専門学校藤リハビリテーション学院学科長
小川　明宏　東邦大学医療センター佐倉病院リハビリテーション部副技師長
舩山　貴子　山形医療技術専門学校理学療法学科主任
岩下　佳弘　熊本保健科学大学保健科学部リハビリテーション学科講師
松井　伸子　東京医療学院大学保健医療学部リハビリテーション学科助教

序

　本書,「ケースで学ぶ理学療法臨床思考」の初版は2006年に,臨床場面における問題解決思考のガイドとして,また思考過程を学ぶためのテキストとして出版されました.その後,教育現場からのリクエストを受け,障害別（2007年）,続障害別そして生活機能障害別（2009年）の3冊が続編として出版されました.初版のシリーズ4冊につきましては理学療法を学ぶ多くの学生および新人理学療法士の皆さまにご愛読いただき,また改善へのフィードバックをいただきましたことに心より感謝いたします.

　初版から14年が経過し,当時の最新知見もそのほとんどが更新され,そのため内容が現在の臨床現場を反映していない事象が多くみられるようになりました.また一方では,教育学的に新しい学習方略が提案され,当初のテキストデザインが最善のものとはいえない状況となりました.そこで,初版シリーズ4冊を最新の理学療法知見および教育学的視点から整理,刷新し,本書「ケースで学ぶ理学療法臨床思考 第2版」を出版することとなりました.

　この第2版は,主に学生を対象とした「基本編」,そして学生および新人理学療法士を対象とした「実践編」の2冊から編成されています.基本編では,実際の症例をモデルにしながらも,初学者が確実に理解できるよう問題構造をシンプルに再構成しました.また,養成校の教員が執筆することにより,学生に理解してほしい学習内容が際立つよう配慮されています.これに対し,実践編では症例の状態を忠実に描写し,より実際的な臨床思考のトレーニングができるよう編集しました.また各疾患や外傷を専門とする臨床の理学療法士にご執筆いただくことにより,現場の臨場感と最新の知見が反映されるよう構成されています.

　問題解決思考の流れについては初版を踏襲し,理学療法士の思考過程を2つのパート（仮説立案と仮説証明）で表現しました.さらに今回の改訂では,この思考の流れをより理解しやすく,また実習や臨床で実際の症例に応用しやすいよう「クリニカル・ルール：臨床公式」を軸に理学療法士の臨床思考を表現しました.これは他書にみられない本書のユニークな工夫です.

　また,学生や新人理学療法士が陥りやすい「どのデータを,どのような順序で収集し,どう統合解釈すべきかが難しい」という問題を解決するために,基本編では,初学者に対して理学療法士の思考過程を具体的にまたリアルに示すために,データ自体とそれに対する理学療法士の解釈・思考を時間の流れに沿って示すデザインとしました.これにより,理学療法士がどのような順序でデータを収集し,そのデータをどのように解釈し,そして症例が抱える問題をどのように包括的に捉えているかを視覚化できるよう試みました.これも他書にはない教材デザインです.

　以上のように工夫を施した本書が,学生や新人理学療法士の臨床能力の育成に役立てればこの上ない喜びです.

2019年11月

編者を代表して　有馬慶美

目次 Contents

略語一覧 ………………………………………………………………………… vi

第1章 骨関節障害理学療法

1	上腕骨近位端骨折	山田祥康	2
2	大腿骨転子部骨折	関　誠	12
3	変形性膝関節症	手塚潤一	22
4	変形性股関節症	鈴木裕治	32
5	関節リウマチ	加藤研太郎	43
6	腰椎椎間板ヘルニア	笹川健吾・石井　愛	54
7	脊髄損傷	海津貴裕	64
8	膝前十字靱帯損傷	宇都宮雅博	74
9	下腿切断	長倉裕二・東山学史	86
10	肩関節周囲炎	松本　泉	99
11	末梢神経障害	奥田教宏・竹林秀晃	110
12	慢性疼痛疾患	芳野　純	120

第2章 神経障害理学療法

13	脳血管障害―急性期	荒川武士	132
14	脳血管障害―回復期	古田幸一	142
15	脳血管障害―生活期	浅田啓嗣・岡田啓太	152
16	パーキンソン病	内山田悟朗	168
17	脊髄小脳変性症	和地辰紀	179
18	筋ジストロフィー	古谷槙子	189
19	筋萎縮性側索硬化症	中田正司	201
20	多発性硬化症	小堺秀樹	213
21	ギランバレー症候群	柏木　学	224
22	脳性麻痺―痙直型	眞塩紀人	236

第3章 内部障害理学療法

- 23 慢性閉塞性肺疾患 .... 大池貴行 248
- 24 肺癌に対する肺切除術後 .... 髙橋佑太 264
- 25 急性心筋梗塞 .... 村上賢治 274
- 26 慢性心不全 .... 坂本純子 286
- 27 閉塞性動脈硬化症 .... 山岡郁子・小川明宏 302
- 28 深部静脈血栓症 .... 舩山貴子 313
- 29 慢性腎臓病 .... 岩下佳弘 324
- 30 糖尿病 .... 松井伸子 337

索　引 349

略語一覧

基本編・ケースで学ぶ理学療法臨床思考 第2版

略語	フルスペル	日本語
%IBW	% ideal body weight	標準体重
6MD	6 minute walking distance	6分間歩行距離
ABI	ankle brachial index	足関節上腕血圧比
ACBT法	active cycle breathing technique	アクティブサイクル呼吸法
ACE阻害薬	angiotensin converting enzyme inhibitor	アンジオテンシン変換酵素阻害薬
ACL	anterior cruciate ligament	前十字靱帯
ADL	activities of daily living	日常生活活動
AFO	ankle-foot orthosis	短下肢装具
Alb	albumen	アルブミン
ALS	amyotrophic lateral sclerosis	筋萎縮性側索硬化症
ALSFRS-R	ALS functional rating scale revised	ALS機能評価スケール改訂版
AP	ankle pressure	足関節血圧
ARB	angiotensin II receptor blocker	アンジオテンシンII受容体拮抗薬
AST	aspartate aminotransferase	アスパラギン酸アミノトランスフェラーゼ
AT	anaerobic threshold	嫌気性代謝閾値
BI	Barthel index	バーセルインデックス
BLS	basic life support	一次救命処置
BMI	body mass index	体格指数
BNP	brain natriuretic peptide	脳性ナトリウム利尿ペプチド
BP	blood pressure	血圧
Br. stage	Brunnstrom recovery stage	ブルンストローム・ステージ
BT	body temperature	体温
BUN	blood urea nitrogen	尿素窒素
C5		第5頸髄あるいは第5頸椎
C6		第6頸髄あるいは第6頸椎
C7		第7頸髄あるいは第7頸椎
C8		第8頸髄
Ca	calcium	カルシウム
CCU	coronary care unit	冠（状動脈）疾患集中治療室
CDAI	clinical disease activity index	―
CE	center-edge	―
CGA	comprehensive geriatric assessment	高齢者総合機能評価
CHS	compression hip screw	コンプレッションヒップスクリュー
CK	creatine kinase	クレアチンキナーゼ
CKC	closed kinetic chain	閉鎖性運動連鎖
CKD	chronic kidney disease	慢性腎臓病
CK-MB	creatine kinase myocardial band	クレアチンキナーゼ心筋由来アイソザイム
Cl	chlorine	クロール，塩素
CLI	critical limb ischemia	重症虚血肢
COPD	chronic obstructive pulmonary disease	慢性閉塞性肺疾患
Cr	creatinine	クレアチニン
CR-10	category-ratio scale	Borg CR-10スケール
CRP	C-reactive protein	C反応性蛋白
CRPS	complex regional pain syndrome	複合性局所疼痛症候群
DAS28	Disease Activity Score 28	―
DES	drug eluting stent	薬剤溶出性ステント
DIP関節	distal interphalangeal joint	遠位指節間関節
DKD	diabetic kidney disease	糖尿病性腎臓病
DMARDs	disease modifying antirheumatic drugs	疾患修飾性抗リウマチ薬
DN	diabetic nephropathy, diabetic glomerulopathy	糖尿病性腎症
DVT	deep vein thrombosis	深部静脈血栓症
eGFR	estimate glomerular filtration rate	推算糸球体濾過量
EVT	endo vascular treatment	経皮的血管形成術，末梢動脈疾患カテーテル治療
FBS	Functional Balance Scale	―
FFD	Finger Floor Distance	指床間距離
FIM	functional independence measure	機能的自立度評価法

略語	フルスペル	日本語
FiO$_2$	fraction of inspiratory oxygen, fractional concentration of oxygen in inspired gas	吸入酸素濃度
FR	functional reach	上肢到達距離
FTA	femorotibial angle	大腿脛骨角
GDS-15	Geriatric Depression Scale-15	高齢者うつスケール
GFR	glomerular filtration rate	糸球体濾過量
GMFCS	gross motor function classification system	粗大運動能力分類システム
GMFM	gross motor function measure	粗大運動能力尺度
GMT	gross muscle testing	粗大筋力テスト
GNRI	Geriatric Nutritional Risk Index	栄養指標
HbA1c	hemoglobin A1c	ヘモグロビン A1c
HCO$_3^-$	sodium bicarbonate	重炭酸イオン
HHD	hand-held dynamometer	ハンドヘルドダイナモメーター
HR	heart rate	心拍数
IADL	instrumental activities of daily living	手段的日常生活活動
IC	initial contact	初期接地
IC	informed consent	インフォームド・コンセント,説明と同意
ICF	International Classification of Functioning, Disability and Health	国際生活機能分類
IP 関節	interphalangeal joint	指節間関節
ISMG	International Stoke Mandeville Games	—
Isw	initial swing	遊脚初期
IVCd	inferior vena cava diameter	下大静脈径
JCS	Japan Coma Scale	ジャパン・コーマ・スケール
K	kalium	カリウム
L3		第 3 腰椎あるいは第 3 腰髄
L4		第 4 腰椎あるいは第 4 腰髄
L5		第 5 腰椎あるいは第 5 腰髄
LAD	left atrial dimension	左房径
LDH	lactate dehydrogenase	乳酸脱水素酵素
LR	loading response	荷重応答期
LVDd/Ds	left ventricular end-diastolic dimension/left ventricular end-systolic dimension	左室拡張末期径 / 左室収縮末期径
LVEF	left ventricular ejection fraction	左室駆出分画(率)
MAS	modified Ashworth scale	—
MAT	motor age test	運動年齢テスト
MCH	mean cell hemoglobin, mean corpuscular hemoglobin	平均赤血球血色素量,平均赤血球ヘモグロビン量
MCHC	mean cell hemoglobin concentration, mean corpuscular hemoglobin concentration	平均赤血球血色素濃度,平均赤血球ヘモグロビン濃度
MCI	mild cognitive impairment	軽度認知障害
MCV	mean corpuscular volume	平均赤血球容積
MMSE	Mini-Mental State Examination	ミニメンタルステート検査
MMT	manual muscle test	徒手筋力テスト
MP 関節	metacarpophalangeal joint	中手指節間関節
MR	mitral reflux	僧帽弁逆流
Mst	mid stance	立脚中期
MTX	methotrexate	メトトレキサート
Na	natrium, sodium	ナトリウム
NICU	neonatal intensive care unit	新生児集中治療室
NR-ADL	The Nagasaki university Respiratory ADL Questionnaire	—
NRS	Numerical Rating Scale	—
NSAIDs	non-steroidal anti-inflammatory drug	非ステロイド性抗炎症薬
NSVT	Non-sustained Ventricular tachycardia	非持続性心室頻拍
NT-pro BNP	N-terminal pro-brain natriuretic peptide	N 末端プロ脳性ナトリウム利尿ペプチド
PaCO$_2$	partial pressure of carbon dioxide in artery	動脈血二酸化炭素分圧
PAD	peripheral arterial disease	末梢動脈疾患
PaO$_2$	partial pressure arterial oxygen	動脈血酸素分圧

略語	フルスペル	日本語
PCI	percutaneous coronary intervention	経皮的冠動脈形成術
PCS	Pain Catastrophizing Scale	痛みに対する破局的思考の程度，疼痛破局的思考尺度
PDAS	Pain Disability Assessment Scale	疼痛生活障害評価尺度
PEP program	Prevent injury and Enhance Performance Program	—
Ph	Pharmacist	管理栄養士
pH	hydrogen ion exponent	水素イオン指数
PIP 関節	proximal interphalangeal joint	近位指節間関節
PO	prosthetist and orthotist	義肢装具士
PPMS	primary progressive multiple sclerosis	一次性進行型多発性硬化症
Psw	pre-swing	前遊脚期
PVC	premature ventricular contraction	心室期外収縮
PVR	pulse volume recording	容積脈波記録
QOL	quality of life	生活の質
RAS	renin-angiotensin system	レニン・アンジオテンシン系
RD	registered dietitian	管理栄養士
ROAD study	Research on Osteoarthritis Against Disability study	—
ROM	range of motion	可動域，関節可動域
SpO_2	arterial oxygen saturation percutaneous oxygen saturation	経皮的酸素飽和度あるいは経皮的動脈血酸素飽和度
SPPB	short physical performance battery	—
SR	sinun rhythm	洞調律
STG 法	semitendinosus and gracilis tendons	半腱様筋薄筋腱法
T4		第 4 胸髄あるいは第 4 胸椎
T5		第 5 胸髄あるいは第 5 胸椎
TKA	total knee arthrplasty	人工膝関節全置換術
TMT	Trail Making Test	トレイルメイキングテスト
TP	toe pressure	足趾血圧
TRPG	transtricuspid pressure gradient	三尖弁収縮期圧較差
Tst	terminal stance	立脚終期
TUGT	timed up and go test	—
UPDRS	unified parkinson's disease rating scale	—
VAS	Visual Analogue Scale	ビジュアルアナログスケール
VATS	video-assisted thoracic surgery	胸腔鏡補助下手術
VC	vital capacity	肺活量
VO_2 max	maximal oxygen uptake	最大酸素摂取量

第1章

骨関節障害理学療法

骨関節障害理学療法

1 上腕骨近位端骨折

■ 予習のためのエッセンス

◆ 上腕骨近位端骨折とは，高齢者における代表的な骨折です．骨粗鬆症を基盤とする場合が多くみられ，転倒による肩の直接殴打や，手や肘をついたことによる介達外力によって生じます．

◆ 整形外科的治療では，骨性接触が保たれていない場合に手術の適応となり，早期運動療法が必要となります．

◆ 医師から処方を受けた理学療法士は，対象患者の身体状態や社会的背景を問診したり検査したりして，まずは理学療法の方向性を決定し，その後，治療へと進みます．

◆ 上腕骨近位端骨折の場合，肩関節の①ROM 制限，②動かす際の痛み，③筋力低下などの機能構造障害が起こります．これらの機能構造障害により，上肢を用いる活動（ADL や IADL）に制限をきたします．一般的には更衣動作や洗髪動作，家事動作の制限です．

◆ 理学療法としては，制限された動作練習，ROM 運動，筋力増強運動，そして物理療法などを行います．

症例 骨折術後，清掃業復帰に困っている 62 歳の男性．

CBL1 初期段階での情報から問題の仮説を立て，仮説証明のための検査項目を決める

情報

処方箋
診断名：左上腕骨近位端骨折術後．62 歳の男性，自営業（清掃業）．
　本日より理学療法開始．ROM と筋力の改善を目標に理学療法を開始してください．なお，骨折部の転位には十分注意してください．

理学療法士の思考

着目：左上腕骨近位端骨折術後．62 歳の男性，清掃業に従事．

思考：上腕骨近位端骨折術後の典型的な問題構造を想起し ICF 概念図で表現する（**図1**）．

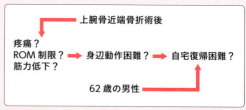

図1 仮説的問題構造

Clinical Rule：骨折術後に起こる機能障害は，疼痛・ROM 制限・筋力低下である．手術による侵襲も把握する．

次の情報：これから行う理学療法のリスク管理のために骨折部の位置・骨癒合状態・術式を確認したい．　→画像情報

画像情報

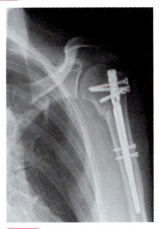

図2 X線画像
（栗原市立栗原中央病院よりご提供）

着目：骨折線・転位・癒合の状態・術式（図2）．
思考：明らかな転位は認めず，固定も良好なので，評価でも治療の過程でも，疼痛部位とその程度を確認しながら運動を引き出しても大丈夫であろう．

Clinical Rule：骨折に対する理学療法では骨癒合に応じて固定と運動のバランスを考慮する．

次の情報：次に患側上肢の運動障害や合併症の有無を確認する．　→観察・問診

観察・問診

左肩術創部はケロイドとなっており，出血などはみられない．皮膚色・皮膚温に左右差なし．左三角筋の萎縮を認めた．上肢の自動運動を指示すると，左肩関節にROM制限がみられた．肘関節の屈曲・伸展，前腕の回内・回外，手関節，手指のすべての運動方向に左右差なし．

痛みは最終域で若干の鈍痛のみ訴えた．

着目：筋萎縮，自動運動．
思考：患側肩関節自動運動から肩関節の可動域制限・疼痛・筋力低下の可能性があると考えた．

また，三角筋の萎縮や，自動運動時の肩甲骨挙上や体幹の側屈から，廃用性の筋萎縮や腋窩神経麻痺の可能性もあると考えた．

Clinical Rule：上腕骨近位端骨折の合併症⇒肩関節拘縮，偽関節，腋窩神経麻痺，異所性骨化など[1]．

次の情報：腋窩神経麻痺の有無の確認，肩関節・肩甲帯のROM・筋力・疼痛の確認は後の機能検査でまとめて測定する．まずは，現病歴から経過を確認する．　→現病歴

現病歴

某年4月12日に勤務作業中（高所のエアコン清掃）に脚立から転落し受傷．同日，某病院整形外科を受診し翌日に観血的整復固定術（髄内釘）を施行．術後翌日よりスリング

着目：術後8週経過．勤務中（清掃業）に転落受傷．
思考：ある程度の状況がわかったので，ICFの「参加制約」から問題構造を分析していく．現病歴から，患肢は疼痛の範囲内でしっかり

固定下での理学療法開始．術後4週間後の5月11日よりスリング除去．自宅に近い本院を紹介され，本日（6月11日，術後8週経過）より外来にて理学療法開始．

問診
◆PT「今，何にお困りですか？」➡患者「左腕に力が入らないし，ケガをする前のように腕が上がらないし，痛みもある」「何とか身の回りのことはできるが，利き腕をケガしてしまい，仕事がまたできるか不安だ」
◆PT「仕事ではどのような内容が不安ですか？」➡患者「清掃業全般の依頼がある．窓拭き，エアコンの清掃など，腕を頭より高く上げて作業することが多い．頭上での作業は今のままでは難しいので，依頼を断っている状況だ」
■その他に得た情報：妻（63歳）と2人暮らし．食事，洗濯など身の回りのことは妻の役割．自分自身の身辺動作には困っていない．

動作観察
窓拭きの疑似動作を観察した．
　まず患側（左）肩関節挙上の際，十分な屈曲動作は起こらなかった．その際，左肩甲骨挙上，体幹の右側屈が生じていた．次に窓を拭く動作では，肩関節内外旋が十分ではなく，体幹を小刻みに左右へ回旋させながら行っていた．

動かせると考える．本症例は「自分の身辺動作および職業上必要な動作を確認する必要があるのでは？」と思われるので，問題構造の修正を行う．「就業必要動作困難？→職場復帰困難？」
次の情報：職場復帰するために必要な動作を中心に分析を進めるべき？➡**問診**

着目：身辺動作は大丈夫．患側上肢が十分上がらず，頭上での動作が不安．
思考：身辺動作は大丈夫そうなので，「頭上での作業困難」の方向で分析を進める．
次の情報：頭上動作において，どのような上肢の動作や運動が困難なのかを確認する．
➡**動作観察**

着目：患側（左）上肢の屈曲動作に明らかなROM制限を認めた．また拭く動作の際，肩関節屈曲位での内外旋の動作が困難であった．
思考：上肢屈曲動作では，肩関節のROM制限・筋力低下が動作を障害していると思われる．さらに筋力低下に関しては腋窩神経麻痺による三角筋の筋力低下も考慮しなければならないと考えた．肩甲骨の挙上・体幹の右側屈は，肩関節のROM制限・筋力低下に対する代償動作ではないかと考えた．ROM制限に関しては，肩関節は肩甲上腕関節・肩甲胸郭関節・体幹による複合運動であるため，すべてのROMを確認する必要があると考えた．窓を拭く動作では，挙上位での肩関節内

外旋のROM制限・筋力低下に由来するものと考えた.

Clinical Rule：肩関節挙上運動＝肩甲上腕関節＋肩甲胸郭関節＋体幹.

次のアクション：ここまでの問題構造の仮説を整理する.

問題構造の仮説を構成するための統合と解釈

ここまでの思考結果を統合し，仮説的問題構造を以下のようにまとめる（図3）.

「職場復帰困難」なのは「頭上での作業が困難」だからで，そうなのは「上肢を挙上することや，挙上位での拭く動作が困難」であるからである．上肢がうまく動かすことができないのは「肩甲上腕関節，肩甲胸郭関節，体幹のROM制限，疼痛，筋力低下，そして感覚障害」によるものであると推測される．これらの機能障害は，固定期間に生じた廃用症候群，そして合併症としての腋窩神経麻痺によるものと思われる．

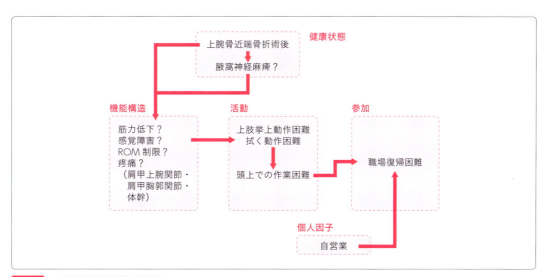

図3 本症例の問題構造の仮説

仮説を証明するために必要な検査・測定

仮説的問題構造を基に実施すべき検査と測定の項目を選択する（図4）.

腋窩神経麻痺の有無の確認は医師による診断が必要であろう．しかし理学療法士が行う筋力検査および感覚検査からもその存在の可能性は容易に推測できる．つまり腋窩神経支配の筋および皮膚領域で異常が検出でき，それ以外の領域では正常であれば，腋窩神経障害の可能性は非常に高くなる．

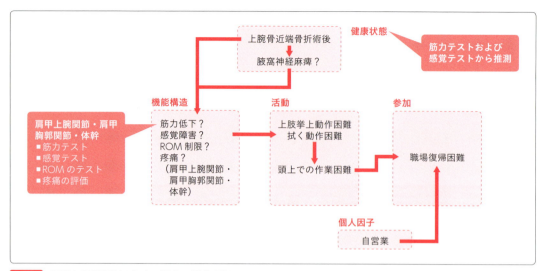

図4 仮説と仮説証明のための検査・測定項目

次に「頭上での作業を困難にしている原因」を明らかにするための検査としては，動作観察の結果を踏まえて，肩甲上腕関節・肩甲胸郭関節・体幹のROMテスト，筋力テスト，感覚テストそして疼痛に関する評価を選択する．

CBL2 仮説証明のために実施した検査・測定データからの問題構造を分析し，解決策を提案する

情　報

疼痛の評価
◆PT「痛みはありますか？」➡患者「じっとしていれば痛くありません．左腕を上げるともうこれ以上上がらないというところで肩の前面に少し痛みがあります（3/10）」

ROMテスト
※単位＝度，A/P＝自動運動／他動運動
◆肩屈曲（Rt. 150/150, Lt. 80＋P1/100

理学療法士の思考

着目：運動の最終域での肩前面部痛

思考：肩前面部の痛みは烏口突起周囲に限局しており，インピンジメントが疑われる．肩関節のROM制限がありそうで，その原因は関節構成体に起因するROM制限なのか，筋力低下なのか，痛みなのかを分析する必要がある．

次の情報：まずはROMを正確に測定する．そのうえで整形外科的テストから疼痛の原因がインピンジメントによるものかどうかを確認する．➡ROMテスト

着目：Lt. 肩屈曲（80/100）外転（70/90）外旋（20/20）とROM制限を認めた．また，Lt. 肩屈曲，外転では疼痛を伴った．肩屈曲

＋P2）外転（Rt. 150/150，Lt. 70＋P1/90＋P2）外旋（Rt. 40/40，Lt. 20/20）内旋（Rt. 70/70，Lt. 70/70）屈曲位内旋（Rt. 10/10，Lt. 0/0）屈曲位外旋（Rt. 70/70，Lt. 20/30），◆肘屈曲（Rt. 120/120，Lt. 120/120）伸展（Rt. 0/0，Lt. 0/0），◆前腕〜手指（自動運動にて正常範囲），◆体幹伸展（30）

＊1：P1＝最終域で烏口突起に疼痛あり．P2＝伸張痛．

＊2：Lt. 他動屈曲・外転時に肩甲骨上方回旋徒手にて介助することで屈曲120°，外転100°に改善を認め疼痛も軽減した．

＊3：肩屈曲位内旋・外旋は肩90°屈曲位からの内外旋

筋力テスト ※MMT

◆肩屈曲（Rt. 5，Lt. 2）外転（Rt. 5，Lt. 2）外旋（Rt. 5，Lt. 3）内旋（Rt. 5，Lt. 4），◆肩甲骨内転（Rt. 5，Lt. 3）下制と内転（Rt. 5，Lt. 3）＊内転と下方回旋（Rt. 5，Lt. 4）外転と上方回旋（Rt. 5，Lt. 2−），◆肘屈曲（Rt. 5，Lt. 5）伸展（Rt. 5，Lt. 5），◆前腕〜手指（全方向5）

＊：別法にて実施．

内旋・外旋に制限を認めた．

思考：Lt. 肩屈曲・外転時に肩甲骨の上方回旋を補助することでROMの改善，疼痛の変化を認めた．これは肩甲骨の上方回旋が不十分で，それを介助したことによって関節複合体として肩関節のROM改善を認めたと考えた．また，肩甲骨上方回旋の介助時に疼痛が軽減したことから，インピンジメントは機能的な問題に起因すると考えた．体幹の伸展には制限を認めなかったため，肩のROM制限の因子は肩甲上腕関節か肩甲胸郭関節にあると考えた．

肩屈曲，外転，肩屈曲位での内旋・外旋制限はエンドフィールより軟部組織の短縮によるものと考えた．

Clinical Rule：参考可動範囲と正常可動範囲は異なる．左右差やADL自立度などで判断する．

次の情報：筋力はどうであろうか？

➡筋力テスト

着目：肩屈曲，外転，肩甲骨の外転と上方回旋に筋力低下を認めた．

思考：肩屈曲，外転の筋力低下は腋窩神経麻痺による影響が排除できない．そのため，感覚テストを実施して判別する必要がある．

また，肩甲骨外転と上方回旋に筋力低下を認めたことから，肩ROM制限に肩甲胸郭関節の筋力低下が影響していると考えた．

Reference p.10

Clinical Rule：自動運動と他動運動におけるROMに差異がある場合は筋力低下によるROM制限を考える．

次の情報：関節ROM，筋力が把握できたところで再度痛みの分析を行う．

➡整形外科的テスト

本症例の問題解決策の提案

ICF概念地図で主要な問題点を解決する理学療法の介入プランを，以下のように意思決定した（図9，表1）．

ROMに対しては，その原因が関節周囲組織の短縮と思われるので伸張運動を選択した．筋力低下に対しては，廃用性の筋力低下であるため，運動療法（筋力増強運動）を選択した．

動作練習では，挙上運動獲得を目指す．筋力・ROMの回復に合わせて適宜方法を選択する．過剰に行うことでインピンジメントを誘発する可能性があるので，痛みが烏口突起周辺にある場合は無理に実施しないよう助言する．

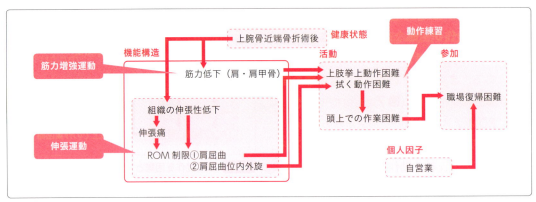

図9 問題構造に対する解決策

表1 本症例に対する理学療法の介入プラン

目的	方法	注意点・禁忌
動作獲得と廃用症候群防止	スライディングボードなどを用い，筋力・ROMに合わせて実施	①再骨折　②インピンジメント　③代償運動
ROMの拡大	肩屈曲，肩屈曲位での内・外旋方向の伸張運動	再骨折
筋力の回復	肩屈曲筋・肩甲骨上方回旋筋の筋力増強運動	

Reference　肩甲上方回旋の確認

肩甲骨上方回旋の可動性の確認方法を紹介する．被験者の背面より肩甲骨内側縁と垂線が前額面上でなす角度（以下，絶対座標上肩甲骨上方回旋角度）と第2胸椎棘突起と第8胸椎棘突起を結んだ線と垂線が前額面上でなす角度（以下，脊柱側屈角）を計測する．絶対座標上の肩甲骨上方回旋角度から脊柱側屈角を減じた角度が脊柱に対する肩甲骨の上方回旋角度となる[3]．

発展的学び アクティブ・ラーニング課題

本症例の初期情報と追加情報を用いて以下の設問にトライしましょう．

検査・評価
1. 本症例の感覚テストを行う場合，どの部位の検査を行いますか？
2. 肩甲骨の上方回旋を徒手にて抑制した場合と，抑制しない場合の肩屈曲 ROM を実際に学生同士で測定してみましょう．

運動療法
3. 本症例の ROM 運動を行う際の固定と運動の手の位置を考えてください．その理由も考えましょう．
4. 本症例に筋力増強運動を行う場合の固定と抵抗の手の位置を考えてください．その理由も考えましょう．
5. 本症例の肩甲骨外転と上方回旋の筋力増強を行う場合，どのように抵抗をかけるべきでしょうか．実際に行いましょう．
6. 本症例の肩関節屈曲運動を引き出したい場合，関節包内運動はどの方向に作用するでしょうか？
7. 本症例の動作練習を行う際，どのような代償動作に注意すべきでしょうか？ 代償動作を抑制する理由も考えましょう．

物理療法
8. ROM 運動の後に痛みを訴えました．どのような物理療法を提供すべきでしょうか？

ADL
9. 本症例の ADL 指導においてどのような点に注意してもらうとよいでしょうか？

義肢装具
10. 術後には，どのような装具を使用するか調べましょう．また装具と ROM 制限の関係性を考えてみましょう．

● 文献

1) 玉井和哉：骨折・脱臼．標準整形外科学，第12版，松野丈夫ほか総編，医学書院，東京，781，2014
2) Magee DJ：肩関節．運動器リハビリテーションの機能評価Ⅰ，原著第4版，陶山哲夫ほか監訳，エルゼビア・ジャパン，東京，237，2006
3) 杉本明文：肩甲帯・肩．PT・OT のための運動学テキスト，小柳磨毅ほか編，金原出版，東京，116，2015

（山田祥康）

2 大腿骨転子部骨折

骨関節障害理学療法

■ 予習のためのエッセンス

◆ 大腿骨転子部骨折とは，大腿骨近位部骨折の一つに分類され，高齢者に多い骨折です．
◆ 整形外科的治療では早期離床を図る目的でCHSやγ-nailなどの内固定を行い，術直後から理学療法（リハビリテーション）が開始されます．
◆ 医師から処方を受けた理学療法士は，対象患者の身体状態や社会的背景を問診したり検査したりして，まずはこれから行っていく理学療法の方向性を決定します．そして治療へと進みます．
◆ 大腿骨転子部骨折の場合，骨折の程度で治療が変わるので，骨折の程度の把握を行うことが重要になります．その骨折の程度と術式，術後の経過により，①荷重制限，②股関節・膝関節のROM制限，③股関節の疼痛，④下肢筋力低下などの機能構造障害が起こります．
◆ これらの機能構造障害により，起居動作困難，歩行障害などをきたします．
◆ 理学療法としては，制限された動作の練習やROM運動，筋力増強運動，そして物理療法などを行います．

症例 大腿骨転子部骨折により要支援レベルの75歳の女性．

CBL1 初期段階での情報から問題の仮説を立て，仮説証明のための検査項目を決める

情報

処方箋
診断名：左大腿骨転子部骨折．75歳の女性，夫と2人暮らし．
　本日ドレーンを抜去．1/3荷重歩行を目標に理学療法を開始してください．

理学療法士の思考

着目：左大腿骨転子部骨折．75歳の女性，夫と2人暮らし．
思考：大腿骨転子部骨折の典型的な問題構造を想起しICF概念図で表現する（図1）．

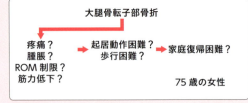

図1　仮説的問題構造

Clinical Rule：骨折後に起こる活動制限は，歩行障害であり，その原因となる機能障害は，疼痛・ROM制限・筋力低下である．

次の情報：これから行う理学療法のリスク管

画像情報

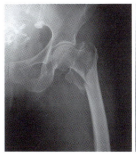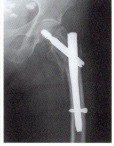

受傷時　　　　　術後

図2 X線画像：右股関節

現病歴

某年1月4日，通所リハビリテーションを利用中，シルバーカーで歩行中に転倒．左大腿骨大転子部を打撲し起立・歩行困難となる．救急車にて搬送され入院となる．1月5日，左大腿骨骨接合術（γ-nail）を施行．1月8日ドレーン抜去後，理学療法開始．

血液検査データ

◆ CRP 13.6 mg/dL

既往歴

既往歴は，両変形性膝関節症にて近隣の整形外科に夫の送迎で通院中．

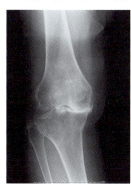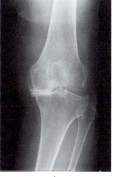

右　　　　　左

図3 X線画像：両膝関節，立位での撮影

理のために骨折部の位置・骨癒合状態を確認したい．　➡画像情報

着目：骨折線・転位・癒合の状態（図2）．
思考：術後の固定性は良好であるが，小転子の固定は行っていない．荷重に関しては問題なく行って大丈夫であろう．しかし，小転子部の疼痛は出現するかもしれない．
Clinical Rule：大腿骨転子部骨折に対する理学療法では転位の状態を考慮して運動を実施する．
次の情報：まずは，現病歴を確認．またCRPの値を確認する．　➡現病歴・血液検査データ

着目：術後3日経過．
思考：現在は急性期と考える．血液検査のCRPより炎症があると判断．急性期であること，炎症反応，骨癒合の程度を考慮して検査や治療などを行う．
Clinical Rule：CRP（C反応性蛋白）➡炎症反応．
次の情報：次に，本症例は要支援2を取得し通所リハビリテーションに通っていたので既往歴を確認する．　➡既往歴

着目：両変形性膝関節症．
思考：X線画像（図3）より，内側裂隙閉鎖，骨棘形成，硬化像がみられ，Kellgren-Lawrence grading scaleのGrade 4である．また受傷前の歩行レベルがT字杖歩行であり，上記の疾患から下肢機能の低下があることが予測される．
Clinical Rule：変形性膝関節症➡加齢とともに高頻度で認められる．多くが一次性である．また変形性膝関節症は歩行能力を制限する．
次の情報：次に患側下肢の運動障害や合併症の有無を確認する．　➡観察・問診

観察・問診

左股関節周囲に腫脹あり．皮膚色・皮膚温に左右差あり．肉眼で観察できる変形はなし．

下肢の自動運動を指示すると，足関節・足趾の運動に左右差なし．股関節・膝関節のすべての運動方向に左右差あり．特に股関節屈曲，外転時の左右差は大きかった．また，疼痛による関節運動の制限がみられた．

下肢のしびれ・感覚障害はなかった．

着目：腫脹・疼痛の存在，自動運動の左右差．
思考：手術の侵襲を受けた筋が大腿筋膜張筋，大殿筋，中殿筋，外側広筋であるので，疼痛が著明に出現した．小転子が固定されていないので股関節屈曲時に疼痛が出現したと考えた．
Clinical Rule：治癒過程：筋の治癒⇒2〜4週，骨の治癒過程➡8週程度
次の情報：股関節・膝関節のROM・筋力の確認は後の機能検査でまとめて測定する．まずは，疼痛の状況を確認する．　➡疼痛テスト

疼痛テスト

◆PT「痛みはありますか？」⇒患者「左足を動かすと痛い」
◆PT「夜は寝られますか？」⇒患者「左足を動かすと痛いので大変です」

着目：運動時の疼痛の存在．
思考：運動時痛が原因の不動による二次的合併症の予防に努めなければならない．
次の情報：上肢機能・体幹機能・健側機能を確認し，移乗動作が可能か見極める．
➡動作観察

動作観察

仰臥位の姿勢を観察した．高い枕を使用しており脊柱全体が後弯しているのがわかった．

次にベッドサイドへの端座位までの動作を観察した．右側への寝返りは不十分な状態であり，一方，左側へは術創部へ圧がかかり不可能であった．

端座位までの動作は，理学療法士が助言し，ベッドアップで上体を起こし，左下肢の下へ右下肢を入れて，補助することでベッドの下へ下肢を運び，端座位となれた．その際，両上肢を用いて殿部を移動させることができていた．次に起立動作（主に健側に荷重させ，患側はつま先をつけるぐらい）では，ベッド柵を把持して何とか可能なレベルであった．

着目：寝返り困難．端座位移動の際，左下肢を移動させることが困難．患側下肢以外の部位の機能．
思考：左側への寝返り困難は術創部の疼痛が原因と考える．右側への寝返りが困難なのは患部の運動に伴う疼痛が原因と考える．起き上がり動作の制限は，（自動運動に伴う）疼痛があることと，体幹機能が低下していることが原因と思われる．長座位から端座位への移動は，起き上がり動作と同じく疼痛がその動作制限の原因と思われる．上肢機能に関しては問題ないと思われる．また，起立動作において健側下肢で起立ができる状態ではあるが，何とかできるレベルであったため，健側下肢・体幹の筋力低下やバランス能力低下が考えられる．
Clinical Rule：患側機能の障害が動作を制限することはもちろん，健側機能の低下はそれをさらに助長する．

> **次のアクション**：ここまでの問題構造の仮説を整理する．

問題構造の仮説を構成するための統合と解釈

ここまでの思考結果を統合し，仮説的問題構造を以下のようにまとめる（図4）．

「夫婦で生活することが困難」なのは「歩行動作が不可能」だからで，それは「ベッド上での起き上がり，座位移動が困難」であるからである．その際，下肢をうまく動かせないのは「股関節周囲の疼痛，股関節のROM制限，筋力低下，アライメント異常など」によるものと推測される．これらの機能障害は，手術侵襲による軟部組織の治癒過程，骨折部の治癒過程によるものが大きいと思われる．転倒した原因を鑑みると，変形性膝関節症があり筋力低下・バランス機能低下が関与しているものと思われる．

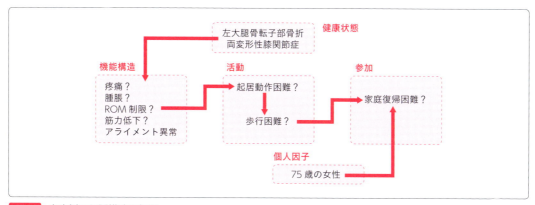

図4 本症例の問題構造の仮説

仮説を証明するために必要な検査・測定

仮説的問題構造を基に実施すべき検査と測定の項目を選択する（図5）．

動作ができない原因は，疼痛によるものが大きく影響している．当然，鎮痛薬を服薬しているが，日々の疼痛テストが重要になる．その疼痛テストは，圧痛・他動運動時痛・自動運動時痛・荷重時痛について詳細に検査を実施し，原因がどの組織にあるかを判別しなければならない．また，疼痛の強さと性状についても日々変化するので実施しなければならない．それに付随して患側の股関節のROMテスト，筋力テスト，形態計測を選択する．また，本症例は要支援レベルなので，受傷前の歩行状態や認知機能についても把握しなければならない．そのためにはまず，認知機能検査を実施し，日常動作に重要な右側下肢と体幹の機能評価および患部（左側下肢）のROMテスト，筋力テスト，アライメント評価などを実施しなければならない．

2 大腿骨転子部骨折

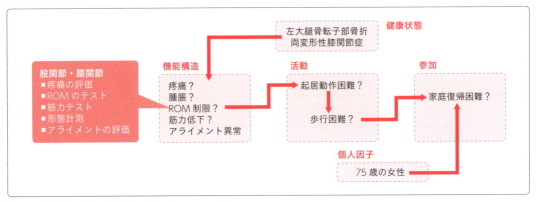

図5 仮説と仮説証明のための検査・測定項目

CBL2 仮説証明のために実施した検査・測定データから問題構造を分析し，解決策を提案する

情 報	理学療法士の思考
疼痛の評価 ◆ PT「じっとしていて痛みはありますか？」 ➡患者「じっとしてれば痛くありません．左向きになると痛くて，左足を動かすと痛みがあります」	**着目**：左股関節周囲の圧痛と筋の収縮時痛もしくは骨折部の疼痛． **思考**：疼痛は側臥位になることで侵襲筋が圧迫を受けること，下肢を動かせば侵襲筋が収縮すること，また，骨折部の剪断力によるものだろう． **次の情報**：防御的収縮が出現しないように他動運動で ROM を測定すべきである． ➡他動的 ROM テスト
他動的 ROM テスト　※単位＝度 ◆ 股屈曲（Rt. 100, Lt. 80＋P）伸展（Rt. 0, Lt. －10＋P）外転（Rt. 40, Lt. 30）内転（Rt. 10, Lt. 5＋P），外旋（Rt. 30, Lt. 25）内旋（Rt. 20, Lt. 15），◆ 膝屈曲（Rt. 120, Lt. 100）伸展（Rt. －10, Lt. －10），◆ 足関節底屈背屈左右なく正常範囲 ※ P＝最終域で伸張痛あり．	**着目**：左股関節伸展（－10），内転（5）．いずれも最終域で伸張痛あり． **思考**：膝関節に制限がある．既往歴を確認しないといけないと判断する． **Clinical Rule**：腹臥位が困難な場合，側臥位で測定する． **次の情報**：筋力はどうだろうか？ ➡筋力テスト
筋力テスト　※MMT ◆ 股屈曲（Rt. 5, Lt. 2＋P），伸展（Rt. 4, Lt. 3＋P）外転（Rt. 4, Lt. 2＋P）内転（Rt. 4,	**着目**：股関節屈曲，外転，内旋に疼痛が出現すること． **思考**：股関節屈曲の主動作筋は腸腰筋であり

Lt. 3）外旋（Rt. 4，Lt. 3）内旋（Rt. 4，Lt. 3 ＋ P），◆膝屈曲（Rt. 4，Lt. 4）伸展（Rt. 4，Lt. 4 ＋ P），◆足背屈（Rt. 5，Lt. 5）底屈（Rt. 4，Lt. 3），◆体幹屈曲 3

※ P ＝最終域で伸張痛あり

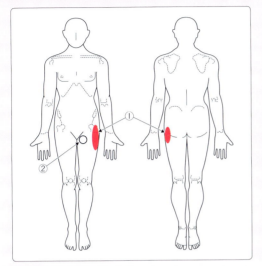

図6 疼痛部位のまとめ

[形態計測]　　　　　　　　　※単位＝cm

◆大腿周径，膝蓋骨上縁 0 cm（Rt. 37.0，Lt. 37.0）5 cm（Rt. 36.5，Lt. 37.0）10 cm（Rt. 38.0，Lt. 39.0）15 cm（Rt. 40.0，Lt. 43.0），下腿周径，最大（Rt. 34.0，Lt. 35.0）最小（Rt. 20.0，Lt. 21.0），◆棘果長（Rt. 79.0，Lt. 78.5）転子果長（Rt. 75.0，Lt. 75.0）

[アライメントテスト]

◆脊柱全体的に後弯，骨盤後傾位，肩甲骨外転位，両股関節屈曲位，両膝関節屈曲内反位，両下腿外旋位，両扁平足，両外反母趾

この筋の停止が小転子であること，また，侵襲筋が大腿筋膜張筋，大殿筋，中殿筋，外側広筋であるのでその筋が収縮するときの疼痛が出現したものと思われる．

疼痛と ROM と筋力テストを図でまとめてみる（図6）．

・安静時痛：なし．夜間時痛：なし．
・自動運動時痛：股関節屈曲時②にあり．股関節伸展・外転・内旋時①にあり．
・他動運動時痛：股関節伸展時②にあり．股関節屈曲・内転時，膝関節屈曲時①にあり．
・圧痛：①，②にあり．特に術創部．
・熱感：股関節全体，特に①にあり．

次の情報：左股関節周囲の筋力低下が廃用性筋萎縮か炎症（疼痛）によるものなのかを確認する．　➡形態計測

着目：膝蓋骨上縁 10 cm（Rt. 38.0，Lt. 39.0），15 cm（Rt. 40.0，Lt. 43.0）下腿最小周径（Rt. 20.0，Lt. 21.0）．

思考：術後 3 日であり炎症によるものと思われる．下腿は浮腫があるものだと予測される．

次の情報：起立動作がやっとで，できるレベルなので立位状態でのアライメントを確認すべきである．　➡アライメントテスト

着目：高齢者に多くみられる姿勢である．

思考：体幹の機能低下，特に肩甲帯内転筋群，腹筋群，脊柱起立筋の低下があると思われる．また，下肢では変形性膝関節症の既往があると思われ，特に大殿筋，大腿四頭筋の機能が低下しているものと思われる．

次のアクション：ここまでの問題構造を整理する．

問題構造を整理するための統合と解釈

ここまでの結果を統合し，次の順番に問題構造を整理する．

1. 起立動作が困難な原因は？
2. 端座位動作が困難な原因は？
3. 寝返り動作が困難な原因は？
4. 本症例の問題構造の全体像は？

1 起立動作が困難な原因は？

結論　起立動作が困難なのは，右下肢（健側）に十分に荷重をすることができないことと，左下肢の荷重が1/3に制限されているからである（図7）．

根拠　動作観察で上記の動作が観察された．

思考　右下肢に十分な荷重ができないのは，膝関節が内反変形し，伸展制限を呈していること，体幹機能が低下していることと判断した．

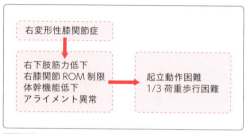

図7　起立動作が困難な原因

2 端座位動作が困難な原因は？

結論　端座位動作が困難なのは，起き上がり動作時ができないことと，左下肢をベッドの下におろす動作の際，左股関節の侵襲筋に収縮時痛があるためである（図8）．

根拠　術後3日で筋の修復，骨癒合が未完成なために出現する．

思考　起き上がり動作時に必要な筋は腹筋群が主動作筋ではあるが，股関節屈筋である腸腰筋も収縮する．腸腰筋は小転子に付着しているので小転子の骨折部の疼痛が出現したものと考えられる．また，左下肢の外側への移動は股関節外転が必要となり，中殿筋，大腿筋膜張筋が収縮し疼痛が出現したものと考えられる．

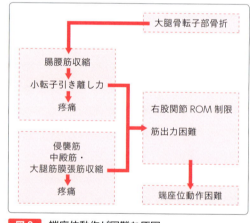

図8　端座位動作が困難な原因

3 寝返り動作が困難な原因は？

結論　寝返り動作が困難なのは，左側への寝返りは術創部の圧痛のためであり，右側への寝返りは股関節屈曲動作・外転動作時に小転子の疼痛，中殿筋，大腿筋膜張筋の収縮時痛があるためである（図9）．

根拠　術後3日で筋の修復，骨癒合が不十分なために出現する．

思考　寝返り動作が困難なのは，左側への寝返りは術創部の圧迫が加わるために圧痛が出現し不可

能であること．右側への寝返りは股関節屈曲時，腸腰筋が収縮し，小転子の骨折部の疼痛が出現したものと考えられる．左股関節の外転運動が必要となり，中殿筋，大腿筋膜張筋が収縮し疼痛が出現したものと考えられる．

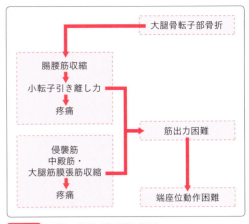

図9 寝返り動作が困難な原因

4 本症例の問題構造の全体像は？

上記の1～3を統合して以下のように全体像を整理する（図10）．

本症例が主婦としての役割を遂行できないのは，歩行が不可能であることである．歩行が困難な原因は，まず起居動作のスタートである寝返りが困難であることと，端座位への移動が困難だからである．この原因は，骨癒合が未完成なこと，軟部組織である筋などが修復過程であり，骨への剪断力，筋の収縮が疼痛を誘発していると考えた．そして，歩行困難を引き起こすもう一つの原因に起立動作困難が挙げられる．これは，左下肢に荷重制限と右下肢の荷重が不完全だからである．右下肢に十分な荷重ができないのは，アライメントで膝関節が内反変形，伸展制限を呈していること，体幹機能が低下していることが原因と考えられた．

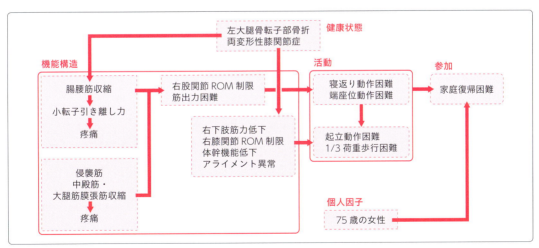

図10 本症例の問題構造の全体像

本症例の問題解決策の提案

ICF概念地図で主要な問題点を解決する理学療法の介入プランを，以下のように意思決定した（図11，表1）．

起居動作において，骨・軟部組織の修復過程を考慮し，その組織に負担がかからない動作指導を行うこととした．左股関節のROMに対しては，各種動作を行うことにより維持できるので本格的なROM運動は実施しないこととした．また，左股関節の筋力強化に関しては，疼痛の状況を確認して行うこととした．

両膝ROM制限に対しては，関節周囲組織の短縮と思われるので関節包内運動を考慮した伸張運動を選択した．右下肢の筋力低下に対しては，姿勢などを考慮して大殿筋・大腿四頭筋に対して筋力増強運動を選択した．

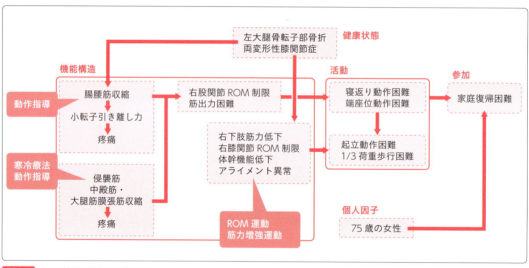

図11 問題構造に対する解決策

表1 本症例に対する理学療法の介入プラン

目的	方法	注意点・禁忌
動作獲得	起居動作・移動動作・歩行動作に左下肢を可能な範囲で用い，体幹・右下肢を使用する機会を増やす	①再骨折　②転倒
ROM維持	動作を行わせるときに可能な範囲を用いる	再骨折
筋力維持強化	左下肢は，廃用性筋萎縮が出現しないように疼痛がない範囲で侵襲されていない筋から筋収縮を促す． 右下肢は，大殿筋・大腿四頭筋など抗重力筋の筋力増強運動を行う	

| 発展的学び | アクティブ・ラーニング課題

本症例の初期情報と追加情報を用いて以下の設問にトライしましょう．

検査・評価
1. 本症例の膝関節不安性テストを行う場合，どの検査を行いますか？
2. 本症例の左下肢の1/3荷重をどのようにして行うか考えてみましょう．

運動療法
3. 本症例の侵襲筋以外の筋力増強運動を行う筋収縮の種類，その方法を考えてください．また，抵抗を加える場合は，抵抗の手の位置を考えてください．その理由も考えましょう．
4. 本症例の疼痛が軽減してきたときに侵襲筋の筋力増強運動は，どのように実施しますか？ その方法を考えてください．その理由も考えましょう．
5. 本症例の右膝関節の伸展運動を引き出したい場合，関節包内運動はどの方向に作用するでしょうか？
6. 本症例の深部静脈血栓症の予防を行う場合，どのように方法を選択しますか？

物理療法
7. 運動療法の後に痛みを訴えました．どのような物理療法を提供すべきでしょうか？

ADL
8. 本症例の移乗動作を容易にする環境整備の方法を考えてください．
9. 本症例の1/3荷重歩行動作を獲得するためにはどのような方法を実施しますか？ 実際に行いましょう．

義肢装具
10. 本症例の膝関節に対する装具療法を考えましょう．

● 参考文献
- 金子和夫：骨折・脱臼．標準整形外科学，第13版，中村利孝ほか監，医学書院，東京，794，2017
- 木村友厚：慢性関節疾患（退行性，代謝性）．標準整形外科学，第13版，中村利孝ほか監，医学書院，東京，268，2017
- 三浦裕正：検査．標準整形外科学，第13版，中村利孝ほか監，医学書院，東京，149，2017
- 関　誠：疾患と評価法 骨関節系の障害．理学療法評価法，第3版，中島喜代彦編，神陵文庫，兵庫，350-352，2011

（関　誠）

骨関節障害理学療法

3 変形性膝関節症

■ 予習のためのエッセンス

◆ 国内で行われた大規模コホート研究によると，変形性膝関節症の有病率は40歳以上で男性42.6％，女性62.4％でした[1]．また，高齢者が要支援状態に陥る原因疾患の第1位[2]とされており，理学療法対象者が有する疾患としても高確率で遭遇します．

◆ この疾患は関節軟骨の摩耗に始まり，膝関節内反変形，膝関節動揺性，動作時の痛みなど症状は多岐にわたります．日常生活で疼痛を感じるような比較的軽症な症例から保存的治療として理学療法を処方されることが多く，重症度が進行すると，人工膝関節全置換術（TKA）が選択されます．

◆ 医師から処方を受けた理学療法士は，対象者の身体状態や社会的背景を問診し，身体状況を検査することで，まずはこれから行っていく理学療法の方向性を決定します．そして治療へと進みます．

◆ 変形性膝関節症では，主たる機能構造障害として①疼痛，②ROM制限，③筋力低下などが起こります．これらの機能構造障害により，歩行などに制限をきたします．

◆ 理学療法としては，痛みを軽減しADLを自立させる方法を模索していく必要があります．補装具を用いた動作指導や，運動療法としてROM運動，筋力増強運動，そして疼痛軽減のための物理療法などを行います．

症例 歩行時，膝関節内側部に痛みを感じる72歳の女性．

CBL1 初期段階での情報から問題の仮説を立て，仮説証明のための検査項目を決める

情報

処方箋
診断名：左変形性膝関節症．72歳の女性，自営業，BMI 31.2．
　疼痛と若干の筋力低下，ROM制限を認めます．理学療法を開始してください．

理学療法士の思考

着目：左変形性膝関節症．72歳の女性，自営業（主婦）．

思考：変形性膝関節症の典型的な問題構造を想起しICF概念図で表現する（**図1**）．

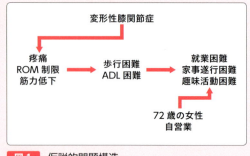

図1　仮説的問題構造

Clinical rule：変形性膝関節症は加齢的変化に伴う関節軟骨の変性を基盤とし，疼痛，ROM 制限，筋力低下を伴う．

次の情報：関節軟骨の変性の程度，アライメントの変化などを X 線画像で確認する．

➡画像情報

画像情報

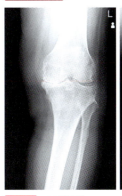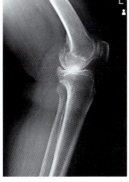

図2 X 線画像
(すとう整形外科クリニックよりご提供)

着目：Kellgren-Lawrence 分類，FTA，軟骨変性（図2）．

思考：Kellgren-Lawrence 分類 Grade3〜4，FTA 増大，内側関節裂隙狭小化，骨棘形成，骨硬化像を認める．

Clinical rule：わが国では内側型が多く，立位時の内反（O 脚変形）をきたすことが多い．

次の情報：患部の状態，左右差を確認する．

➡観察・問診

観察・問診

　右側と比較し，左側はやや腫脹がみられる．皮膚色，皮膚温には左右差なし．座位での膝関節自動運動は最終伸展域に制限を認めるが，左右差なし．

着目：腫脹は軽度で，熱感もなく，自動運動 ROM も大きな左右差は認めない．

思考：関節の状態から関節内の炎症はあっても軽度であると考えられる．若干の腫脹は関節液貯留による関節水腫と思われるが，自動運動に制限が出るほどの貯留ではない．

Clinical rule：変形性膝関節症は，急性炎症により症状が悪化することがある（急性関節炎）．腫脹，熱感，疼痛，発赤などがみられ，安静時でも強い痛みを訴える．急性関節炎の場合は運動療法は禁忌で，関節穿刺などによる貯留関節液の除去，局所麻酔薬の投与が行われる．

次の情報：痛みの発生起因，疼痛発生からの経過を聴取する．➡現病歴

現病歴

疼痛が発生したのは約2週間前．急激ではなく，徐々に疼痛を感じるようになった．日に日に痛みが強くなるように感じる．疼痛が発生した原因には特に心当たりがない．仕事は家族で飲食店を営んでおり，調理の手伝い，洗い物などを行っている．以前にも膝痛で整形外科を受診し，人工関節置換術を勧められたことがあるが，仕事の関係もあり，現時点では手術は考えていない．家事は行えないことはないが，家族が代わりに行ってくれている．痛みがあるうちは趣味の旅行にも行けない．

着目：疼痛の発生は緩徐．原因は不明．徐々に増悪している．

思考：明らかな外傷歴はなく，現状では疼痛が発生した原因は不明．しかし，徐々に疼痛が増悪しているということは，日常生活上での何らかの姿勢・動作が膝関節に対し悪影響を及ぼしている可能性が考えられる．

Clinical rule：膝関節の変性が進行すると，関節の不安定性が生じる．最大外反位から最大内反位の角度の差を測定することで，膝関節の安定性を評価する．不安定となった膝関節は動作時に加わる剪断力，捻転力などの機械的ストレスによりさらに関節構成体への悪影響が懸念される．

次の情報：問診により，痛みの発生する動作，部位などの聴取を行う．　➡問診

問診

◆ PT「座っているだけでも痛いですか？」
➡患者「歩くときと，長く立っているときに痛くなります．
◆ PT「歩くときの痛みは，どういうときに出ますか？　痛みの場所はどこですか？」➡患者「足をついて体重がかかったときに，膝の内側が痛いです」

着目：安静時痛はない．動作時，荷重時の痛みが中心．

思考：安静時痛がないことから，関節の炎症はないか軽度で運動療法の適応となる．運動時痛は荷重時，痛みの場所は内側でX線画像所見と一致する．

Clinical rule：安静時の痛みは炎症物質に起因する痛みを表す．運動時の痛みは何らかの物理的な外力に起因するものである．後者は運動療法の適応である．

次の情報：動作分析により，痛みの発生メカニズムを考察する．　➡動作観察

動作観察

歩行動作を観察し，疼痛が再現されるかを確認した．前額面では，左側ICからLR，Mstにかけて膝関節は内反し，Mstで最大となる（図3）．矢状面ではTswからMstにかけて膝の伸展はみられず，軽度屈曲位でdouble knee actionはみられない．右側もほぼ同様の動きが観察されたが外側への動揺は

着目：側方動揺（lateral thrust）の発生，二重膝作用（double knee action）の消失．

思考：前額面での膝関節の動揺性のため，IC～Mstにかけて膝関節内側に過度な圧縮力が発生している．矢状面では二重膝作用による床反力の吸収が不完全で，さらに膝関節へのストレスを増大している．

Clinical rule：lateral thrustとは，歩行時

左側に比べ軽度であった．

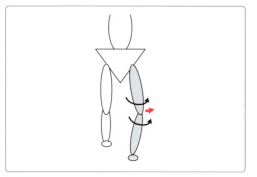

図3 左立脚中期

の立脚期に特徴的に観察される膝関節の外側動揺を示す動態である．荷重開始とともに膝関節は内反を強制され，内側の関節面には過度の機械的ストレスが発生する．

次のアクション：ここまでの問題構造の仮説を整理する．

問題構造の仮説を構成するための統合と解釈

　ここまでの思考結果を統合し，仮説的問題構造を以下のようにまとめる（図4）．

　「歩行時の疼痛」は「膝関節の不安定性」によるMstの膝関節内側への機械的ストレスの増大が原因である．また「膝関節伸展制限」による二重膝作用の消失でさらに床反力による機械的ストレスの増大を招いている．それにより「歩行困難」を生じ，飲食店での「就業困難」「家事遂行困難」「趣味活動困難」を生じていると推測できる．

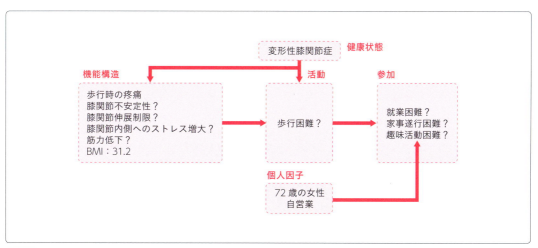

図4 本症例の問題構造の仮説

仮説を証明するために必要な検査・測定

仮説的問題構造を基に実施すべき検査と測定の項目を選択する（図5）．

本症例の主訴は歩行時の疼痛であり，疼痛の程度の評価は必要である．また，動作観察から立脚期の膝の動揺と伸展不全がみられており，筋力も含め原因を探索するための評価を選択する．

次に動作分析として歩行分析，また立脚期での疼痛の訴えがあるため，片脚立位での異常も分析する．

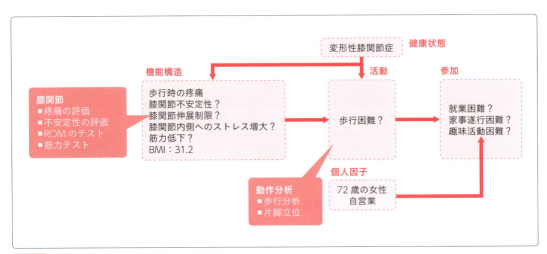

図5　仮説と仮説証明のための検査・測定項目

Reference　変形性膝関節症の有病率

大規模疫学研究ROAD study（Research on Osteoarthritis Against Disability study）によると，X線上で変形性膝関節症と診断される潜在的な患者数は2,500万人を超える．また，この中での1/4〜1/3が症状を有するとされており，推定患者数は約800万人にも及ぶ．40歳以上の有病率で変形性膝関節症と変形性脊椎症を比較すると，変形性膝関節症は女性に多く，変形性脊椎症は男性に多い結果となっている[1]．

CBL2　仮説証明のために実施した検査・測定データから問題構造を分析し，解決策を提案する

情報　　　　　　　　　　　　　　**理学療法士の思考**

疼痛の評価

◆ PT「歩くときの痛みはどのような感じですか？」➡患者「歩けないほどではないですが，一番体重がのるときに，膝の内側がチクッ

着目：歩行時の痛み，立位時の痛み，屈曲時の痛み．

思考：歩行時の痛みは歩行周期の最大荷重と一致している．立位時の痛みは疲労に伴うも

とするときと，ズキッとなるときがあります（4/10）」
● PT「ほかに痛みが出るときはありますか？」➡患者「仕事などで長く立っていると膝が重だるくなってきます（2/10）」「普段あまり機会がないですが，しゃがむ動作は痛くてできないです（7/10）．正座もできないです」

ので，筋力低下の可能性もある．しゃがみ込みなどの屈曲が大きくなると発生する．屈曲ROM制限を疑う．
次の情報：膝関節の状態を知るために各種検査を行う．　➡**不安定性の評価**

不安定性の評価

● 臥位にて膝関節伸展位で，FTAの測定を行い，最大内反位の角度と最大外反位の差を求める．右：約15°，左：約20°．

着目：左側に優位な動揺性が認められる．
思考：健常膝の場合，伸展位ではほぼ内外反の動揺はみられない．左右の膝関節に関節構成体の変性の可能性がある．
Clinical rule：膝関節側副靱帯の損傷が疑われた際に行われる内反・外反ストレステストと要領は同じであるが，変形性膝関節症の場合，正常膝と比較し動揺が大きくなっている可能性があるので，大腿脛骨角（FTA）を測定し定量的に評価を行い，左右差で膝関節の状態を把握する．臥位での測定では非荷重のため，実際の歩行時などの動揺はさらに大きくなる可能性がある．
次の情報：ROM制限はどうだろうか？
➡**ROMテスト**

ROMテスト　※単位＝度

● 股関節屈曲（Rt.110, Lt.110）伸展（Rt.10, Lt.10）外転（Rt.30, Lt.25）内転（Rt.10, Lt.10）外旋（Rt.45, Lt.45）内旋（Rt.20, Lt.20），● 膝関節伸展（Rt.-10+P, Lt.-15+P）屈曲（Rt.115+P, Lt.110+P），● 足関節背屈（Rt.15, Lt.15）底屈（Rt.45, Lt.45）
※P＝最終域で疼痛あり．

着目：膝関節に疼痛を伴うROM制限あり．股関節，足関節は大きな問題は認められない．
思考：膝関節は屈曲，伸展ともに制限があり，しゃがみ込みなどの動作は困難であると推測される．
次の情報：筋力の検査を行う．　➡**筋力テスト**

筋力テスト　※MMT

● 股関節屈曲（Rt.5, Lt.5）伸展（Rt.4, Lt.4）外転（Rt.5, Lt.5）内転（Rt.4, Lt.4）外旋（Rt.4, Lt.4）内旋（Rt.5,

着目：股関節伸展，内転，外旋，膝関節に筋力低下を認める．
思考：膝関節のみでなく，股関節周囲筋にも筋力低下が認められている．立脚時の閉鎖性

Lt. 5), ◆膝関節伸展（Rt. 4, Lt. 4）屈曲（Rt. 4, Lt. 4）, ◆足関節背屈（Rt. 5, Lt. 5）底屈（Rt. 5, Lt. 4）

運動連鎖（CKC）を考慮し，下肢全体の運動連鎖を考慮する必要がある．
次の情報：歩行分析を行う．　→歩行分析

歩行分析
◆歩行中にlateral thrustが観察された．

着目：lateral thrust.
思考：lateral thrustの発生は膝関節構成体の変性を基盤とした動揺性の増大に加え，膝関節周囲筋の筋力低下，股関節周囲筋，足関節背屈筋の筋力低下により，CKCでの運動連鎖内で下肢荷重軸アライメント不良をきたしていると推測できる．
次のアクション：ここまでの問題構造を整理する．

問題構造を整理するための統合と解釈

ここまでの結果を統合し，次の順番に問題構造を整理する．

1. 歩行困難の原因は？
2. 疼痛発生のメカニズムは？
3. 本症例の問題構造の全体像は？

1　歩行困難の原因は？

結論　Mstでの荷重に伴い，膝関節内側に発生する疼痛（図6）．
根拠　歩行時に観察されるlateral thrustと患者の疼痛の訴えが一致している．
思考　X線画像や膝関節不安定性の検査でも関節構成体の変性による関節の動揺性の増大が確認できる．

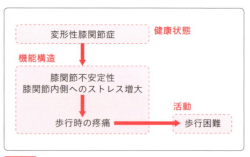

図6　歩行困難の原因

2 疼痛発生のメカニズムは？

結論 膝関節の動揺性の増大と膝関節，股関節，足関節周囲の筋力低下（図7）．

根拠 FTAの増大と筋力検査の結果から膝関節，股関節，足関節の筋力低下が認められている．

思考 FTAが増大した状態で下肢に荷重が加わると，さらに内側関節面への圧縮力が増大する．またCKCの運動では膝関節のアライメントは足関節と股関節のアライメントに依存する．膝関節のみでなく，足関節，股関節を制御できる筋力が必要である．

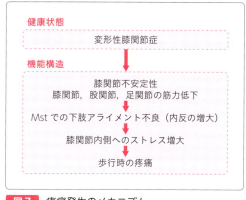

図7 疼痛発生のメカニズム

3 本症例の問題構造の全体像は？

上記の1，2を統合して以下のように全体像を整理する（図8）．

歩行困難を呈している原因は，Mstに荷重に伴って発生している膝関節内側部の疼痛である．その疼痛の発生機序としては，膝関節の動揺性の増大と膝関節，股関節，足関節の筋力低下によるCKC時の下肢のアライメント不良（内反の増大）である．

また，膝関節ROM制限による，二重膝作用の消失は床反力の緩衝が行えずさらに関節構成体の変性を助長する．適正体重を超えたBMIの値も膝関節には悪影響である．

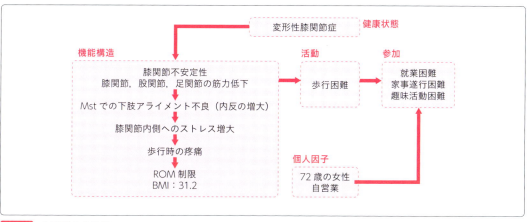

図8 本症例の全体像

本症例の問題解決策の提案

ICF概念図で主要な問題点を解決する理学療法プランを，以下のように意志決定した（図9，表1）．

各関節の個別の筋力増強に加え，Mstでのアライメント修正に寄与する筋群を意識しつつCKCでの筋の共同収縮の練習を行う．

BMIコントロール目的の有酸素運動は，現状でのウォーキング，ジョギングなどは膝関節へのストレス増大につながり，疼痛を助長させる可能性があるため，自転車エルゴメータ，プールでのウォーキングなど膝関節へのストレス軽減を考慮した内容を選択する．

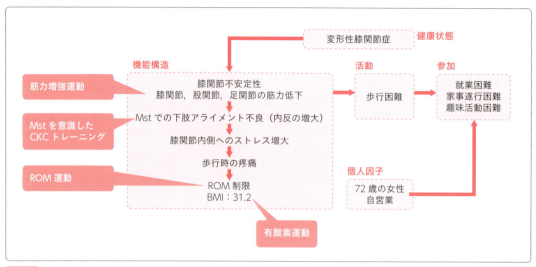

図9 問題構造に対する解決策

表1 本症例に対する理学療法の介入プラン

目的	方法	注意点・禁忌
下肢筋力の増強	荷重時痛が強い時期は重錘負荷でのレッグエクステンションなど（非加重），疼痛が軽減していればスクワットなど自重を用いたメニューを選択する	荷重時の膝関節疼痛発生に注意
ROMの拡大	関節包内運動，下肢筋の伸長運動（ストレッチ）	必要以上の関節包の伸長は不安定性の増大につながるので注意
アライメントの改善	CKCトレーニング，Mstを意識した下肢筋の共同収縮を行う．開始は非荷重で行い（図10），両脚立位，片脚立位へと進める	
BMIコントロール	有酸素運動，自転車エルゴメータ，プールでのウォーキングなどを指導する	陸上でのウォーキングやジョギングは膝関節へのストレスが大きいため注意

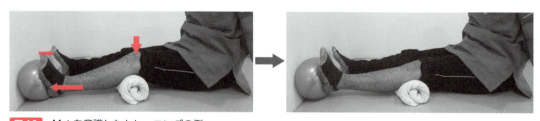

図10 Mstを意識したトレーニングの例
（すとう整形外科クリニックよりご提供）

Reference　変形性膝関節症理学療法介入の推奨グレード

理学療法診療ガイドライン[3]によると，保存療法の理学療法介入の推奨グレードAのものは①患者教育と生活指導，②減量療法，③運動療法，④物理療法である．運動療法の中で推奨グレードAのものは筋力増強運動，有酸素運動，協調性運動である．運動療法とともに，患者に疾患の正しい知識や，生活上での注意点をしっかり指導を行うことが理学療法士に求められている．

発展的学び　アクティブ・ラーニング課題

本症例の初期情報と追加情報を用いて以下の設問にトライしましょう．

検査・評価

1. 本症例のROMの制限因子はどのようなものが考えられますか？
2. 本症例のFTAの正常値を確認しましょう．
3. 内反・外反ストレステストを学生同士でやってみましょう．

運動療法

4. 正常では膝関節屈曲に伴い関節包内運動はどのような動きが行われるか考えてみましょう．
5. 本症例の膝関節屈曲ROM運動では，どのような動きを誘導すると効果的ですか？
6. 本症例の有酸素運動では運動強度と運動時間をどのように設定しますか？

物理療法

7. ROM運動前は，どのような物理療法を提供すべきでしょうか？

ADL

8. 本症例の自宅で行える運動療法を考えてください．

義肢装具

9. T字杖を処方する場合，杖の長さはどのような基準で決定しますか？
10. 本症例の膝関節不安定性に対する装具療法を考えましょう．

● 文献

1) Yoshimura N, et al：Prevalence of knee osteoarthritis, lumbar spondylosis, and osteoporosis in Japanese men and women：the research on osteoarthritis/osteoporosis against disability study. J Bone Miner Metab 27：620-628, 2009
2) 厚生労働省：平成28年 国民生活基礎調査の概況, 2017. http://www.mhlw.go.jp/toukei/saikin/hw/k-tyosa/k-tyosa16/index.html （2018年6月2日閲覧）
3) ガイドライン特別委員会 理学療法診療ガイドライン部会：5. 変形性膝関節症. 理学療法診療ガイドライン第1版 (2011), 日本理学療法士協会, 2011. http://jspt.japanpt.or.jp/guideline/1st/ （2019年1月11日閲覧）

（手塚潤一）

骨関節障害理学療法

4 変形性股関節症

■ 予習のためのエッセンス

◆変形性股関節症とは，高齢者に多くみられ，荷重時の痛みと関節の変形によるROM制限を主症状とする疾患です．また，既往歴として臼蓋形成不全と先天性股関節脱臼を罹患している場合には，比較的若い年齢でも発症します．

◆初期の症状として動作開始時に痛みが出現し，徐々に増悪していくことで，近隣の整形外科クリニックなどを受診し，薬物治療や外来診療による理学療法（リハビリテーション）など，保存的治療を行います．

◆整形外科的治療では，関節負担の減少と変形の矯正を目的とする骨切り術や関節を人工のものに置換する人工骨頭置換術があります．いずれも術後には手術侵襲による機能構造障害を伴うため，理学療法が必要となります．

◆医師から処方を受けた理学療法士は，対象患者の身体状態や社会的背景を問診したり検査したりして，まず股関節の状態と，関節負担が大きくなっている原因を明確にするとともに，これから行っていく理学療法の方向性を決定し，治療へと進みます．

◆変形性股関節症の場合，経過により，股関節の①荷重や運動時の痛み，股関節および隣接する関節の②ROM制限，③変形などの機能構造障害が起こります．

◆これらの機能構造障害により，移動動作が困難となり，活動（ADLやIADL，職業関連動作）に制限をきたします．一般的には歩行動作の距離や速度が低下し，仕事や役割が制限されます．

◆理学療法としては，痛みを軽減するための物理療法，制限された動作の練習やROM運動，関節負担を減らすための筋力増強運動などを行います．

症例 変形性股関節症による疼痛に伴い仕事に支障が出ている46歳の女性.

CBL1 初期段階での情報から問題の仮説を立て，仮説証明のための検査項目を決める

情報

処方箋
診断名：右変形性股関節症．46歳の女性，BMI 26.6，保険の外交員．

　本日，外来診療にて来院．股関節の痛みの軽減とROM改善を目標に理学療法を開始してください．なお関節負担が減少せず，これ以上関節の状態が悪くなるようであれば手術

理学療法士の思考

着目：右変形性股関節症．46歳の女性，営業職，BMI 26.6．
思考：変形性股関節症の典型的な問題構造を想起しICF概念図で表現する（図1）．

の施行も勧めることになります．

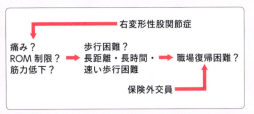

図1 仮説的問題構造

Clinical Rule：変形性股関節症で起こる機能構造障害は，疼痛・ROM制限・変形．

次の情報：これから行う理学療法のリスク管理のために関節の状態を確認したい．
➡画像情報

画像情報

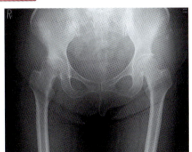

図2 X線画像

着目：関節裂隙・関節軟骨・変形の状態（図2）．

思考：関節裂隙が減少し，軟骨下骨にも増殖がみられることから，関節軟骨の磨耗，変性があると考えられる．また右側臼蓋に骨棘の形成がみられるため，変形は大きくないものの，滑膜炎などによる痛みの可能性も考慮する．また評価・治療の過程において痛みには十分配慮する必要がある．

Clinical Rule：変形性股関節症に対する理学療法では，関節の状態に応じて痛みや関節負担の増大の原因を考える．

Reference p.36

次の情報：次に患側下肢の運動障害や合併症，既往歴の有無，姿勢不良など関節負担となる要因がないかを確認する．　➡観察・問診

観察・問診

小柄で若干肥満傾向である．右股関節の皮膚色・皮膚温に左右差はない．立位において痛みの訴えはないが，右側下肢にはあまり体重をかけず，主に左側優位で立っている．見た感じ，大きな骨盤の傾きなどはみられない．歩行では，右側立脚時に股関節の痛みと骨盤の反対側への動揺があり，いわゆるTrendelenburg（トレンデレンブルグ）歩

着目：体型，痛み，歩行の状態．

思考：体型から荷重関節への負担が大きくなっている可能性があると考える．また，トレンデレンブルグ歩行がみられていることから，何らかの原因による股関節外転の筋力低下があると考えた．荷重時の痛みがあるため，かばうように左下肢に荷重しており，今後左下肢への負担が増大する可能性がある．また，体幹アライメントの状態が影響し，股関

行がみられた．そのため左下肢立脚期が短くなっており，右下肢の振り出しが低下し，歩幅が小さい状況であった．最近，若干の腰痛がある．

節への負担の増大と腰痛が出現していると考えた．
Clinical Rule：変形性股関節症の増悪因子 ➡体型，姿勢，大腿骨頭の被覆など．トレンデレンブルグ歩行の原因➡外転筋力の低下．
次の情報：股関節および隣接する関節のROM・筋力・疼痛の確認は後の機能検査でまとめて測定する．まずは，現病歴から経過を確認する． ➡現病歴

現病歴

1年前から重いものを持ったりした際に，右股関節に痛みが出現し始めた．その後，営業の仕事において長距離，長時間の歩行の際の痛みが増大してきていた．今週に入り仕事に支障が出てきたことから，某年6月28日に当院外来受診，本日（6月28日）より外来にて理学療法開始．

着目：痛みが出現してから1年経過．仕事にも支障が出てきている．
思考：ある程度の状況がわかったので，ICFの「参加制約」から問題構造を分析していく．
現病歴および画像所見から，本症例は「自分の身辺動作より仕事が困難なのでは？」と思われるので，問題構造の修正を行う．「職業関連動作困難？→職場復帰困難？」
次の情報：職業関連動作制限の方向で分析を進めるべき？ ➡問診

問診

◆PT「今，困っていることは何ですか？」
➡患者「右足に体重をかけると股関節が痛い」「歩けないので仕事ができない」
◆PT「仕事では何が大変ですか？」➡患者「長く歩くこと」
◆PT「仕事ではどの程度歩きますか？」➡患者「1日に15,000歩，距離で10kmほどは歩いていた」
■その他に得た情報：夫（50歳）と娘の3人暮らし．自分自身の身辺動作は困っていない．

着目：身辺動作は大丈夫．営業職のため歩行に困難さを感じている．
思考：現状では身辺動作は大丈夫そうなので，職業関連動作困難で分析を進める．特に長距離，長時間，早歩きなどの応用歩行動作について分析する．
次の情報：営業の仕事において，どのような股関節の運動が関節負担を増大させるのかを確認する． ➡動作観察

動作観察

立位姿勢を観察した．骨盤は後傾，股関節は相対的に軽度伸展外転位となっている．また重心線は足部支持基底面において左側後方

着目：立位姿勢アライメントが不良である．歩行ではトレンデレンブルグ歩行がみられている．
思考：立位において，骨盤後傾位で股関節が

に変位しており，左側下肢に荷重するように立っている．右側に荷重を促すと，痛みが強くなる．

　次に歩行動作を観察した．まず右下肢から振り出そうとするが，右股関節に痛みが生じた．右の荷重応答期から立脚中期に左骨盤が下制する現象がみられ，いわゆるトレンデレンブルグ歩行となっている．そのため，右立脚相および左遊脚相が短縮し歩幅が減少していた．また初期接地から荷重応答期にかけて右股関節部に痛みがあり，スピードにのると軽減するが，常に痛みはある．また歩行が長くなったり，速くなったりすると痛みは増大する．左側に痛みはない．

相対的に外転，外旋となっていることで，大腿骨頭の被覆が減少し，局所的に関節にかかる力が大きくなり，関節負担が増大していると考えられる．この原因として，股関節屈筋の筋力低下，股関節伸展のROM制限，体幹筋の筋力低下により腹圧を高めることができないなどが考えられる．歩行動作では，トレンデレンブルグ歩行による重心動揺が増大し，歩行効率が低下するとともに，骨盤が反対側へ傾くことで，大腿骨頭の被覆はさらに減少する．結果として関節負担が増大している．原因として筋萎縮による中殿筋の筋力低下が考えられる．また，内転筋が低下し大腿骨を内転位に保持することができず，結果として外転筋の出力が低下することなどが考えられる．

Clinical Rule：股関節アライメントの不良の原因➡股関節周囲筋の筋力低下，ROM制限．
外転筋の低下の原因➡中殿筋の筋萎縮，拮抗筋である内転筋の低下による出力低下．
次のアクション：ここまでの問題構造の仮説を整理する．

問題構造の仮説を構成するための統合と解釈

　ここまでの思考結果を統合し，仮説的問題構造を以下のようにまとめる（図3）．
　「営業職として職場復帰困難」なのは「保険の営業の職業関連動作が困難」だからであり，それが困難なのは「長距離・長時間・速い歩行など歩行動作能力が低下」しているからと考えられる．歩行能力が低下しているのは，「右股関節痛，ROM制限，筋力低下」によるものと推測される．これらの機能障害は右変形性股関節症によるものと思われる．また，「関節負担の増大」に伴い，機能障害が増悪し，歩行能力がさらに低下する可能性が考えられる．

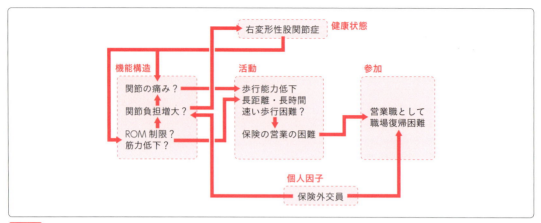

図3 本症例の問題構造の仮説

仮説を証明するために必要な検査・測定

仮説的問題構造を基に実施すべき検査と測定の項目を選択する（図4）．

検査・測定の目的は，「歩行能力低下」と「関節負担の増大」の原因を明らかにすることである．

まず，股関節の疼痛の評価を実施し，痛みの部位や程度の確認を行う．また，解剖学的観点から原因となっている軟部組織，骨組織，神経組織を考えることで，治療選択につなげることができる．次に，股関節および隣接する関節のROMと筋力テストを行うことで，「歩行能力低下」への影響はもちろん，運動学的観点から「関節負担増大」の要因も明らかにする必要がある．

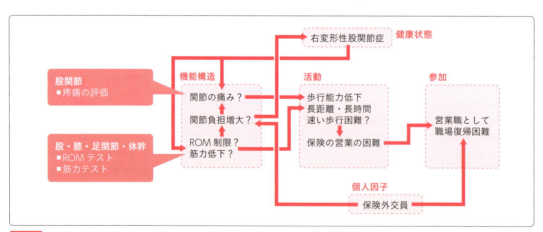

図4 仮説と仮説証明のための検査・測定項目

> **Reference 変形性股関節症とは？**
>
> 変形性股関節症は，関節軟骨の変性・摩耗，軟骨下骨の反応性の骨増殖などにより，関節の破壊・変形をきたす非炎症性疾患である．寛骨臼形成不全症や先天性股関節脱臼，股関節脱臼骨折などの何らかの原因疾患に続発して発症する二次性股関節症が多い．主な症状としては，①股関節痛，② ROM

制限，③跛行（異常な歩行のこと），④脚長差（脚短縮），⑤周囲筋の筋力低下がある．X線所見においては，骨頭と寛骨臼の位置関係を把握するため①CE角を，寛骨臼形成不全の有無と程度を確認するため②sharp角を計測する．さらに骨頭の変形の有無と程度を確認するため，③関節裂隙の状態，④骨頭と大転子の位置関係，⑤軟骨下骨の接触，⑥骨増殖に伴う骨嚢胞形成，⑦骨棘の有無を確認する[1]．

Reference 腰椎—股関節の関係性

二本足で直立する人類は，下肢と脊椎の状態は密接に関連している．股関節においてもいくつかのパターンがある．矢状面上の変化として，腰椎の前弯が消失あるいは後弯変形を生じると，上体は前傾し，これを直立させようとすると股関節は過伸展位となる．これにより骨盤は後傾し大腿骨頭の前方の被覆が減少し，股関節への圧力の集中を生むことで，大腿骨頭軟骨下脆弱性骨折や変形性股関節症の原因となる[1]．

Reference 股関節外転筋と内転筋群の機能と関係

股関節外転筋の主動作筋は中殿筋，小殿筋，大腿筋膜張筋で，中殿筋が外転筋総断面積の約60%を占め，最も大きな割合となっている．外転筋による外転トルクは，歩行時の，前額面における大腿骨上の骨盤運動の制御に必要不可欠である．立脚相のほとんどの時期において，股関節外転筋は相対的に固定された大腿骨上にて，骨盤を安定させる．つまり支持側に適切な外転トルクがない場合には，骨盤と体幹が遊脚側へ落下する．このときの外転筋の筋活動は大転子のすぐ上方を触診することで確認できる．

股関節内転筋群の前額面機能は，内転トルクを生じることであるが，このトルクにより骨盤上の大腿骨内転と大腿骨上の骨盤内転を制御している．立脚側の股関節の内転作用は同側の外転筋の遠心性収縮を起こし，大腿骨上の骨盤内転速度を落とすよう働いている[2]．

立位時の下肢筋群は，姿勢保持では，動筋と拮抗筋は同時に静止性収縮をすることで，支持，安定に働く[3]．したがって，股関節の前額面における安定性は，外転筋と内転筋の働きが重要となる．

CBL2 仮説証明のために実施した検査・測定データから問題構造を分析し，解決策を提案する

情報

疼痛の評価

- PT「どこが痛いですか？」➡患者「右の股関節の付け根から外側にかけてです」
- PT「どのように痛いですか？」➡患者「ジーンと鈍い痛みで深い感じ」
- PT「いつ痛いですか？」➡患者「歩いたときとか，体重がかかったときに痛みがあり

理学療法士の思考

着目：荷重時のジーンという深部での痛み，長時間歩行で増悪する．腰痛も出現する．

思考：股関節への負担が大きい状態で長時間歩行することにより軟骨下骨や滑膜炎などの痛みが増大していると考えられる．

Clinical Rule：股関節負担が増大する骨盤後傾位にて歩行した場合，腰痛を伴う場合が

ます（NRS 4/10）. あと長く歩いていると痛みが強くなってくるのと（8/10）, 腰も若干痛くなってきます」

ある.

次の情報：股関節および隣接する関節のROMを計測する. ➡ROMテスト

ROMテスト　　　　　　　　　　　※単位＝度

◆股屈曲（Rt.110, Lt.130）伸展（Rt.10+P, Lt.20）外転（Rt.30, Lt.45）内転（Rt.10, Lt.20）, 外旋（Rt.40, Lt.45）内旋（Rt.20, Lt.50）, ◆膝屈曲（Rt.150, Lt.150）伸展（Rt.0, Lt.0）, ◆足底屈（Rt.30, Lt.30）背屈（Rt.20, Lt.20）外がえし（Rt.30, Lt.30）内反（Rt.30, Lt.30）, ◆体幹屈曲（自動運動で full range）伸展（20）

＊P＝最終域で伸張痛あり.

着目：Rt. 股屈曲（110）伸展（10）内旋（20）.
思考：股関節 ROM 制限により, 右下肢振り出しの低下が考えられる. また, 内旋が制限されることにより, 左の振り出しの低下に影響していると考えられる. ただし, いずれにしろ現状において長距離歩行困難の大きな問題とはならないと思われる. 体幹においてもROMは問題ないため, 骨盤の後傾位の原因は筋力によるものと考える.

Clinical Rule：姿勢アライメントの状態の異常にはROMと筋力の要因がある.

次の情報：トレンデレンブルグ歩行と骨盤後傾位の原因となっている筋力低下？

➡筋力テスト

筋力テスト　　　　　　　　　　　※MMT

◆股屈曲（Rt.4, Lt.5）伸展（Rt.4, Lt.5）外転（Rt.4, Lt.5）, 内転（Rt.3, Lt.4）, 外旋（Rt.4, Lt.5）内旋（Rt.4, Lt.5）, ◆膝屈曲伸展（5）, ◆足底屈（Rt.5, Lt.5）背屈（Rt.5, Lt.5）, ◆体幹屈曲（3）伸展（5）回旋（3）

着目：外転筋, 内転筋, 体幹屈曲・回旋の筋力低下.
思考：トレンデレンブルグ歩行の原因は, 股関節の外転筋力の低下によるものであると考えられるが, 大きな筋力低下はない. しかし内転筋に低下がみられることから, 大腿骨の内転位保持ができていないために外転筋の発揮ができていないと考えられる. 次に骨盤後傾位の原因は, 体幹筋力の低下により腹圧が低下していることに起因していると思われる.

Clinical Rule：外転筋力が発揮されるためには, 拮抗筋である内転筋が大腿骨を内転位に固定する作用が重要となる.

次のアクション：ここまでの問題構造を整理する.

問題構造を整理するための統合と解釈

ここまでの結果を統合し，次の順番に問題構造を整理する．

1. 保険の営業が困難となっている原因は？
2. 長距離歩行が困難な原因は？
3. 痛みを強くする股関節の負担の原因は？
4. 本症例の問題構造の全体像は？

1 保険の営業が困難となっている原因は？

結論 保険の営業が困難となっている原因は，長距離歩行が困難だからである（図5）．

根拠 事前情報，問診にて確認された．

思考 職業が保険の外交員で営業で長距離歩行が必要となるため，長距離歩行にて股関節の痛みが増大し，歩行困難となっていることが仕事に支障が出ている原因と考える．また今回，階段昇降に関しての訴えはなかったが，今後，問題となる可能性も考慮する．

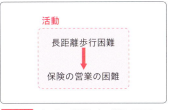

図5 保険の営業が困難な原因

2 長距離歩行が困難な原因は？

結論 長距離歩行が困難な原因は，股関節の関節負担が増大し，痛みが強くなってしまうからである（図6）．

根拠 姿勢および動作観察と疼痛の評価において確認された．

思考 歩行動作を観察した結果，トレンデレンブルグ歩行がみられ，患側立脚時に反対側への骨盤の下制が起きている．また，骨盤後傾位の姿勢をとっており，これらに伴い関

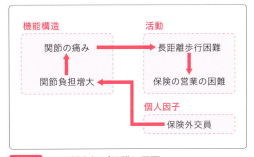

図6 長距離歩行が困難な原因

節の被覆の減少と股関節への圧力の集中が生じる．そのうえ営業で長距離歩行を行うため，関節に持続的に負担がかかり，痛みが強くなると推察される．

3 痛みを強くする股関節の負担の原因は？

結論 股関節の負担が増大している原因は，中殿筋の筋力が低下および発揮ができていないことによるトレンデレンブルグ歩行と，体幹筋の筋力低下に伴う骨盤後傾位の立位姿勢アライメントの不良である（図7）．

根拠 ROMテストの異常は大きくないため，筋力による原因が考えられる．筋力テストの結果，外転筋と内転筋，体幹筋の筋力低下が確認された．

思考 トレンデレンブルグ歩行の原因となる外転筋の筋力低下は軽微であるが，しっかりと筋力を発揮するために大腿骨を内転位に保持する内転筋に低下がみられる．また骨盤を前傾位に保持するのに影響する体幹筋の筋力低下により，腹圧が低下しているものと推察される．

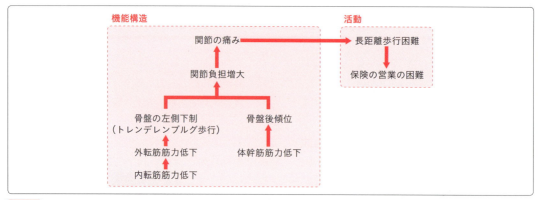

図7 痛みを強くする股関節の負担の原因

4 本症例の問題構造の全体像は？

上記の1～3を統合して以下のように全体像を整理する（図8）．

本症例が職場復帰できないのは，保険の営業が困難だからである．保険の営業が困難なのは，長距離歩行が困難であるからで，その原因は，長距離を歩いた際に増大する股関節の痛みである．その痛みを増大させている関節負担増大の原因は，トレンデレンブルグ歩行と骨盤後傾位，仕事が営業職で長距離歩行を常に行う状況が挙げられる．トレンデレンブルグ歩行は外転筋と内転筋の筋力低下，骨盤後傾位は体幹筋の筋力低下が原因と考えられる．これらにより，大腿骨頭の被覆が減少し，関節の圧力が集中してしまうことで痛みを増大させている．今後，現状のままであれば関節負担により変形性股関節症の増悪も考えられる．

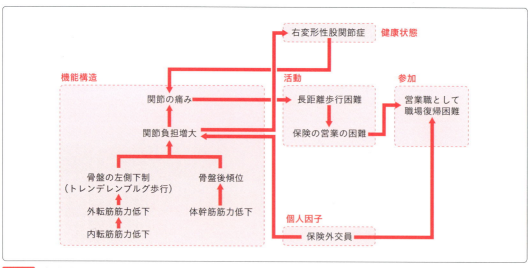

図8 本症例の問題構造の全体像

本症例の問題解決策の提案

ICF概念地図で主要な問題点を解決する理学療法の介入プランを以下のように意思決定した（図9, 表1）．

まず，疼痛に対して物理療法を行う．原因組織は明確ではないが，関節および関節を構成する軟部組織が対象となると考えられるため，最も深達度が高い超音波を選択する[4]．次に，トレンデレンブルグ歩行の原因となっている股関節外転と内転の筋力低下には，関節負担を考慮したうえで運動療法（筋力増強運動）を実施する．そして，骨盤後傾位の原因と考えられる体幹筋力低下に対しては，筋力増強運動を実施するとともに，骨盤前傾位を保持した状態での歩行練習を行うことで，関節負担の少ない歩行動作の獲得を目指すこととする．そのうえで，職場や経済面，精神面に十分に配慮しつつ歩行距離の調整を行うことも必要と考える．また，今回は大きな問題となっていないため介入プランとして挙げていないが，ROM運動の実施も検討すべきであると考える．

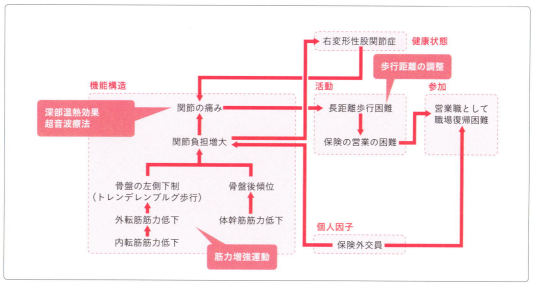

図9 問題構造に対する解決策

表1 本症例に対する理学療法の介入プラン

目的	方法	注意点・禁忌
関節負担の軽減	営業の件数や歩行距離の調整	職場や経済面への影響を考慮
痛みの軽減	超音波による深部温熱効果	滑膜炎などの炎症症状に注意 →非温熱にて実施可能
トレンデレンブルグ歩行の改善	中殿筋，内転筋群の筋力増強運動	関節負担を考慮
骨盤の後傾位の改善	腹直筋，腹斜筋の筋力増強運動 →骨盤前傾位を保持しながらの歩行練習	関節負担を考慮

Reference 筋の長さと張力の関係

弛緩している筋肉を引き伸ばすと，ゴムひもを引き伸ばすときと同様に張力を発生する．これを受動（静止）張力といい，受動張力が発生し始める筋の長さを静止長という．また筋の強縮により得られる張力を活動張力といい，筋力として測定される張力は，受動張力と活動張力を合わせたものであり，これを全張力という．長さ—張力曲線はこれらの関係を表している．つまり，関節の変形により筋の起始と停止が近づくなど，何らかの原因により筋の長さが短くなってしまった場合，全張力つまり筋力は低下する可能性があるということになる[5]．

発展的学び アクティブ・ラーニング課題

本症例の初期情報と追加情報を用いて以下の設問にトライしましょう．

検査・評価
1. 本症例の疼痛の評価を，ボディチャートを使用し，学生同士で練習してみましょう．
2. 疼痛の評価結果から股関節の解剖を復習し，痛みの原因と増悪因子について考えてみましょう．
3. 本症例の ROM テスト，筋力テストを痛みに配慮しながら実際に行ってみましょう．

運動療法
4. 本症例に股関節の筋力増強運動を行う際の収縮様式は何を選択しますか？　その理由も考えましょう．
5. 腹圧を上昇させるのに作用する筋は何ですか？　腹部の上下，前後，左右，斜め方向で考えましょう．
6. 本症例に対する股関節の ROM 運動を，関節包内運動を踏まえ上で実際に行ってみましょう．

物理療法
7. 滑膜炎などの影響から炎症症状が認められました．超音波の設定は具体的にどのようにしますか？

ADL
8. トレンデレンブルグ歩行の動作を実際に模倣し，関節負担や外転筋と内転筋の働きを考えてみましょう．
9. 本症例の歩行動作練習を，実際に注意点を口頭指示にて行いながら実施してみましょう．

義肢装具
10. 本症例の歩行時の関節負担を軽減する自助具や装具療法を考えましょう．

●文献

1) 津村　弘：股関節．標準整形外科学，第13版，中村利孝ほか監，井樋栄二ほか編，医学書院，東京，581，2017
2) Neumann DA：股関節．筋骨格系のキネシオロジー，原著第2版，嶋田智明ほか監訳，医歯薬出版，東京，511，2012
3) 中村隆一：運動器の構造と機能．基礎運動学，第6版補訂，中村隆一ほか著，医歯薬出版，東京，60，2012
4) 濱出茂治：エネルギー変換熱療法．理学療法士のための物理療法臨床判断ガイドブック，木村貞治編，文光堂，東京，149，2007
5) 貴邑冨久子：筋肉の基本的機能．シンプル生理学，改訂第7版，貴邑冨久子ほか著，南江堂，東京，2016

（鈴木裕治）

骨関節障害理学療法

5 関節リウマチ

■ 予習のためのエッセンス

◆関節リウマチとは，結合組織に対する自己免疫疾患であり，対称性の滑膜の炎症を主として，間質性肺炎や貧血，リンパ浮腫などもきたします．寛解と再燃を繰り返しながら経過していく全身性の進行疾患です．

◆本疾患に対する整形外科的治療は薬物療法と手術療法が行われます．薬物療法では，以前はDMARDが多く使用されていましたが，今日ではMTXが中心[1]となっています．他にはNSAIDsなどが用いられます．薬物療法の進歩により，炎症のコントロールが行いやすくなったことで，安静と運動のバランスを図ることが重要となってきています．手術療法では滑膜切除術や人工関節置換術が行われ，手術前から理学療法（リハビリテーション）は介入します．

◆医師から処方を受けた理学療法士は，対象者の身体状態や社会的背景を問診し，身体状況を検査することで，まずはこれから行っていく理学療法の方向性を決定します．そして治療へと進みます．

◆関節リウマチでは，主たる機能構造障害として①関節炎による疼痛，②ROM制限，③筋力低下，④易疲労性などが起こります．

◆これらの機能構造障害により，上肢を用いる活動（ADLやIADL）や起居・移動に制限をきたします．疾患による性差では女性に多く，主婦業である家事動作の制限がニーズとなることが多くなります．

◆理学療法としては，関節を良い状態に保ち（関節保護），残存機能を用いてできる限りADLを自立させる方法を模索していく必要があります．関節に負担の少ない動作の練習や補装具を用いた変形の予防，身体機能を維持・改善するためにROM運動，筋力増強運動，そして疼痛軽減のための物理療法などを行います．

症例 関節リウマチによる疼痛で家事に困っている57歳の女性．

CBL1 初期段階での情報から問題の仮説を立て，仮説証明のための検査項目を決める

情報

処方箋
診断名：関節リウマチ．57歳の女性，主婦．
疼痛軽減とADLの改善を目標に理学療法を開始してください．なお炎症の悪化には十分注意してください．

理学療法士の思考

着目：関節リウマチ．57歳の女性，主婦．
思考：関節リウマチの典型的な問題構造を想起しICF概念図で表現する（図1）．

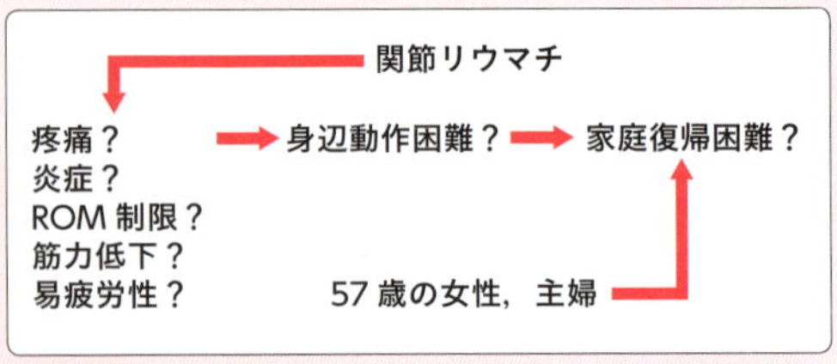

```
                    ┌─── 関節リウマチ ───────────────────┐
                    ↓                                      │
     疼痛？      → 身辺動作困難？ → 家庭復帰困難？
     炎症？
     ROM 制限？
     筋力低下？
     易疲労性？          57 歳の女性，主婦
```

図1 仮説的問題構造

Clinical Rule：関節リウマチによる機能障害は，炎症による疼痛・ROM 制限・筋力低下・易疲労性が多い．

次の情報：これから行う理学療法のリスク管理のために関節炎の程度を確認する．

➡生化学データ

[生化学データ]

◆ CRP：13.7 mg/dL，赤沈値：50 mm/ 時

着目：生化学データの数値．

思考：参考値[2-4]が CRP は 0.5 mg/dL 以下，赤沈は女性では 15 mm/ 時以下である．強い炎症症状であり，関節にかかる負荷を軽減する必要がある．

Clinical Rule：関節リウマチに対する理学療法では，関節炎の状況により安静と運動のバランスを考慮する．

次の情報：現病歴から経過を確認する．

➡現病歴

[現病歴]

　5 年前より手指に疼痛が生じ，徐々に変形してきて少しずつ動かしにくくなってきている．3 年前より MTX や NSAIDs を中心に薬物治療を行っている．手術歴はない．

着目：5 年経過．変形の進行．

思考：発症から 2 ～ 3 年以内に急速な関節破壊が進行するが，薬物療法は 3 年前より開始している．さらに変形が進行していることから，これからさらなる破壊が進む可能性が高いため，関節保護を適切に行う必要がある．

Reference p.47

Clinical Rule：関節リウマチは発症早期より関節破壊が始まっている．

次の情報：次に関節リウマチ特有の変形がないかを確認する． ➡観察

観察

　両手は少し尺側偏位し，示指から小指にかけてスワンネック変形が認められた（図2）．MP 関節部分は腫脹している．両膝関節は，軽度屈曲位にあり，両側に外反母趾が生じており，足底には第 2・3 趾の間に胼胝が認められた．

着目：上・下肢の変形．
思考：関節リウマチ特有の手指や下肢の変形が認められる．胼胝が生じていることから，下肢には負荷がかかっている．手指や下肢は関節リウマチ特有の変形が発生しているため，関節保護をしなければならない．

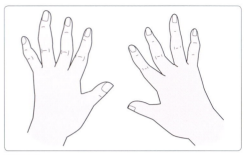

図2　手指の変形

Clinical Rule：手は尺側偏位やスワンネック変形，ボタン穴変形，下肢は外反母趾や屈曲拘縮しやすい．

次の情報：本人のニーズを確認する．　➡問診

問診

◆ PT「今何にお困りですか？」➡患者「最近，買い物に歩いて行くのが大変になってきた」「家事は，娘が助けてくれることが多い」
◆ PT「買い物先はどのくらいの距離ですか？」➡患者「徒歩で 15 分くらいかかります」
■ その他に得た情報：夫（58 歳）と娘（32）と 3 人暮らし．夫は日中不在で帰宅も遅い．娘は自宅で仕事をしており，仕事の合間に家事を手伝ってくれる．

着目：買い物が大変．家事は娘が助けてくれる．
思考：買い物は長距離を連続して歩行することや，物を持っての歩行が必要になる．また，歩行をする前段階の起立動作にも問題を抱えている可能性があり，詳細な動作観察・分析が必要となる．参加制約は主婦としての役割遂行困難に修正する．
次の情報：起立および歩行動作においてどの場面が困難なのかを確認する．　➡動作観察

動作観察

　起立動作においては，体幹の前傾は問題なく行えている．殿部離床のタイミングに手指の MP 関節を屈曲させたまま，座面をプッシュアップして行っていた．重心は後方に偏位している．歩行においては，後方重心で歩幅が狭く，二重膝作用（double knee action）はほとんどみられない．徐々に痛そうな表情

着目：起立動作にて手指の MP 関節を屈曲し，プッシュアップを行う．歩行にて二重膝作用がみられない．3 分程にて疼痛のため歩行継続困難．
思考：起立動作では，下肢の筋力低下を上肢で補っている．変形した手指に負担をかける方法であり，関節保護について理解できていないと思われる．歩行では杖を使用していな

になってくる．3分程歩行すると，両下肢の疼痛により継続困難となった（**動画**参照）．

1：起立〜歩行　前額面
https://www.bunkodo.co.jp/movie/case_pt/ba01.html
2：起立〜歩行　矢状面
https://www.bunkodo.co.jp/movie/case_pt/ba02.html

いので，疼痛が増悪し，下肢に負担がかかっている．加えてROM制限や筋力低下から下肢を歩行周期に従って正常な動きを再現できていないことが考えられる．体力の影響は少なそうである．

次のアクション：ここまでの問題構造の仮説を整理する．

問題構造の仮説を構成するための統合と解釈

ここまでの思考結果を統合し，仮説的問題構造を以下のようにまとめる（**図3**）．

「主婦としての役割遂行困難」なのは「買い物が制限」されているためである．買い物が制限されているのは，「長距離歩行困難」と「起立動作困難」があるためである．長距離歩行困難なのは，下肢のROM制限と筋力低下により，歩行時に下肢を歩行周期に従って正常な動きを再現できていないこと，加えて杖を使用していないことで，関節にかかる負荷が高くなり疼痛が出現する．起立動作困難なのは，下肢の筋力低下と疼痛により適切な筋力発揮が行えていない．さらに，ROM制限もあることで抗重力伸展活動が完遂できないことによると推測される．これらの機能障害は関節リウマチによる関節破壊に起因すると考えられる．抗重力伸展活動を補うための上肢の使い方を理解できていないことも関節への負担を助長している．

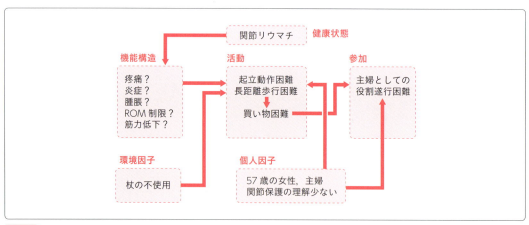

図3　本症例の問題構造の仮説

仮説を証明するために必要な検査・測定

仮説的問題構造を基に実施すべき検査と測定の項目を選択する（図4）.

関節リウマチ患者に介入する際には，炎症の程度を把握することが非常に重要となる．事前にカルテや主治医から関節炎の情報を得ておく必要がある．加えて関節外症状も出現するため，併せて情報収集を実施しておく．

事前の情報と併せて関節炎および関節の腫脹の程度を確認する．買い物が困難な要因として，長距離歩行困難と起立動作困難がある．両者の原因を検証するための検査としては，動作観察より動作の制限となっている可能性のある機能障害を明らかにするため，疼痛テスト，触診，下肢のROMテストと筋力テストと周径計測を選択する．

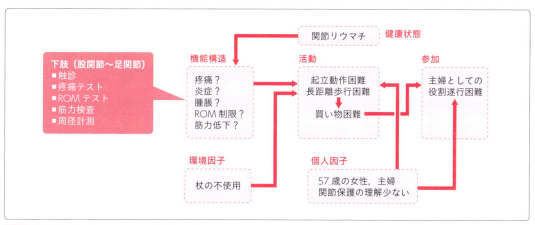

図4　仮説と仮説証明のための検査・測定項目

Reference　window of opportunity

関節リウマチによる非可逆的な関節破壊が発症後の2～3年以内に急速に生じる[5]．そのため，関節破壊を抑えて機能障害を進行させないようにするために，より発症早期から介入[6]することが重要である，という考え方（window of opportunity）により薬物療法を開始する．

Reference　関節炎の活動指数

関節リウマチの関節炎の活動性の評価方法として，Lansburyの活動指数が代表とされていたが，近年はDisease Activity Score（DAS28）やclinical disease activity index（CDAI）・simplified disease activity index（SDAI）が用いられることが多い．DAS28にはCRPを用いるDAS28（CRP）と赤沈値を用いるDAS28（ESR）がある．上肢関節と膝関節の左右28ヵ所の圧痛と腫脹の有無，VASによる患者の主観評価，血液所見としてCRPもしくは赤沈値を用いる．DAS28において，5.1以上で高活動，3.2～5.1で中等度活動，2.6～3.2以下で低活動，2.6以下[7]で寛解と判定する．

> **CBL2** 仮説証明のために実施した検査・測定データから問題構造を分析し，解決策を提案する

情報

触診
- 膝関節：両側とも腫脹・膝蓋跳動あり．
- 足関節：両側とも腫脹あり．両関節とも圧痛および熱感あり（膝＞足）．

理学療法士の思考

着目：膝関節の腫脹と膝蓋跳動．足関節の腫脹，圧痛・熱感（膝＞足）．

思考：腫脹と圧痛，熱感および膝蓋跳動があることから関節炎の存在が強く疑われる．関節リウマチの進行より再燃期に該当していると推測する．

Clinical Rule：膝関節は膝蓋跳動で関節液の貯留を確認する．

次の情報：関節炎による下肢の疼痛の程度を確認する．　➡疼痛テスト

疼痛テスト
- PT「どういうときに痛みますか？」➡患者「立ち上がったりする際に足で踏ん張るとき（NRS 5/10）や，長く歩いていると足（特に両膝）の痛みがだんだんと強くなってきます（NRS 6/10）」

着目：起立時の疼痛．長距離歩行時の疼痛．

思考：上肢を使用していることから，離殿するのに十分な筋力がないため，起立時に負荷がかかることで疼痛が増悪している．歩行時の疼痛は，下肢を機能的に使えないことによる力学的ストレスの蓄積の影響と思われる．ROMや筋力と合わせて解釈を進める．

次の情報：動作に必要な下肢のROMを測定する．　➡ROMテスト

ROMテスト ※単位＝度
- 股屈曲（Rt. 120, Lt. 120）伸展（Rt. 5, Lt. 5）内転（Rt. 15, Lt. 15），◆膝屈曲（Rt. 100＋P, Lt. 105＋P）伸展（Rt. -10＋P, Lt. -10＋P），◆足底屈（Rt. 35＋P), Lt. 30＋P）背屈（Rt. 5＋P, Lt. 10＋P）
※P＝最終域で疼痛あり（エンドフィールはすべて空虚）．

着目：股伸展（Rt. 5, Lt. 5），膝屈曲（Rt. 100＋P, Lt. 105＋P）伸展（Rt. -10＋P, Lt. -10＋P），◆足背屈（Rt. 5＋P, Lt. 10＋P）．

思考：起立においては，特に足関節の背屈が不足している．歩行においては，股関節の伸展と膝関節の伸展が特に不足している．膝関節と足関節は炎症による疼痛のため，エンドフィールには抵抗感がない状態となっている．股関節は関節炎ではなく，股関節の伸展機会の減少による廃用症候群の影響と推測する．

Clinical Rule：ROMは参考可動域ではなく，動作に必要なROMを検討する．

次の情報：下肢の筋力は保たれているか？
➡筋力テスト

【筋力テスト】 ※MMT
◆股屈曲（左右とも4）伸展（Rt.3, Lt.3）外転（Rt.4, Lt.4），◆膝屈曲（Rt.4, Lt.4）伸展（Rt.3, Lt.4）
◆足底屈（Rt.2, Lt.2）背屈（Rt.3, Lt.3）
＊ROMの範囲内での測定．

着目：股伸展（Rt.3, Lt.3），膝伸展（Rt.3, Lt.4），足底屈（Rt.2, Lt.2）．
思考：起立や歩行に必要な股関節・膝関節伸展筋が2〜4レベルであり，非対称でもあるため動作遂行が困難となる．さらに，立脚後期を成立させる足底屈筋の筋力低下が認められる．

Clinical Rule：筋力は必ずしもMMTが5でないと動作が遂行できないわけではなく，動作に必要な筋力を検討する．

次の情報：筋萎縮の程度を把握するために下肢の周径を確認する．　➡周径計測

【周径計測】 ※単位＝cm
◆膝蓋骨上縁（Rt.36.5, Lt.36.5）5cm（Rt.37, Lt.37）10cm（Rt.38.5, Lt.38.5）15cm（Rt.41, Lt.41），◆下腿最大膨隆部（Rt.35, Lt.35）

着目：左右差がない．全体的に萎縮している．
思考：関節リウマチは左右対称に発症する関節炎である．触診結果と合わせると膝関節は炎症による腫脹がある．その他の部位は現在までに5年経過しており，左右差もなく，全体的に萎縮しており，廃用症候群による萎縮の可能性が高い．

次のアクション：ここまでの問題構造を整理する．

問題構造を整理するための統合と解釈

ここまでの結果を統合し，次の順番に問題構造を整理する．

1. 買い物が困難な原因は？
2. 起立動作が困難な原因は？
3. 長距離歩行が困難な原因は？
4. 本症例の問題構造の全体像は？

1 買い物が困難な原因は？

結論　買い物が困難なのは，長距離歩行ができないことと，歩行する前後に必要な起立動作がスムーズに遂行することができないからである（図5）．

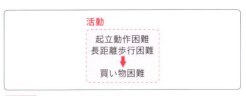

図5　買い物が困難な原因

根拠　本人の訴えと，動作観察により上記の動作制限が観察された．

思考　起立の際には上肢でサポートしないと遂行できなかった．歩行においては，本人の訴えどおり疼痛のため3分程度で歩行を中断せざるを得ない状況となっているため，膝関節への負担が大きい．

2　起立動作が困難な原因は？

結論　疾患より関節炎に伴う関節痛があり，下肢の抗重力筋の筋力低下と，足関節のROM制限があり，上肢でサポートしないと遂行できない（図6）．

根拠　抗重力伸展活動に必要な股関節・膝関節の伸筋筋力が2〜4レベルであり，起立動作に必要な足関節背屈のROMが5°である．膝関節・足関節の疼痛あり．

思考　関節リウマチにより関節炎に伴う疼痛が生じている．膝関節・足関節ともに腫脹が生じている．股関節・膝関節伸展筋の筋力低下と足関節背屈のROM制限により，立ち上がる際に膝関節に負荷がかかることで疼痛が増悪する．上肢のサポートが必要なことから抗重力伸展活動に十分な筋力ではないと考えられる．加えて上肢の使い方から関節保護の理解は十分ではない．

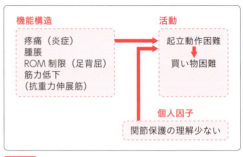

図6　起立動作が困難な原因

3　長距離歩行が困難な原因は？

結論　double knee action を再現する身体機能が不十分なため，歩行時にかかる膝への衝撃を吸収できず，負担がかかっている（図7）．

根拠　歩行時に double knee action が認められず，立脚期に苦痛な表情が観察されている．加えて3分で疼痛により歩行中断となる．股関節伸展ROMが5°，膝関節伸展が−10°，抗重力筋が2〜4レベルとなっている．

思考　double knee action を再現するために必要なROMと筋力が不足しており，歩行時の衝撃が膝関節にかかり，疼痛がさらに助長されることで歩行継続が困難になっている．さらに杖を使用していないことも影響している．

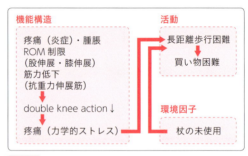

図7　長距離歩行が困難な原因

4　本症例の問題構造の全体像は？

上記の1〜3を統合して以下のように全体像を整理する（図8）．

本症例が主婦としての役割を遂行できないのは，家事の中の買い物が困難だからである．買い物は長距離歩行が困難なことと，歩行する前後に必要な起立動作が困難だからである．長距離歩行が困難なのは，double knee action が再現できないことが要因となっている．double knee action が

再現できないのは，股関節・膝関節の伸展 ROM 制限や抗重力筋の筋力低下が原因で，膝関節にかかる負担が増加する．加えて杖を使用しないことで，関節炎による疼痛が増悪するためである．起立動作が困難なのは，疼痛と動作遂行に必要な抗重力筋の筋力低下，足関節背屈の ROM 制限が原因となっている．さらに関節保護の理解がないまま，筋力低下を上肢でサポートしていることも影響を与えている．

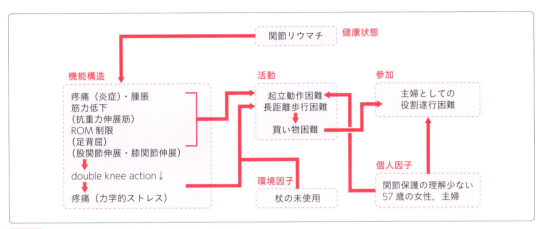

図8 本症例の問題構造の全体像

本症例の問題解決策の提案

ICF 概念地図で主要な問題点を解決する理学療法の介入プランを，以下のように意思決定した（**図9**，**表1**）．

関節リウマチの疾患特性より，関節保護が優先となるため，関節保護の必要性と方法について十

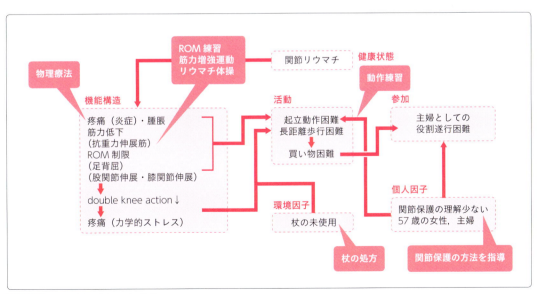

図9 問題構造に対する解決策

表1 本症例に対する理学療法の介入プラン

目的	方法	注意点・禁忌
関節保護	関節保護の必要性の説明と動作練習，物理療法（寒冷）	①疼痛増悪　②凍傷
ROMの拡大	愛護的な他動運動，リウマチ体操	疼痛増悪
筋力増強	下肢の筋力増強運動（等尺性）	①関節への負担増加　②疲労　③血圧上昇
動作獲得	動作練習（起立・歩行），杖の使用	①転倒　②関節への負担増加

分な説明を行う．ROM制限については，愛護的に他動運動を実施する．加えてROMを維持するため，自身で行ってもらう自動運動（リウマチ体操）を指導する．筋力強化に関しては，関節に負担をかけないように等尺性の方法を選択する．疼痛に関しては，炎症が強いため物理療法の寒冷療法を選択する．改善した機能を用いた動作練習を行う．歩行練習においては，杖の使い方の指導を含めて実施する．

発展的学び　アクティブ・ラーニング課題

本症例の初期情報と追加情報を用いて以下の設問にトライしましょう．

検査・評価
1. 疼痛検査を実施する際の流れを考えてみましょう．実際に学生同士で行ってみましょう．
2. 本症例に対するMMTの抵抗位置を考えてみましょう．

運動療法
3. 本症例のROM運動を行う際の固定と運動の手の位置を考えてください．その理由も考えましょう．
4. 本症例の筋力増強運動の方法を考えてみましょう．
5. 本症例の歩行練習の際に，二重膝作用（double knee action）を誘導するための介助方法を考えましょう．
6. 本症例の立ち上がり練習を行う際の環境設定を考えてみましょう．

物理療法
7. 物理療法において，寒冷療法を提供する際にどのように凍傷を防げばよいでしょうか？

ADL
8. 本症例が使用する杖として適切なものは何になるでしょうか？
9. 本症例が買い物に行く際に，荷物を持って帰る方法を考えてみましょう．

義肢装具
10. 本症例が歩行時に使用する（負担軽減）のに適した補装具を挙げてみましょう．

●文献

1) 三浦靖史:薬物療法(2)薬剤の種類と特徴.リハ実践テクニック 関節リウマチ,八木範彦ほか編,メジカルビュー社,東京,22-28,2009
2) 堤 明人ほか:CRP.臨床検査ガイド,2015年改訂版,三橋知明ほか編,文光堂,東京,665-668,2015
3) 田窪孝行:赤血球沈降速度(赤沈).臨床検査ガイド,2015年改訂版,三橋知明ほか編,文光堂,東京,643-646,2015
4) 有馬慶美編:2.臨床検査データ.理学療法データブック,文光堂,東京,3-4,2009
5) Fuchs HA, et al:Evidence of significant radiographic damage in rheumatoid arthritis:evidence based development of a clinical guide. Ann Rheumatic Dis 61:290-297, 2002
6) Quinn MA, et al:Window of opportunity in early rheumatoid arthritis:possibility of altering the disease process with early intervention. Clin Exp Rheumatol 21(5 Suppl 31):S154-157, 2003
7) 安倍千之:RA寛解の定義について.臨リウマチ 23:344-348,2011

(加藤研太郎)

6 腰椎椎間板ヘルニア

骨関節障害理学療法

■ 予習のためのエッセンス

◆ 腰椎椎間板ヘルニアとは、生理的加齢変化により椎間板の弾力が失われ、椎間板を構成している髄核が脆弱化した線維輪を破壊し、椎間孔や脊柱管内に突出・脱出する病変です。重い物の挙上やスポーツなどの力学的負荷がきっかけとなるケースも少なくありません。

◆ これらが病変椎節の神経根や脊髄（馬尾神経）を圧迫し、運動障害、感覚障害が生じるのが腰椎椎間板ヘルニアの典型的な症状です。

◆ L4・5間に好発し、その場合は第5腰髄神経が圧迫されます。

◆ 保存療法と手術療法があり、急激に進行する運動麻痺や保存療法の無効例では手術適応となります。疼痛が主訴の例では、手術と保存療法の長期間経過後の成績に差はありません。

◆ 医師から処方を受けた理学療法士は、対象患者の身体状態や社会的背景を問診・検査し、まず理学療法の方向性を決定し、治療へと進みます。

◆ 腰椎椎間板ヘルニアの場合、髄核が椎間板の外側線維輪や硬膜・後縦靭帯などを圧迫し生じる①椎間板性腰痛（神経根や馬尾神経を圧迫した結果、腰殿部・下肢に生じる）、②神経性の疼痛・しびれ、③運動麻痺、④感覚障害などの機能構造障害が起こります。また、椎間板の加齢変化を伴わない腰椎椎間板ヘルニア症例の場合、⑤股関節の屈曲ROM制限をきたしていることもあります。

◆ これらの機能構造障害により、重い物の挙上動作や腰椎屈曲を伴う姿勢・動作（ADLやIADL）に制限が生じます。

◆ 理学療法としては、股関節・腰椎のROM運動、筋力増強運動、良肢位の姿勢・動作指導、環境整備、物理療法などを行います。

症例 腰椎椎間板ヘルニアにより職業復帰困難となった27歳の男性．

CBL1 初期段階での情報から問題の仮説を立て、仮説証明のための検査項目を決める

情報

処方箋
診断名：第4・5腰椎椎間板ヘルニア（突出型）．27歳の男性，運送業．保存療法．
職業復帰を目標に理学療法を開始してください．

理学療法士の思考

着目：第4・5腰椎椎間板ヘルニア，27歳の男性，運送業．

思考：腰椎椎間板ヘルニアの典型的な問題構造を想起しICF概念図で表現する（図1）．

```
                    ┌─────────────────────────────────────────┐
                    │         ↓  第4・5腰椎椎間板ヘルニア        │
                    │ 疼痛・しびれ？                            │
                    │ ROM 制限？      →  ADL    → 職場復帰困難？ │
                    │ 筋力低下？         IADL困難？              │
                    │ 感覚障害？                      ↑         │
                    │                        27歳の男性・運送業  │
                    └─────────────────────────────────────────┘
```

図1 仮説的問題構造

Clinical Rule：腰椎椎間板ヘルニアで起こる機能障害は，神経性の疼痛やしびれ・感覚障害・ROM 制限・筋力低下である．

次の情報：これから行う検査・測定の的をしぼるため，あるいは理学療法の標的やリスク管理のためにヘルニアの位置と突出・脱出方向を確認したい． ➡画像情報

着目：ヘルニア腫瘤の高位，水平面位置．腰椎前弯の状態（図2）．

思考：矢状面では第4・5腰椎椎間板における髄核の後方突出，水平面では左後外側方向に突出（後外側型）．この画像であれば馬尾神経圧迫による左右多根症状，もしくは単独の左神経根症状が考えられる．腰椎の前弯減少もあるため，股関節の屈曲 ROM や習慣的な姿勢・動作を評価するべきであろう．

Clinical Rule：腰椎椎間板ヘルニアでは MRI の画像情報でヘルニア腫瘤の高位・水平面位置から機能構造障害を予測し，腰椎前弯の状態から股関節の ROM 制限の可能性を考慮する．

次の情報：次に疼痛を増強する，あるいは軽減する姿勢・動作，職業関連動作や合併症・既往歴の有無を確認する． ➡観察・問診

【画像情報】

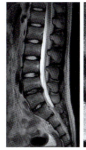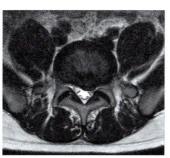

図2 T2強調 MRI 画像
(医療法人社団徳清会 三枝整形外科医院 三枝超先生よりご提供)

【観察・問診】

重量物挙上，長時間の運転，右への体幹側屈で疼痛増強．背臥位，体幹左側屈で軽減．職業は運送業であり，長時間の座位や重量物挙上を強いられる．合併症や既往歴はない．

着目：疼痛増強・軽減肢位，運送業．

思考：長時間の座位による腰椎後弯が痛みを強くすることから，炎症性ではなく，機械的刺激によるもので，側屈で軽快・増強があるため，片側へのヘルニア画像と症状が一致する．

Clinical Rule：炎症性でなく機械的刺激による疼痛の場合，症状の増強・軽減する姿勢・動作が存在する．社会的背景から職業内容を考慮する．

次の情報：IADL制限の方向で分析を進めるべき？　➡問診

[問診]
◆PT「今何にお困りですか？」➡患者「長時間運転していると左の腰から足にかけて痛くなる」「床の物をかがんで持つときにも痛い」「たまに左足が床に引っかかるようになった」

着目：身辺動作は大丈夫．長時間の運転と重量物挙上が大変．左足の引っかかり．

思考：身辺動作は大丈夫そうなので，長時間運転困難，重量物挙上動作困難，左の引っかかりについて分析を進める．

次の情報：運転座位姿勢・重量物挙上動作・歩行を確認する．　➡動作観察

[動作観察]
　運転座位姿勢と重量物挙上・歩行動作を観察した．
　運転の座位姿勢は骨盤後傾位となり腰椎・胸椎が屈曲位となっていた．また，左の肘かけに荷重させ左座圧（左坐骨へ優位に荷重）であった．次に床からの重量物挙上動作では股関節は屈曲が乏しく，腰椎主体の屈曲動作となっていた．また，股関節を屈曲するように動作の指示を行うが困難であった．歩行はわずかに左足の背屈が不足するため，股関節を右側より大きく屈曲し遊脚している．

着目：運転座位姿勢における骨盤後傾・腰椎屈曲位・左座圧．床からの重量物挙上動作における股関節屈曲運動不足．歩行時のつまずき．

思考：運転座位姿勢や床からの重量物挙上動作は指示による修正が困難であったため股関節の屈曲・胸腰部の伸展ROM制限，腸腰筋の筋力低下が考えられる．左の肘かけにもたれ左座圧となり，腰椎の側屈がさらなる神経の圧迫に関与している可能性がある．歩行では，足関節の背屈制限，前脛骨筋の筋力低下が考えられる

Clinical Rule：指示動作の再現が困難なら動作方略より機能構造障害の可能性が強くなる．骨盤後傾は腰椎屈曲を招く．座位における左右の荷重位置（座圧）は立ち直り反応として腰椎の側屈を招く．左座圧は腰椎右側屈．

次のアクション：ここまでの問題構造の仮説を整理する．

問題構造の仮説を構成するための統合と解釈

ここまでの思考結果を統合し，仮説的問題構造を以下のようにまとめる（図3）．

「職場復帰困難」なのは「長時間運転座位姿勢，床からの重量物挙上動作，実用歩行困難」であるからで，それは「疼痛，ROM制限，筋力低下」によるものであると推測される．疼痛と筋力低下は腰椎椎間板ヘルニアの神経障害によるもので，ROM制限は習慣化された姿勢動作の結果によるものと思われる．また，骨盤後傾位が腰椎椎間板ヘルニアの症状を悪化させることを患者自身が知らないことも現在の姿勢を定着させていると考える．

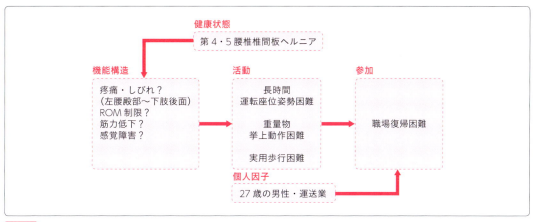

図3　本症例の問題構造の仮説

仮説を証明するために必要な検査・測定

仮説的問題構造を基に実施すべき検査と測定の項目を選択する（図4）．

健康状態の第4・5腰椎椎間板ヘルニアの正確な神経障害の部位の確認は医師による診断が中心となる．しかし理学療法士も活動制限との関係や症状の経過を評価するために，筋力テストや感覚

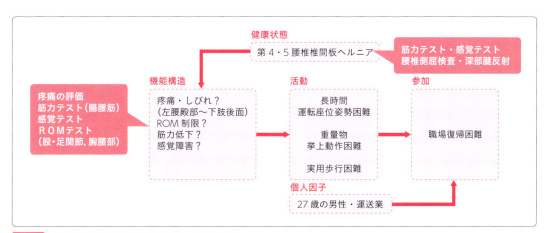

図4　仮説と仮説証明のための検査・測定項目

テスト，深部腱反射，腰椎の側屈テストで神経圧迫の部位や程度を推測するべきである．つまり，各髄節支配の筋および皮膚領域で特定領域に異常が検出でき，それ以外の領域で正常であれば障害髄節を特定できる．また，腰椎の側屈テストで神経根の外側あるいは内側の突出なのかを推測できる．

次に「長時間運転座位姿勢，床からの重量物挙上動作，実用歩行を困難にしている原因」を明らかにするための検査として，動作観察の結果を踏まえて，股関節の屈曲・胸腰部伸展・足関節背屈のROMテスト，筋力テスト，疼痛評価，深部腱反射の検査を選択する．

Reference 腰椎椎間板ヘルニアの基礎知識

腰椎椎間板ヘルニアはMRI上で腫瘤の水平面上の位置に分類があり[1,2]，これにより障害髄節や馬尾神経障害の有無などが推察しやすくなる．（図5，6）また，ヘルニア腫瘤の突出・脱出の形態によっても分類が存在し，神経圧迫の程度を予測できる（図7）[3]．

神経根の圧迫では，ヘルニア腫瘤の位置により腰椎の側屈における圧迫動態が異なる．神経根の外側に存在すれば，障害側への側屈で圧迫が増し対側への側屈では軽減する．神経根内側にある場合はその逆となる（図8）[4]．

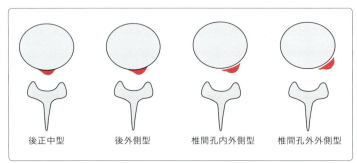

図5 MRIによる腰椎椎間板ヘルニアのタイプ分類
（文献1より引用）

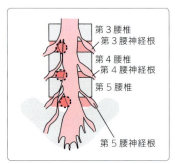

図6 腰椎椎間板ヘルニアの高位と神経根の位置関係
（文献2より引用）

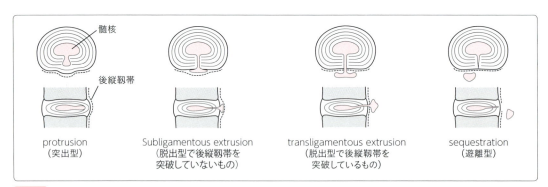

図7 ヘルニアの形態による分類
（文献3より引用改変）

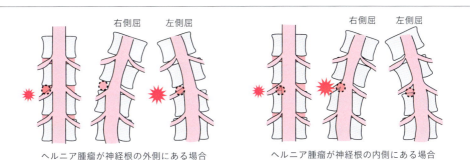

図8 ヘルニア腫瘤の位置による腰椎側屈時の圧迫動態の違い
(文献4より引用)

CBL2 仮設証明のために実施した検査・測定データから問題構造を分析し，解決策を提案する

情　報	理学療法士の思考
疼痛・しびれの評価 ◆ PT「痛みはありますか？」➡ 患者「長い時間運転するか，床から物をかがんで持つとき（5/10），右に身体を倒すと左の腰殿部が痛いです（3/10）．それ以外では大丈夫です」	**着目**：腰椎の屈曲・右側屈で増悪する疼痛． **思考**：左神経根の内側に位置するヘルニア腫瘤による痛みであろう． **次の情報**：障害髄節を明確にしておくべきである．➡感覚テスト
感覚テスト（右／左） ◆ 内果〜足部内側（正常／正常） ◆ 足背部〜母趾背側（正常／鈍麻） ◆ 外果〜小趾（正常／正常）	**着目**：足背部〜母趾背側のL5領域の感覚鈍麻，それ以外は正常． **思考**：L5領域の障害． **Clinical Rule**：感覚障害の有無は左右差で判断． **次の情報**：深部腱反射はどうだろうか？➡深部腱反射
深部腱反射（右／左） ※低下：±，正常：＋ ◆ 膝蓋腱反射（＋/＋） ◆ アキレス腱反射（＋/＋）	**着目**：L3・4支配である大腿四頭筋の膝蓋腱反射は正常，L5・S1・S2支配である下腿三頭筋のアキレス腱反射も正常． **思考**：L5支配筋の障害． **Clinical Rule**：深部腱反射は左右差で比較．膝蓋腱反射で低下ならL4，アキレス腱反射で低下ならS1，両方正常ならL5を示唆． **次の情報**：筋力はどうだろうか？➡筋力テスト

筋力テスト （右/左）	※MMT

- 股関節屈曲 （5/5）
- 膝関節伸展
- 足関節背屈 （5/3）
- 足趾伸展
- 足関節底屈 （5/5）

着目：腸腰筋は正常．歩行時にみられる足のつまずきに関連するL4・L5・S1支配である左前脛骨筋・長趾伸筋に筋力低下．L5・S1・S2支配筋である下腿三頭筋の筋力は正常．

思考：感覚・深部腱反射・筋力テストからL5障害と判断．腸腰筋は正常なので，股関節の屈曲不足はROM制限が原因であろう．

Clinical Rule：障害髄節は支配髄節が重なるため，複数の筋力テストで判断．

次の情報：ROMはどうか？ ➡ROMテスト

ROMテスト （右/左）	※単位＝度

- 股関節屈曲 （90/90）
- 胸腰部伸展 （20）
- 足関節背屈 （20/20）

着目：股関節屈曲のROM制限．胸腰部伸展のROM制限．足関節背屈は問題なし．

思考：股関節屈曲不足は大殿筋と腹直筋の短縮．足関節背屈のROMに問題はないため，歩行時のつまずきは前脛骨筋の筋力の問題．

Clinical Rule：参考可動範囲と正常可動範囲は異なるため，左右差で判断．

次のアクション：ここまでの問題構造を整理する．

問題構造を整理するための統合と解釈

ここまでの結果を統合し，次の順番に問題構造を整理する．

1. 長時間の運転座位姿勢と床からの重量物挙上動作で疼痛が生じる原因は？
2. 歩行時に左足がつまずく原因は？
3. 本症例の問題構造の全体像は？

1 長時間の運転座位姿勢と床からの重量物挙上動作で疼痛が生じる原因は？

結論 長時間の運転座位姿勢で疼痛が生じるのは，股関節の屈曲・胸腰部の伸展ROM制限による腰椎後弯の助長が髄核の後方化を招き，左座圧による腰椎の右側屈位がヘルニア腫瘤による神経圧迫を起こしているからである（図9）．

根拠 姿勢・動作観察で上記の様子が観察された．

思考 腰椎椎間板ヘルニアの神経症状が増悪する姿勢・動作と髄核の後方化が助長される姿勢・動作が一致するため，そう判断した．

2 歩行時に左足がつまずく原因は？

結論 腰椎椎間板ヘルニアの神経症状による前脛骨筋の筋力低下により，足部の床とのクリアラン

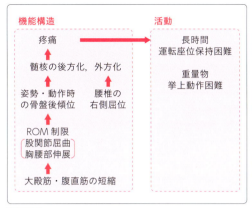

図9 長時間の運転座位姿勢と床からの重量物挙上動作で疼痛が生じる原因

図10 歩行時に左足が躓く原因

スが不足しているためである（図10）．

根拠 L5領域の感覚障害が生じている．アキレス腱反射の低下．前脛骨筋の筋力低下．

思考 歩行観察と検査データは一致してL5髄節レベルの障害を示している．したがって，運動麻痺によるものと推論できる．

3 本症例の問題構造の全体像は？

上記の1，2を統合して以下のように全体像を整理する（図11）．

本症例が職場復帰困難なのは，業務中に強いられる運転中の座位保持困難や重量物の床からの挙上動作や移動の際の実用的な歩行が困難だからである．歩行は左足のつまずきが時々生じ，これはヘルニアによる第5腰髄神経の圧迫が運動麻痺を起しているからである．長時間の運転座位保持と床からの重量物挙上動作が困難なのは疼痛によるものである．この疼痛は，姿勢・動作の中で骨盤

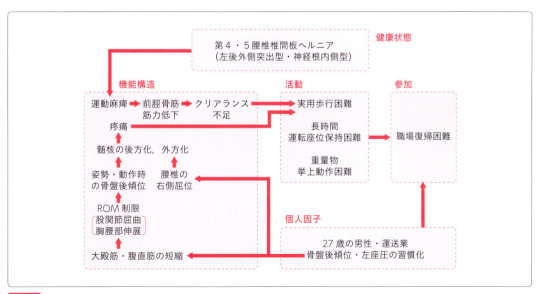

図11 長時間の運転座位姿勢・床からの重量物挙上動作・実用歩行を困難とする原因

が後傾，腰椎が右側屈位をとることで髄核が後方・外方化し神経根を圧迫することで生じる．骨盤後傾の姿勢は股関節屈曲・胸腰部伸展 ROM 制限に由来する．これは大殿筋と腹直筋の短縮によるものである．この短縮と腰椎の右側屈位は習慣化された姿勢・動作が原因となっている．

本症例の問題解決策の提案

ICF 概念地図で主要な問題点を解決する理学療法の介入プランを，以下のように意思決定した（図 12，表 1）．

ROM 制限に対しては，筋の短縮によるものなので伸張運動を選択した．

習慣化された骨盤後傾・左座圧姿勢に対しては症状を増悪させることを患者に伝え，運転席における殿部の位置を深くすることや背もたれの角度・荷重位置などを含め普段の座位姿勢の指導を行う．また，重量物挙上動作についても同様に腰椎の屈曲は制限し，股関節の屈曲を行うように指導する．

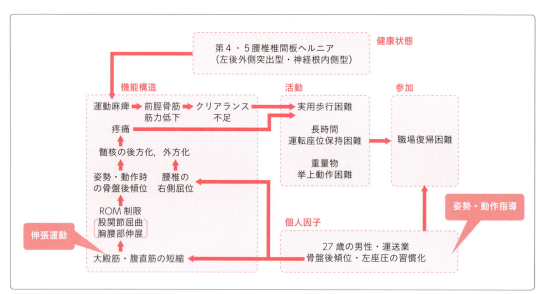

図 12　問題構造に対する解決策

表 1　本症例に対する理学療法の介入プラン

目的	方法	注意点・禁忌
ROM 拡大	大殿筋・腹直筋の伸張運動	大殿筋の伸張時に腰椎の後弯代償が入らないように注意
姿勢・動作の改善	姿勢・動作指導	患者の間違った認識があればそれを正す

発展的学び｜アクティブ・ラーニング課題

本症例の初期情報と追加情報を用いて以下の設問にトライしましょう．

検査・評価
1. 本症例の感覚テストを行う場合，どの部位の検査を行いますか？
2. 本症例の深部腱反射を検査する場合，どこの反射を検査しますか？
3. 本症例の筋力テストを行う場合，どの筋に対して行いますか？
4. 本症例のROMテストを実際に学生同士で行ってみましょう．

運動療法
5. 大殿筋と腹直筋をストレッチする方法を考え，実際に学生同士で行ってみましょう．
6. 実際に重量物挙上動作や座位姿勢で骨盤が後傾位となる患者を想定し，学生同士で姿勢・動作指導を行ってみましょう．

物理療法
7. ROM運動後に痛みを訴えました．どのような物理療法を提供すべきでしょうか？

ADL
8. 本症例の運転座位姿勢を改善させるために環境整備をする場合，どのような方法がありますか？

義肢装具
9. 本症例の前脛骨筋の筋力がMMT2以下だった場合，どのような装具が適応となるか考えましょう．

● 文献

1) 林 典雄ほか：椎間板性下肢痛に対する運動療法．関節機能解剖学に基づく整形外科運動療法ナビゲーション 上肢・体幹，改訂第2版，整形外科リハビリテーション学会編，メジカルビュー社，東京，276，2014
2) 内田淳正ほか：腰椎椎間板ヘルニア．標準整形外科学，第11版，内田淳正監，医学書院，東京，525，2011
3) Love JG：Protruded intervertebral disks：with a note regarding hypertrophy of ligament flava. JAMA 113：2029-2035，1939
4) 鈴木貞興ほか：脊柱の病態運動学と理学療法Ⅱ―腰椎椎間板ヘルニアの病態運動学と理学療法．理学療法 25：821-830，2008

（笹川健吾・石井　愛）

骨関節障害理学療法

7 脊髄損傷

■ 予習のためのエッセンス

◆ 脊髄損傷は，脳と末梢器官を連絡する脊髄に損傷が生じ，損傷髄節以下に運動麻痺や感覚障害，自律神経障害などが起こります．脊髄損傷の原因として，外傷，炎症，変性，腫瘍などが挙げられます．

◆ 損傷高位により麻痺のタイプが異なります．頸髄損傷では四肢麻痺，胸腰髄損傷では対麻痺となります．また，高齢者では下肢よりも上肢の麻痺が重度な中心性脊髄損傷が多いのが特徴です．

◆ 脊髄損傷に対する理学療法では，残存機能を向上させ，代償動作を獲得することが重要です．筋力トレーニングやROM運動を代償動作の練習と併せて積極的に行う必要があります．

◆ また，二次障害の予防が重要となり，呼吸障害や褥瘡の発生を含めた廃用症候群の予防を行いながら，損傷髄節以下の領域に二次障害が起こらないよう注意が必要です．一般的には呼吸理学療法，良肢位保持，他動でのROM運動を中心に行います[1]．

◆ 理学療法で重要なことは，残存髄節から予測される自立可能な動作を可能な限り獲得させることです．したがって，ADLを自立させるために残存機能は健常人以上に向上させ，不足する機能の代償として環境整備や福祉用具を積極的に導入する必要があります[2]．

症例 頸髄損傷後，移乗動作の獲得を目指す48歳の男性．

CBL1 初期段階での情報から問題の仮説を立て，仮説証明のための検査項目を決める

情報

【処方箋】
診断名：頸髄損傷．48歳の男性，会社員．
　交通事故によるC7損傷完全四肢麻痺（C8節以下麻痺）．リハビリテーション目的にて当院入院．本日より理学療法を開始してください．

理学療法士の思考

着目：頸髄損傷．48歳の男性，会社員．
思考：頸髄損傷の典型的な問題構造を想起しICF概念図で表現する（図1）．

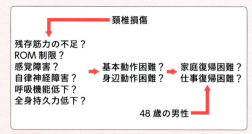

図1　仮説的問題構造

Clinical Rule：頸髄損傷による機能障害は残存筋力の不足・ROM制限・自律神経障害・呼吸機能低下・全身持久力低下．

| 観察・問診 |

意識レベルは問題ない．手指の運動は尺側の伸展は可能だが母指は不可．肩甲帯，肩，肘，手関節の運動は問題ない．下肢の運動は不可．感覚も感じ取れない．

ベッドアップ70°でめまいの訴えあり．数分でめまいは落ち着く．

疼痛は頭部を含め認められない．

次の情報：これから行う理学療法の仮説立案，リスク管理のために残存機能のスクリーニングと合併症の有無を確認する．
➡観察・問診

着目：残存機能，合併症．
思考：母指の伸展が行えないことからZancolli分類でC7Aと考えるが，精査が必要．上肢の関節運動は行えるが，筋萎縮の可能性あり．特に下肢はROM制限も生じている可能性がある．ベッドアップでのめまいは自律神経障害の起立性低血圧であり，今後の評価・治療のリスクとなると考えた．
Clinical Rule：残存機能の概要を知るためのスクリーニングを行う．脊髄損傷の代表的な自律神経障害は起立性低血圧，膀胱直腸障害，体温調節障害，異所性骨化がある．
次の情報：筋力・ROM・感覚・筋緊張・深部腱反射は後に評価する．まずは，現病歴から経過を確認する．➡現病歴

| 現病歴 |

某年7月5日，交通事故により受傷．A病院に入院．8月5日に脊柱管拡大術および後方固定術施行．安静固定期を脱し，10月5日に早期の社会復帰を目的に当院へ転院．

本日（10月6日：術後3ヵ月経過）より理学療法開始．

着目：術後3ヵ月．安静固定期が終了．
思考：術部の問題はないと考える．術後3ヵ月での転院を考えると廃用症候群が進んでいると思われ，それに伴う基本動作・身辺動作の制限を確認する必要がある．本症例においては「まず介助なしで家庭に復帰すること」が必要と考えられ，そのために必要な身辺動作とこれに関係する基本動作を中心に問題構造の修正を行う．
次の情報：身辺動作・基本動作制限の方向で問診を進めるべき？ ➡問診

| 問診 |

◆ PT「今何にお困りですか？」➡患者「手や脚を自由に動かせない」「動こうにも車椅子にも移れない」
◆ PT「車椅子に移るとき，どんなことが大

着目：身辺動作より基本動作の制限が大きい．
思考：寝返りから移乗までの動作を中心に分析を進める．
次の情報：座位保持，移乗（特にプッシュアップ）がどの程度行えるのかを確認する．

変ですか？」➡患者「寝返りをして身体を起こすまでは何とかできるが，座った姿勢を保つことが難しい．そこから車椅子に移ろうにも身体が持ち上がらない」「家はアパートの3階で住宅改修工事もできないし不安だ」

➡動作観察

動作観察

端座位保持の観察

両手の手掌でベッドを押さえるように支えるが，肘関節が屈曲位となる．体幹のコントロールが不十分で前方に転倒しそうになる．肘関節を伸展位に保つように介助を加えると保持は可能だが，体幹の不安定性は残る．

長座位保持の観察

端座位と同様，肘関節屈曲位で体幹コントロールが不十分．股関節の屈曲角度が不十分で後方へ転倒しそうになる．この際，頭部を前方へ移動させるような代償動作は観察できるが制御しきれていない．

移乗動作の観察（端座位～車椅子）

座位保持の困難さに加え，プッシュアップが不十分でベッドから殿部が離れない．両手の前方挙上もごく短時間の保持となり車椅子のアームレストまでリーチ動作が行えずそのまま前方へ転倒しそうになる．

着目：静的・動的の座位バランスが不十分．プッシュアップが困難．

思考：座位バランスの低下は体幹・下肢の筋力低下，感覚障害が原因と思われる．上肢の支持を用いても姿勢が安定しない（肘関節屈曲位）ことから残存している上肢の筋群にも筋力低下があると考える．また，両上肢挙上での姿勢調整もうまく行えていないことから，頭部伸筋群を含めた代償的なバランス能力も不足していると思われる．また，長座位での股関節屈曲の不足は大殿筋やハムストリングの筋短縮によるROM制限や筋緊張の亢進と考える．移乗時のプッシュアップが困難なのは主に広背筋と上腕三頭筋の筋力低下であろう．

Clinical Rule：座位バランスのkey muscleはC5・C6上位型は僧帽筋，C6下位型は僧帽筋・三角筋・広背筋・上腕二頭筋・長橈側手根伸筋，C7上位・下位型は前鋸筋・大胸筋・広背筋・上腕三頭筋である．プッシュアップのkey muscleについてはReferenceを参照のこと． Reference p.68

次のアクション：ここまでの問題構造の仮説を整理する．

問題構造の仮説を構成するための統合と解釈

ここまでの思考結果を統合し，仮説的問題構造を以下のようにまとめる（図2）．

「復職困難」なのは「介助なしでの家庭復帰が困難」だからで，これは「座位保持が困難なことに由来する移乗動作困難と身辺動作困難」が原因である．これらの活動レベルの問題は「①上肢の残存筋力の低下，②股関節伸筋群の短縮，③下肢の筋緊張亢進，④表在・深部感覚障害，⑤麻痺に

よる体幹・下肢の筋力低下，そして⑥静的・動的バランス能力の低下」であると推測される．これらの機能障害は①と②は安静固定期間に生じた廃用症候群，③〜⑤は頸髄損傷による直接的影響，⑥は①〜④の機能障害がもたらす結果と思われる．

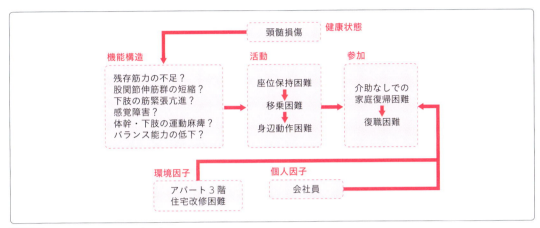

図2 本症例の問題構造の仮説

仮説を証明するために必要な検査・測定

仮説的問題構造を基に現時点で実施すべき検査と測定の項目を選択する（図3）．

健康状態における麻痺の程度は医師による診断が必要であろう．しかし理学療法士もZancolli分類やFrankel分類に沿って検査することでその程度を判断できる．

次に活動レベルにおける「座位保持を困難にしている原因」を明らかにするための検査としては，動作観察の結果を踏まえて，上肢の筋力テスト，股関節のROMテスト，上・下肢の筋緊張テスト，

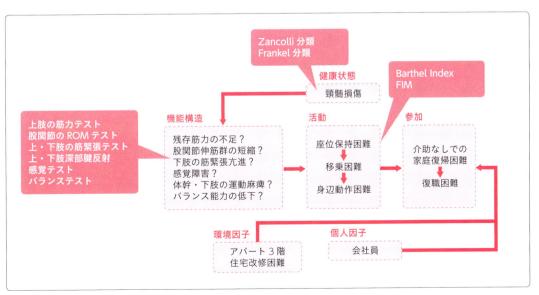

図3 仮説と仮説証明のための検査・測定項目

上・下肢の深部腱反射，表在・深部感覚テスト，静的バランステストを選択する．
「移乗を困難にしている原因」に対する検査は，座位保持困難に対する検査と同様であるが，静的バランステストに変えて動的バランステストを選択する．
身辺動作困難の原因は移乗困難と座位保持困難と考えているため，各身辺動作に関する評価は行わないが，入院時の Barthel Index や FIM は確認すべきであろう．

> **Reference** プッシュアップの key muscle
>
> 座位でのプッシュアップに働く主要な筋を以下に示す．
> ①頸部筋群，②僧帽筋，③前鋸筋，④大胸筋，⑤広背筋，⑥肩回旋筋腱板，⑦三角筋，⑧上腕三頭筋などが挙げられる．各筋は協調し合い作用することで，頭部・肩甲骨を体幹に固定し，腰部挙上に貢献する．

CBL2 仮説証明のために実施した検査・測定データから問題構造を分析し，現時点での解決策を提案する

情報

座位バランステスト ※ ISMG
◆ Trace（不可：1）ごく短時間座位はとれるが，安定した座位を維持できない．

筋力テスト ※ MMT（Rt/Lt）
◆ 肩関節内転筋群（4/4），◆ 肩関節伸展筋群（4/4），肘関節屈曲筋群（4/4）◆ 肘関節伸展筋群（4/4），◆ 前腕回内筋群（4/4），◆ 前腕回外筋群（4/4），◆ 手関節掌屈筋群（2/2），◆ 手関節背屈筋群（4/4），◆ 手関節橈屈筋群（4/4），◆ 手関節尺屈筋群（4/4），◆ 手指伸筋群（2/2 ＊環指，小指は左右ともに完全に可能だが母指と示指は不可能），◆ 手指屈曲筋群・体幹・下肢は 0/0，その他は 5/5

理学療法士の思考

着目：安定した座位を維持できない．
思考：座位保持困難の原因を仮説に基づき詳しく検査する必要がある．
次の情報：筋力はどうだろうか？
➡ 筋力テスト

着目：Zancolli 分類で C7A まで使用可能だが全体的に筋力低下を認める．
思考：座位保持，移乗時のプッシュアップに必要となる主要な筋（大胸筋，広背筋，上腕三頭筋）に弱化が認められたことで仮説が証明された．筋力低下の原因は頸髄損傷による直接的な影響はもちろん，安静固定期間の長さを考慮すると廃用症候群によるものも含まれると考えてよいだろう．
次の情報：股関節の ROM はどうだろうか？
➡ ROM テスト

ROMテスト　　※他動，単位＝度（Rt/Lt）

- 股関節屈曲（110/110），◆股関節伸展（−20/−15），◆股関節外転（35/35），◆股関節内転（10/10），◆股関節外旋（40/40），◆股関節内旋（35/35），◆SLR（70/70）
- 最終域で強い軟部組織性のエンドフィールを感じる．

- 膝関節伸展（−10/−10）
- 最終域で強い軟部組織性のエンドフィールを感じる．

筋緊張テスト　　※Ashworth scale（Rt/Lt）
- 上肢（2/2），◆下肢（3/3）

深部腱反射　　※（Rt/Lt）
- 僧帽筋（+/+），◆大胸筋（++/++），◆上腕二頭筋（++/++），◆上腕三頭筋（+/+），
- 大腿四頭筋（+++/+++），◆下腿三頭筋（+++/+++）

感覚テスト
- 表在・深部ともにC7領域までは正常．
- C8〜T4領域まで重度鈍麻．
- T5領域以下は脱失．

着目①：SLRが70°
思考①：股関節屈曲角度は110°で端座位および長座位の制限因子はならないが，SLR70°は長座位における後方への転倒因子になり得る．したがってSLRが制限されている原因を検査する必要がある．
次の情報：膝関節伸展のROMを検査する．

着目②：膝関節伸展制限．
思考②：エンドフィールから膝関節伸展制限はハムストリングの筋緊張亢進と思われ，SLRの制限はこの筋緊張亢進によるものと考えられる．各関節のエンドフィールも同様に考える．
次の情報：ROM制限の原因と考えられる筋緊張を深部腱反射と併せて検査する．
➡筋緊張テスト・深部腱反射

着目：筋緊張の亢進を認める．
思考：検査結果から下肢のROM制限は筋緊張亢進によるものと判断する．
次の情報：感覚はどうだろうか？
➡感覚テスト

着目：T5領域以下の脱失．
思考：座位を行う場合，殿部で感じる圧覚や股関節，体幹の関節の深部感覚は姿勢制御に重要な役割を果たす．この感覚が脱失していればバランス能力は低下するであろう．
次のアクション：ここまでの問題構造を整理する．

問題構造を整理するための統合と解釈

ここまでの結果を統合し，次の順番に現時点での問題構造を整理する．

1. 身辺動作が困難な原因は？
2. 移乗動作・座位保持が困難な原因は？
3. 本症例の問題構造の全体像は？

1 身辺動作が困難な原因は？

結論 身辺動作が困難なのは，移乗動作が困難だからで，移乗動作が困難なのは座位保持が困難だからである（図4）．

根拠 車椅子への移乗動作が自立しなければ身辺動作が行えない．

思考 参加レベルの目標である「介助なしでの家庭復帰」のためには車椅子を用いての身辺動作の自立は必須であるため，そう判断した．

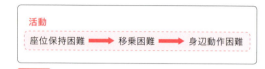

図4 身辺動作が困難な原因

2 移乗動作・座位保持が困難な原因は？

結論 移乗動作が行えないのは同じ活動レベルの座位保持が行えないことと，機能構造レベルでの動的バランス能力が低下しているからである．座位保持が困難なのは静的バランス能力が低下しているからである（図5）．

根拠 静的，動的どちらのバランス能力も体幹・下肢の運動麻痺，大胸筋・広背筋・上腕三頭筋の筋力低下，SLR制限の原因でもあるハムストリングの筋緊張亢進，表在・深部感覚障害が挙げられる．これらの機能障害のうち，筋力低下は頸髄損傷の直接的影響のほかに安静固定期間に生じた廃用症候群からの影響もある．

思考 バランス能力は単一の機能障害で成り立つことが少ないため，機能構造レベルの中でバランス能力とその他の障害との関係性を明確にする必要がある．

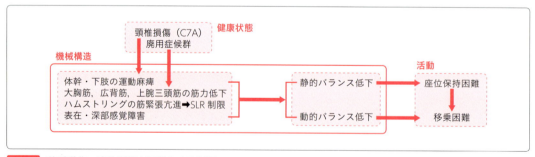

図5 移乗動作・座位保持を困難とする要因

3 本症例の問題構造の全体像は？

上記の1, 2を統合して以下のように全体像を整理する（図6）．

本症例が復職困難なのは，介助なしでの家庭復帰が困難だからである．この原因は身辺動作が移

学療法を開始してください．前院では一般的な再建術後のプロトコルに沿って理学療法を行っていました．疼痛自制内であれば全荷重許可．なお再断裂には十分注意してください．

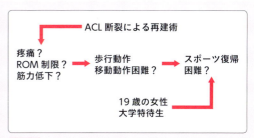

図1 仮説的問題構造

Clinical Rule：再建術後の機能障害は，疼痛・ROM制限・筋力低下，時に荷重制限などがある．

次の情報：これから行う理学療法のリスク管理のために術式の確認を行う．他院からの紹介状や担当医へ確認をする．手術が他院で行われ，理学療法を中心とした入院もあり，前院の術前・術後の情報の確認は必要である．

➡カルテ情報・手術所見

着目：術式・再腱靱帯の状態（図2）．

思考：手術時の再建靱帯の緊張度や固定性も良好である．再建靱帯の強度が低下する時期になってくるので，評価や治療の過程に，しっかりと運動を引き出すことと，再断裂の注意も必要となる．

Clinical Rule：靱帯再建術に対する理学療法では術式と術後の期間に応じて制限と運動のバランスを考慮する．

次の情報：次に患側下肢の機能障害や運動障害を確認する．➡観察・問診

カルテ情報・手術所見

◆ 再建後の膝関節の動きは良好．
◆ 再建靱帯の緊張度も良好．
◆ 再建靱帯の固定性も良好．
◆ 半月板や内側靱帯などの損傷なし．
◆ 採取部の状態も良好．

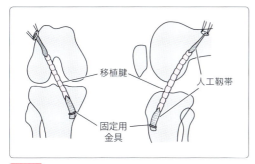

図2 再建靱帯の模式図
（手術所見：前野整形外科 前野晋一先生よりご提供）

観察・問診

　術側膝関節に若干の腫脹あり．疼痛は自制内．術創部周囲の皮膚色に軽度発赤を認める．理学療法や歩行終了後の患側膝関節に皮膚温の軽度上昇を認める．膝蓋骨軽度の外側偏位

着目：疼痛，皮膚の状態，自動運動，歩行能力．

思考：術後2週間経過で疼痛・腫脹・皮膚温から軽度の炎症の残存を認めるが，経過は良好であると考えた．

　関節運動の左右差・歩行能力からROM制

を認める．下肢の自動運動を指示すると，足関節や股関節の運動に大きな左右差なし．膝関節の屈曲，伸展運動に左右差を認める．

膝関節運動時に痛みは若干あるが自制内．許可されている ROM の最終域で突っ張るような痛みがある．術創部周囲には違和感と疼痛がある．

歩行は独歩が許可されている．院内独歩レベルであるが，違和感や痛みがある場合には片松葉にて歩行している．

スポーツへの復帰時期と元の競技レベルへの回復に対して不安を訴える．

限・疼痛・筋力低下の可能性ありと考えた．

競技スポーツレベルへの復帰に対して不安ありと考えた．

Clinical Rule：ACL 再建術後の注意➡再建靱帯の強度は阻血性壊死により，2〜4週間程度で急激に低下する．

次の情報：膝の ROM・筋力・疼痛の確認は後の機能検査でまとめて測定する．まずは，現病歴から経過を確認する．　➡現病歴

現病歴

某年12月20日に試合中，ジャンプシュート時に他の選手と接触しバランスを崩して着地し受傷．POP 音とともに膝崩れを起こし，直後より膝に激痛，後に腫脹を伴い起立不能となる．救急搬送にて某整形外科病院を受診し ACL 損傷と診断，12月25日に再建術（STG 法；再建靱帯は半腱様筋と薄筋腱にて作製）．翌日より理学療法を開始し，10日後に抜糸．順調に経過しており，本日1月7日，自宅に近い当院を紹介される．入院期間はおよそ1週間で，以降は外来での治療となる．本日より当院での理学療法を開始．

着目：術後2週経過．バスケットボール競技レベルでの受傷．

思考：現状より，ICF の「参加制約」から問題構造を分析していく．

現病歴から，患肢は ROM や荷重動作に制限が必要な時期と考える．本症例は競技スポーツでの受傷であり，復帰の必要性があると考える．問題構造の修正を行う．「歩行動作困難？→スポーツ活動参加困難？」

次の情報：競技スポーツ復帰目標で分析を進めるべき？　特に現行までの理学療法を確認する．　➡問診

問診

◆PT「今何にお困りですか？」➡患者「本当にバスケットができるようになるのですか」「リハビリテーションの後，膝が痛くなったり腫れたりしている．前の病院では練習の後，冷やしていた」「まだ，膝も曲がっていないし，体重をかけて歩くのが怖い」

◆PT「前の病院ではどのような練習をしていましたか？」➡患者「膝を曲げる練習や松葉杖で歩く練習や足の力をつける練習などをしていました．練習が終わったらアイシング

着目：復帰までの時間が長期にわたるため不安がある．膝関節の痛みや腫れもある．前院ではプロトコルに沿った理学療法が行われていた．

思考：理学療法は順調に進んでいるが，スポーツ特待生であり復帰までの期間に対する不安も出てきている．

次の情報：歩行動作・スクワット動作の下肢機能を確認する．　➡動作観察

をしていました」
- その他に得た情報：大学の寮暮らし，スポーツ特待生として入学．プロバスケットボール選手を目指している．

[動作観察]

歩行動作

院内では独歩，外出時は片松葉杖使用中．
ゆっくりと歩く場合には，ほぼ全荷重であり独歩も可能である．普通の速度で歩く場合にも，独歩で可能であるが健側への荷重量が増加する．最大努力での歩行は不安感も強くなり，健側への荷重量がさらに増加する．

◆ 歩行速度：10 m 歩行：5.4 秒，通常歩行 1.00 m/秒，最大努力 1.85 m/秒（＊通常歩行 1.41±0.18m/秒，最大努力 2.47±0.25m/秒）[2]．

スクワット動作

ハーフスクワットでの重心は健側に軽度偏位している．

着目：歩行やスクワットなどの荷重動作において健側優位での動作がみられる．

思考：患側の疼痛・筋力低下・ROM低下・固有感覚低下さらには不安感（心理的要因）などが歩行動作やスクワット動作を健側依存にしていると思われる．

Clinical Rule：障害後の歩行動作➡痛みを持った状態での歩行練習（運動学習）ともなりうる．

関節固有感覚➡使用頻度の減少により健側にも低下がみられる可能性がある．

次のアクション：ここまでの問題構造の仮説を整理する．

問題構造の仮説を構成するための統合と解釈

ここまでの思考結果を統合し，仮説的問題構造を以下のようにまとめる（**図3**）．

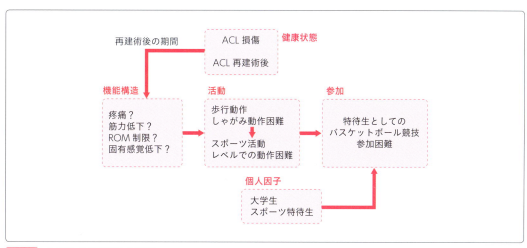

図3 本症例の問題構造の仮説

8 膝前十字靱帯損傷

「特待生としてのバスケットボール競技参加が困難」なのは「スポーツ活動レベルでの動作困難」だからで，それは「歩行動作やしゃがみ込み動作が困難」なためである．その原因は，術側下肢の機能障害である．術側下肢の機能障害は「術後の制限を必要とする期間であり，膝関節の ROM 制限，疼痛，筋力低下そして固有感覚障害」によるものであると推測される．これらの機能障害は，手術による侵襲で生じたものと，再建靱帯の保護のための動作制限によると思われる．

仮説を証明するために必要な検査・測定

仮説的問題構造を基に実施すべき検査と測定の項目を選択する（図4）．

健康状態における再建靱帯の状態の確認は医師による診断が必要である．歩行動作やしゃがみ動作を困難としている要因は再建靱帯の強度と手術侵襲による機能構造の問題である．

その機能構造の問題を明らかにするための検査としては，疼痛テスト，周径測定，下肢の ROM テスト（含む膝蓋骨の可動性），筋力テスト，そして感覚テストなどの評価を選択する．

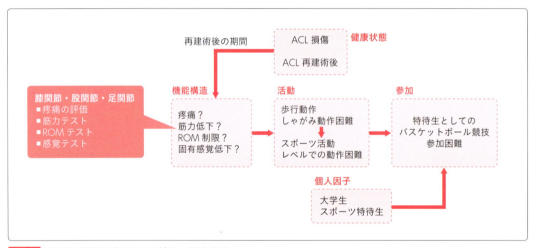

図4 仮説と仮説証明のための検査・測定項目

Reference 再建術後の最近の治療方針

ACL 再建術において以前は装具による ROM 制限や荷重量の制限を推奨していたが，近年の研究により，術後早期からの荷重練習や装具非装着での経時的治療効果に有意差がないことが報告されている．そのため加速的リハビリテーションや早期荷重練習などが勧められている[1]．

CBL2 仮説証明のために実施した検査・測定データから問題構造を分析し，解決策を提案する

情　報

疼痛の評価

◆PT「痛みはありますか？」➡患者「じっとしてれば痛くありません．練習の後や歩いた後に痛くなることがあります（VAS 36 mm）．それと膝を曲げる運動のときに最後のところで突っ張った感じや傷が引きつった感じがあります（VAS 53 mm）」

ROMテスト

※単位＝度（患側のみ）

		他動	自動
股関節	伸展―屈曲	15～130	5～120
	SLR	70＋P	―
膝関節	伸展―屈曲	0＋P～120＋P'	－5～110
足関節	全方向	full range	―
足指	屈曲―伸展	full range	―

＊P＝最終域で伸張痛あり，P'＝加えて創部の疼痛あり．
＊膝関節のend feelは軟部組織性であった．

アライメント評価

◆X-O脚：正常，Q角：Rt. 20°／Lt. 12°
◆右膝蓋骨高位傾向

理学療法士の思考

着目：練習や歩行後の疼痛と，最終域での伸張痛と創部の疼痛．

思考：術後2週であるため動作終了後や運動後に腫脹や疼痛が出ている．膝関節にROM制限がありそうで，その原因は疼痛と軟部組織の短縮と創部の癒着も考えられる．

次の情報：ROMを測定すべきである．創部の癒着の程度も確認が必要である．

➡ ROMテスト・アライメント評価・膝蓋骨の可動性評価

着目：膝関節は可動最終域で伸張痛と創部痛．他動ROMと自動ROMに差がある．股関節にSLRの制限がある．膝蓋骨アライメントの異常，可動性低下（図5）．

思考：膝関節の制限は医学的な可動制限の範囲であり必然性があるものと考える．他動ROMと自動ROMの差があること，またend feelが軟部組織性であったことからも，軟部組織の伸張性の低下や短縮が考えられる．

　股関節にSLRの制限が認められる．この制限は疼痛も認められることからハムストリングを再建靱帯に使用したためと考える．

　また，膝蓋骨高位のアライメントと可動性の低下は膝関節ROMの低下につながり，スムーズな動作を阻害する．

　スポーツ復帰に向けROMと膝蓋骨の可動性を増加させることは必須であると考える．

Clinical Rule：参考可動範囲と正常可動範囲は異なる．ACL再建術後では術後に治療上ROM制限を設けることに注意．また左右差や復帰レベルなどで練習の可否を判断する．

次の情報：筋力はどうだろうか？

➡ 筋力テスト・HHD計測

2 全荷重歩行が困難な原因は？

結論 再建術後2週間のための腫脹や疼痛が残存していることと，膝関節周囲の筋力低下や心理的な不安によるものである（図7）．

根拠 問診・疼痛の評価（VAS）・筋力テスト・術後の経過などの結果より判断した．

思考 歩行動作の観察や速度を変化させたときの健側優位の歩容は，膝関節周囲筋の筋力低下と術後の経過時間がまだ2週であることに由来すると推論できる．

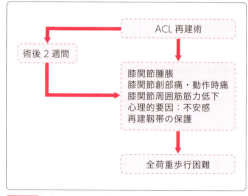

図7　全荷重歩行が困難な原因

3 膝関節の筋力が低下している原因は？

結論 術側の筋力低下は廃用性と手術の侵襲によるものである（図8）．さらに健側についても弱化を考える．

根拠 テストの結果より筋力は低下している．周径の左右差も認められる．術前の活動量は競技レベルで行っていた．

思考 筋力テストの結果より低下は明らかである．extension lagや周径差などのデータも根拠となる．さらに，術前の活動量を考慮すると健側にも低下が認められると考えるべきである．

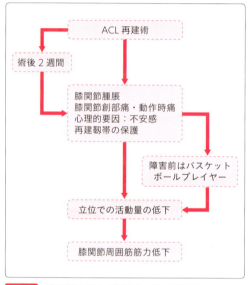

図8　膝関節の筋力が低下している原因

4 本症例の問題構造の全体像は？

上記の1～3を統合して以下のように全体像を整理する（図9）．

本症例がスポーツ特待生としての役割を遂行できないのは，再建術後の医学的制限期間のために引き起こされた廃用性のものである．特に筋力低下やROM低下が機能構造上に認められる原因と考える．その結果，活動レベルにおいて下肢を使用する動作で困難が生じ，スポーツへの参加ができない状態となっている．

再建靱帯は一度強度が低下し，血管の新生や組織の置換により徐々に修復され十分な強度を獲得する．現在は再建術後2週経過したところであるため，再建靱帯の強度はスポーツには不十分である．

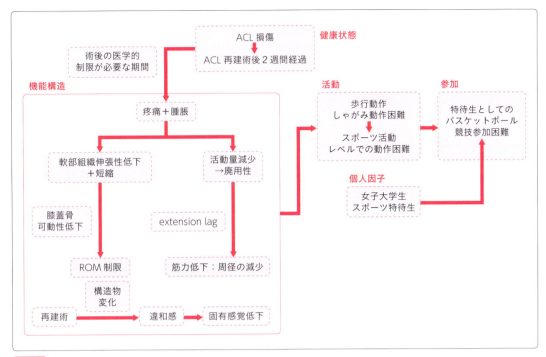

図9 本症例の問題構造の全体像

　しかし，スポーツへの復帰が目的となる本症例には，健側の十分なトレーニングと患側の筋力やROMやバランス運動などを経過に応じて進めていく必要がある．
　さらに靱帯損傷による再建術後の再断裂のリスクは高く，その予防のためのトレーニングも必要である．患者にはこれからのスケジュールを十分に説明し，焦らないようにトレーニングの効果や身体機能のフィードバックを十分行うことがこの時期には大切である．

本症例の問題解決策の提案

　ICF概念地図で主要な問題点を解決する理学療法の介入プランを，以下のように意思決定した（図10，表1）．
　患側膝関節を中心にトレーニングを行い患側下肢以外は機能低下予防に努めることで，動作獲得とスポーツ復帰の準備を目指し，外来へのスムーズな移行を目指す．しかし，トレーニングにおいて4ヵ月前後の再建靱帯の脆弱化には十分注意することを告げる．
　ROM制限に対しては，その原因は関節周囲組織の短縮であり，現状時点では制限も必要であるため膝蓋骨のモビライゼーションと理学療法士による伸張運動，さらに自主練習を選択した．
　筋力増強運動では再建靱帯に過度のストレスがかからないようダブルチューブとCKCを選択した．また，筋持久力向上運動でも，過度のストレスがかからないようエルゴメータを選択した．
　競技スポーツ復帰を視野に入れており，早期より再発予防の運動学習は必要であると考え，マット上での協調性トレーニングを追加した．
　トレーニング中や終了時にはアイシングを行い疼痛や腫脹を予防する．

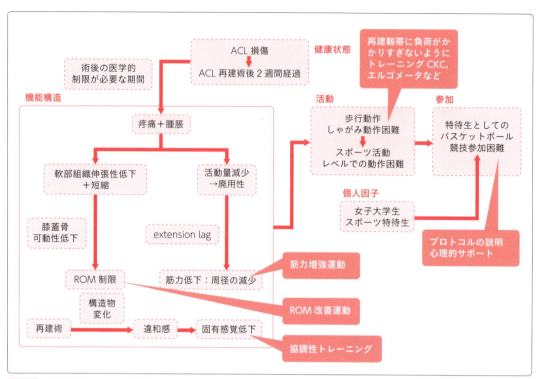

図10 問題構造に対する解決策

表1 本症例に対する理学療法の介入プラン

目的	方法	注意点・禁忌
筋力の増強	筋力増強運動．ACLの負担を減少させるようにダブルチューブで行う	①再建靱帯の再断裂に注意 ②大腿四頭筋強化時には脛骨の前方へのストレスに注意
筋持久力の向上	エルゴメータ	①再建靱帯の再断裂に注意 ②制限以上の膝関節屈曲
ROMの拡大	膝蓋骨のモビライゼーション，膝関節の伸展–屈曲（0〜130°）	①再建靱帯の再断裂に注意 ②経過に合わせてROMを拡大
協調性トレーニング（再発予防）	不安定なマットでの協調性トレーニングやスクワット	再建靱帯の再断裂に注意
患肢以外の機能低下予防	コンディショニング，トレーニング	
患部のクールダウン	アイシング．練習終了時，練習中に適時	凍傷
心理的サポート	プロトコルの説明・経過の提示	他の患者と比較しすぎない

> **Reference** **PEP Program**
>
> PEP program（Prevent injury and Enhance Performance Program）は，ACL初回損傷だけでなく，再建術後の再受傷も予防できることが示されている[3]．

発展的学び　アクティブ・ラーニング課題

本症例の初期情報と追加情報を用いて以下の設問にトライしましょう．

基本事項
1. ACL損傷を放置するとどのような二次的損傷が考えられますか？
2. ACL損傷を引き起こしやすい下肢のポジションにはどのようなものがありますか？

検査・評価
3. 本症例の周径測定を行う場合，どの部位の検査を行いますか？　その理由も考えてみましょう．
4. 本症例の膝蓋骨の可動性を確認する方法を考え，実際に学生同士で確認してみましょう．

運動療法
5. 本症例に大腿四頭筋の筋力増強運動を行う場合，どのような方法があるでしょうか？　その理由も考えましょう．
6. 本症例の筋持久力向上練習を行う場合，どのような方法で行うべきしょうか？　その理由も考えましょう．
7. 本症例の膝関節の伸展運動を引き出したい場合，関節包内運動はどの方向に作用するでしょうか？

物理療法
8. ROM運動の後に痛みを訴えました．どのような物理療法を提供すべきでしょうか？

スポーツ特性
9. 本症例のスポーツ復帰の条件を考えてください．
10. 本症例の場合，再発予防のトレーニングにはどのようなものがあるでしょうか？

義肢装具
11. 本症例が用いるべき一般的な装具を考えましょう．

● 文献

1) ガイドライン特別委員会 理学療法診療ガイドライン部会：理学療法診療ガイドライン第1版，日本理学療法士協会，2011．http://jspt.japanpt.or.jp/guideline/1st/（2018年6月18日閲覧）
2) Hislop HJ ほか：第9章 機能テスト．新・徒手筋力検査法，原著第9版，津山直一ほか訳，協同医書出版社，東京，372，2014
3) Gilchrist J, et al：A randomized controlled trial to prevent noncontact anterior cruciate ligament injury in female collegiate soccer players. Am J Sports Med 36：1476-1483, 2008

（宇都宮雅博）

骨関節障害理学療法

9 下腿切断

■ 予習のためのエッセンス

◆ 切断は，病的な部分を切除し創傷治癒を得て，健常な部分を生理的な状態に保って残存させるための手段です．現代の日本では，糖尿病，閉塞性動脈硬化症などの循環障害が原因となることが多く，下肢切断の割合が高いことが知られています．糖尿病が原因で切断に至るのは，感覚が麻痺し傷があっても気づかず，潰瘍や壊死を起こすと菌が全身に回り，敗血症で生命を落とす可能性があるからです．

◆ 医師から処方を受けた理学療法士は，対象患者の身体状態や社会的背景を問診したり検査したりして，まずはこれから行っていく理学療法の方向性を決定します．そして治療へと進みます．

◆ 切断術後は，創治癒後に練習用義足で荷重開始し，断端成熟後に保険を利用して訓練用仮義足を処方され，調整後に本義足が処方される早期義肢装着法が一般的です．

◆ 糖尿病性切断の場合，①断端の荷重時痛，②幻肢痛，③感覚障害による断端下肢の筋出力低下，④健側下肢の筋力低下などが起こります．これらの機能障害により義足を装着した歩行に制限をきたします．理学療法としては，全身状態を確認しながら，循環障害への物理療法，徒手療法を行い，義肢装具士と連携し，早期に義肢装着に適した断端を獲得します．そして段階的に義足を使った運動療法，義足歩行練習などを行います．

症例 重度糖尿病による下腿切断後，理学療法介入に難渋する38歳の男性．

CBL1　生化学検査の情報から優先される身体機能評価の項目を選定していく

情報

処方箋
診断名：左下腿切断．38歳の男性，無職，重度糖尿病．
　自宅復帰を目標に義足選定から装着訓練の実施をお願いします．術創部の潰瘍形成などに十分注意してください．

理学療法士の思考

着目：左下腿切断．38歳の男性，無職，重度糖尿病．

思考：下腿切断の典型的な問題構造を想起しICF概念図で表現する（**図1**）．

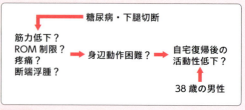

図1 仮説的問題構造

Clinical Rule：下腿切断後に起こる機能障

害は，筋力低下・ROM制限・疼痛・断端浮腫．
次の情報：これから行う理学療法のリスク管理のために術創部の状態と，糖尿病のコントロール状態と糖尿病合併症の情報を確認したい． ➡血液データ

血液データ

入院時血液データを確認する．

HbA1c 9.9（4.6〜6.2），総蛋白6.2（6.5〜8.2），Alb 2.8（3.7〜5.5），Cr 1.14（0.65〜1.09），CRP 0.05（0〜0.3）．

＊（ ）内は正常値．

着目：血糖コントロール，栄養状態，腎機能，炎症所見などの状態．
思考：血糖コントロール不良，栄養状態不良であった．腎機能は安定し，炎症所見はみられなかった．
Clinical Rule：血液データから，血糖コントロール不良による再切断や合併症悪化，栄養状態不良による創治癒遅延の危険性を確認する．
次の情報：血糖コントロールのための使用薬物などを確認する． ➡使用薬剤情報

使用薬剤情報

メトホルミン（経口血糖降下薬）．作用：インスリン抵抗性を改善させ，血糖値を下げる．

エパルレスタット（アルドース還元阻害薬）．作用：経口血糖降下薬を用いてもHbA1cが高値な場合に用いられる．糖尿病性神経障害の抑制．

着目：血糖コントロールの薬剤の種類，量．
思考：服薬時間から薬剤の効果時間を考え，理学療法実施時間を調整し，運動中の低血糖を予防する．
Clinical Rule：低血糖症状を理解し，理学療法前・中・後で症状の有無を確認する．
次の情報：断端部の状態を確認する．
➡視診・触診

視診・触診

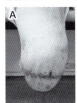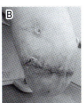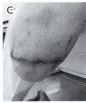

図2 断端画像
A：正面，B：内側面，C：外側面．

着目：創部と断端の状態（**図2〜5**）．
思考：創部治癒の遅延，断端周径が減少傾向．皮膚は乾燥している．創部治癒，皮膚保湿など断端の管理方法を行う．義足製作開始が可能かどうかの判断をする．
Clinical Rule：断端の視診，触診，断端周径の測定を行い，断端の創部が治癒形状変化が安定したら，医師，義肢装具士と連携して，義足製作を開始する．
次の情報：現病歴から経過を把握する．
➡現病歴

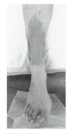
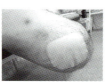

図3 健側下肢　図4 創部の湿潤療法

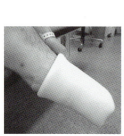
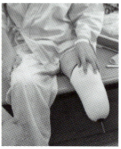

図5 シリコンライナーによる断端管理

[現病歴]

　6年前に糖尿病を指摘され治療を開始した．4年前に自己判断し治療を中断する．某年X−30日（手術日をX日とする），靴擦れが化膿したため，他院を受診し内服・軟膏管理を行っていた．X−12日より発熱を認め当院受診．蜂窩織炎・左踵糖尿病性胼胝性潰瘍・皮下膿瘍と診断され入院．感染徴候・感覚鈍麻が強く改善が認められないため，X日に切断術を施行．翌日より理学療法開始．X＋6日より平行棒内立位保持練習実施．血圧低下や耳鳴りなどの症状がみられ，積極的な抗重力位での活動が困難であった．X＋43日に義足を作製し歩行練習開始．入院後の食事（糖尿病コントロール食 1,800kcal/日）に関しても朝・昼の摂取量が減少している．

[問診]

　PT「リハビリテーションに何か希望はありますか」➡患者「現在は無職だが，仕事に就きたい」「趣味の野球観戦に行きたい」「そ

着目：術後の経過．

思考：血圧低下や耳鳴りなどの症状みられ積極的な抗重力位での活動が困難であった．糖尿病コントロールは重要であり，血圧コントロール下での日中離床時間を延長すべきである．

Clinical Rule：糖尿病による自律神経障害，切断による静脈還流障害が生じ，血圧コントロール不良．理学療法内容を血圧に応じて，臥位から座位での活動に介入などの工夫をする．

次の情報：本人の今後の希望を知るため，医療面接を行う．➡問診

着目：歩行と階段昇降のへの希望．

思考：歩行，階段動作能力の向上は切断原因である糖尿病コントロールにも有効である．歩行動作，階段昇降の効率性，持久性に向け

のために歩けるようになりたい，階段を上れるようになりたい」

[動作観察]
歩行

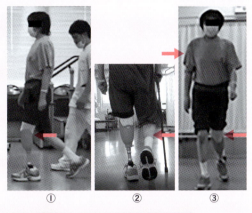
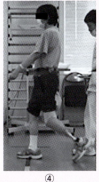
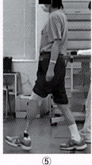

図6 義足歩行

①左 IC〜LR での膝関節屈曲．
②左 LR〜Mts での外側ラテラルスラスト．
③左 Mts〜Tst での膝関節外反，体幹左側屈．
④左 Tst〜Isw で股関節伸展不足．
⑤右 Tst〜Psw での前足部支持低下．

た理学療法が必要である．
Clinical Rule：糖尿病患者にとって歩行能力は移動手段としても，糖尿病コントロールとしても重要．
次の情報：歩行の状況を確認するために動作を観察する．　→動作観察

着目：歩行の状況（図6）．
思考：歩行①〜⑤では，断端部の疼痛や表在・位置覚低下により筋出力が低下していることが考えられ，④では，右下肢の問題として足底表在感覚低下，足趾運動感覚低下，足関節背屈 ROM 制限，下腿三頭筋筋力低下が考えられた．左股関節伸展・膝関節伸展の筋力低下により歩行左 IC〜LR にかけて膝関節屈曲が生じている可能性がある．

　また，義足の問題としては，①ソケットの前傾角度が大きすぎる，足部が背屈位にセットされている，ソケットの位置が足部に対して前すぎることでの膝折れ，②足部の位置がソケットに対して外側すぎる（インセットしすぎている），ソケットが外転している（義足が外倒れしている），ソケット左右径が大きいことで，ソケット内壁の上縁が膝の内側に当たる，③義足が短い，ソケット左右径が大きい，ソケットの適合不良で，体幹左側屈が起きている可能性がある．
次の情報：階段昇降の状況を確認するために動作を観察する．

階段昇降

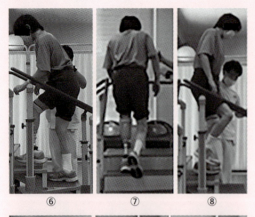
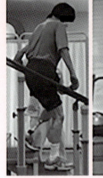
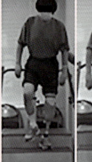
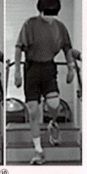

図7 階段昇降

⑥昇段：左足趾が蹴り込みにぶつかる．
⑦昇段：義足昇段時に体幹左側屈，前傾位．
⑧降段：体幹・骨盤ともに左回旋し，体幹が前方に崩れる．
⑨降段：義足支持が乏しく膝折れが生じ，素早く右下肢を接地する．
⑩階段：常時，体幹前屈位で視線は前下方．

着目：階段昇降の状況（図7）．
思考：階段⑥〜⑩の原因も，歩行①〜⑤と同様に断端部の疼痛や表在・位置覚低下により筋出力が低下していることと考えられる．感覚障害に対して，常時視覚的フィードバックにて段差と義足を確認し実施している．
次のアクション：ここまでの問題構造の仮説を整理する．

問題構造の仮説を構成するための統合と解釈

　ここまでの思考結果を統合し，仮説的問題構造を以下のようにまとめる（図8）．
　重度糖尿病により運動障害などの身体機能の低下が生じているが，就職や野球観戦など具体的な目標を持っている．しかし，歩行や階段昇降などの活動制限が職業復帰や野球観戦を困難としている．歩行や階段昇降困難の原因としては，患肢の筋力低下やROM制限，疼痛あるいは断端浮腫などが考えられる．また健側の機能低下も動作制限の原因となっている可能性がある．
　一方，糖尿病の病態に関する認識と現時点での血糖コントロール状態の把握が不十分なために運

動量や種類などの調整ができていない．これによって社会参加への不安がある状態で理学療法を行っている．理学療法介入によって変化する血糖コントロールを含めた身体機能面の把握が重要であると考えられる．

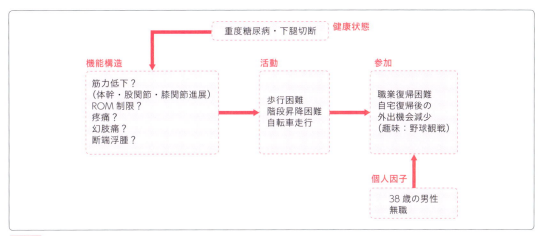

図8 本症例の問題構造の仮設

仮説を証明するために必要な検査・測定

　仮説的問題構造を基に実施すべき検査と測定項目を選択する（図9）．

　歩行困難や階段昇降困難の原因を明確にするためには，筋力，ROM，疼痛および感覚などの機能検査が必要である．

　さらに確認しておかなければいけないことは，バイタルサインを含め血液検査データと身体機能の変化，これに本人自身における日常生活における疲労や生活活動種目との自覚的変化を把握させることである．特に血糖コントロールができているときとそうでないときの筋力の違いや歩行能力の違いなどを評価し，把握させることで運動量や項目の増減を行うようにする．

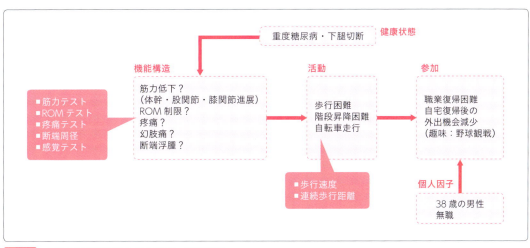

図9 仮説と仮説証明のための検査・測定項目

> **CBL2** 仮説証明のために実施した検査・測定データから問題構造を分析し，解決策を提案する

情報

筋力テスト

HHD による　　　　　　　　　　　　(kgm)

	右	左		右	左
股関節屈曲	10.2	9.3	膝関節屈曲	13.7	8.0
伸展	19.6	19.8	伸展	23.4	24.8
外転	12.5	20.3			
内転	14.5	11.2			

MMT

	右	左		右	左
体幹屈曲		5	膝関節屈曲	5	5
伸展（胸椎）		5	伸展	5	5
伸展（腰椎）		5	股関節外転	5	5
股関節屈曲	4	4	内転	5	5
伸展	5	5	足関節背屈	4	―
足関節内反	4	―	足関節底屈外返し	3	―

理学療法士の思考

着目：HHD では左下肢股関節屈筋，内転筋，膝関節屈筋に筋力低下を認めるが，その他の顕著な左下肢筋力低下を認めない．MMT では右下肢足関節筋力の低下を認めるが，股関節，膝関節周囲筋ともに顕著な左右差を認めない．

思考：跛行の原因として左下肢股関節，膝関節伸展筋力の低下の可能性は低い．筋力検査では測定できない筋出力の問題か？　右下肢の足関節周囲筋による問題か？

Clinical Rule：HHD や MMT で検査できるのはあくまで等張性収縮の筋出力である．これらに顕著な問題がない場合，遠心性収縮での筋出力の問題や他の問題を疑う必要がある．

次の情報：ROM による影響を考える．

→ ROM テスト

ROM テスト　　　　　　　　　※単位＝度

	右	左		右	左
股関節屈曲	110	110	膝関節屈曲	160	150
伸展	10	10	伸展	0	0
外転	35	45	足関節背屈	―	―
内転	15	15	膝屈曲位	10	―
外旋	45	45	膝伸展位	−5	―
内旋	5	5	体幹回旋	50	50

着目：股関節，膝関節に著明な ROM 制限，左右差はない．右足関節背屈 ROM の制限がある．

思考：跛行の原因として，右足関節背屈の ROM 制限が考えられる．例えば右立脚中期〜後期に右足関節背屈が不足しており，立脚中期で最高となった重心が急激に落下し，左 IC を迎える．衝撃の強い左 IC は膝折れを誘発してしまうなど．

Clinical Rule：下腿切断者の切断側膝関節は屈曲拘縮を生じやすい．

次の情報：疼痛による影響を考える．

→ 疼痛テスト

疼痛テスト
- PT「現在痛みのある部位や動作はありますか？」➡患者「歩行や階段の上り下りで痛みというよりも膝裏の圧迫感があります」

着目：荷重時の断端痛，膝後面部の圧迫感が出現している．
思考：歩行中ソケット後壁による断端膝窩部への圧迫が生じていると考えられる．
Clinical Rule：幻肢痛は切断患者の疼痛原因の一部である．ソケットの適合などを評価するため，動作前後の疼痛変化を評価することは重要である．
次の情報：幻肢痛による影響を確認する．
➡幻肢痛

幻肢痛
- 患者「切断前の原寸大より短く，足部が背屈してふくらはぎ部分まで陥入しているような感じ．就寝時に内果から母趾部分にかけて痛みのような違和感を感じる．術後すぐはあったが，ライナー装着を始めて減ってきた」

着目：ライナー装着で軽減．
思考：ライナー装着や断端へのマッサージにより幻肢痛が減ると考えられる．
Clinical Rule：切断者に起きる幻肢痛は下肢よりも上肢に起きやすい．また夜間に出現しやすく，不眠の原因となりやすい．
次の情報：断端長による影響を確認する．
➡断端長

断端長
- 断端長 15 cm：膝蓋腱部から断端先端までの距離．
- 機能的断端長 13 cm：断端末を近位方向に圧迫して骨端部分までの距離．

着目：断端長 15 cm．
思考：断端長 15 cm は中断端となり，膝関節機能が残存されやすい．
Clinical Rule：断端長は義足のパーツと膝関節機能の残存に関与する．また義足のアライメント決定に必要な要素である．
次の情報：断端の周径変化によりソケットの適合不良が生じていないかを確認する．
➡断端周径

断端周径
義足ソケット膝蓋腱部から 5 cm ずつ遠位に計測し，ソケット内径との比較を行う．
- 膝蓋腱部：30 cm
- 5 cm 下：28 cm
- 10 cm 下：25 cm

＊断端周径は減少傾向にある．

着目：断端周径は全体的に減少している．
思考：断端周径の減少により，ソケット内での断端の動揺が激しくなり，疼痛が出現していると考えられる．
Clinical Rule：糖尿病性下腿切断者は入院中の血糖コントロールにより体重が減少し，断端周径の減少が生じやすい．

感覚テスト

表在感覚（胸骨部を10）

◆右：足底5，足背4，足首6，膝前面8，膝後面7

＊右足部では触覚はあるが触られている部位が不明瞭である．

◆左：断端末8，前面8，後面7，右面8，左面8

運動覚

◆右：1/5，母趾，5/5 膝関節

◆左：5/5 膝関節

位置覚（膝関節で実施）

◆右：4/5，左：0/5

次の情報：感覚障害による影響を考える．

➡感覚テスト

着目：右下肢の末梢感覚障害，左下肢の位置覚障害が顕著である．

思考：跛行の原因は，MMT などで測定できる筋力低下だけでなく感覚障害による筋出力低下の可能性がある．

Clinical Rule：糖尿病性感覚障害は手袋・靴下型と称され，末梢ほど障害が強い．

次の情報：歩行効率を評価する．

➡歩行テスト

歩行テスト

6分間歩行

◆歩行距離：345 m，分速：57.5m/分

最大連続歩行距離

◆625 m，所要時間：15分，分速：41.7 m/分

＊膝蓋腱と膝窩部に違和感出現

【TUGT】　　　　　　　　　　　　　　＊独歩

	時間（秒）	歩数
左回り	10.07	15
右周り	10.58	14

【10 m歩行】　　　　　　　　　　　　＊独歩

	時間（秒）	歩数
独歩	7.8	15

着目：6分間歩行と比較して最大連続歩行では明らかな歩行効率の低下がみられる．

思考：短距離歩行では比較的良好な歩行効率を示しているが，最大連続歩行となると前述してきた問題点の影響からか，歩行効率の低下がみられ通院や外出に支障が生じる．

Clinical Rule：最大連続歩行距離を経時的に計測し，間欠性跛行の状態を把握する（Fontaine 分類Ⅱa，Ⅱb）．

次のアクション：ここまでの問題構造を整理する．

問題構造を整理するための統合と解釈

ここまでの結果を統合し，次の順番に問題構造を整理する．

1. 職業復帰困難，自宅復帰後の外出困難の原因は？
2. 歩行困難の原因は？
3. 階段昇降困難の原因は？
4. 本症例の問題構造の全体像は？

1 職業復帰困難，自宅復帰後の外出困難の原因は？

結論 職業復帰困難，自宅復帰後の外出機会減少が考えられるのは，歩行や階段昇降の安定性や効率性が低下しているからである（図10）．

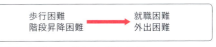

図10 就職および外出困難な原因

根拠 動作観察より上記の動作が観察された．

思考 現在は無職だが，仕事に就くためには少なくとも歩行や階段昇降は必須の動作であろう．また野球観戦などの外出においても同様である．したがって，本症例が望む生活に復帰するために，理学療法により歩行および階段昇降を安全にまた効率的に行えるようにすべきである．

2 歩行困難の原因は？

結論 ①左膝関節屈曲の原因は，荷重時の断端痛，左大殿筋の筋出力低下，左大腿四頭筋の筋出力低下，ソケット後壁部での圧痛回避，左膝関節の位置覚低下，断端部の表在感覚低下である．義足の原因は，ソケットの前傾角度が大きく，またソケットの位置が足部に対して前すぎる．

②左外側ラテラルスラストの原因は，荷重時の断端痛，左中殿筋の筋出力低下，左膝関節の位置覚低下，断端部の表在感覚低下である．

義足の原因は，足部の位置がソケットに対して外側すぎる（インセットしすぎている），ソケット左右径が大きい（適合不良）．

③左膝関節外反，体幹左側屈の原因も，荷重時の断端痛，左中殿筋の筋出力低下，左膝関節の位置覚低下，断端部の表在感覚低下である．

義足の原因は，ソケット左右径が大きい（適合不良）．

④左股関節伸展不足の原因は，荷重時の断端痛，左腸腰筋の筋出力低下，左膝関節の位置覚低下，断端部の表在感覚低下である．

⑤右前足部での支持低下の原因は，右足関節背屈のROM制限，右下腿三頭筋の筋力低下，右足底部の運動・表在感覚低下である．

根拠 検査結果より，疼痛検査から荷重時の断端痛，また問診よりIC時の膝後面部への圧迫感ありとのこと．表在感覚は右足底5/10，左断端8/10．運動覚は右母趾1/5．膝関節位置覚0/5．左下肢筋力はMMT（HHD）で股関節屈曲4（9.3 kg），伸展5（19.8 kg），外転5（20.3 kg），膝関節伸展5（24.8 kg）．右下肢は足関節底屈3．ROMでは左股関節伸展10°，右足関節背屈−5°（膝関節伸展位）．

思考 動作観察と検査結果が一致する．以上を整理すると以下のような概念図を構成することができる（図11）．

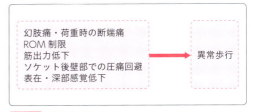

図11 異常歩行の原因

3 階段昇降困難の原因は？

結論 ①昇段で左足趾が蹴込みにぶつかる原因は，左膝関節の位置覚低下，断端部の表在感覚低下である．

②昇段で左昇段時に体幹左側屈・前傾する原因は，荷重時の断端痛，左中殿筋の筋出力低下，

左膝関節の位置覚低下，断端部の表在感覚低下である．

③降段で体幹・骨盤が左回旋し体幹が前方に崩れる原因は，荷重時の断端痛，左中殿筋の筋出力低下，左大腿四頭筋の筋出力低下，左大殿筋の筋出力低下，左膝関節の位置覚低下，断端部の表在感覚低下である．

④降段で義足支持が乏しく膝折れが生じ，素早く右下肢を接地する原因は，荷重時の断端痛，左大腿四頭筋の筋出力低下，左大殿筋の筋出力低下，左膝関節の位置覚低下，断端部の表在感覚低下である．

⑤常に体幹前屈位で視線が前下方の原因は，左膝関節の位置覚低下，断端部の表在感覚低下，右足底部の運動・表在感覚低下である．

根拠　検査結果より，疼痛テストから荷重時の断端痛，また問診よりIC時の膝後面部への圧迫感ありとのこと．表在感覚は右足底5/10，左断端8/10．運動覚は右母趾1/5．膝関節位置覚0/5．左下肢筋力はMMT（HHD）で股関節屈曲4（9.3 kg），伸展5（19.8 kg），外転5（20.3 kg），膝関節伸展5（24.8 kg）．右下肢は足関節底屈3．ROMでは左股関節伸展10°，右足関節背屈−5°（膝関節伸展位）．

思考　動作観察と検査結果が一致する．以上を整理すると以下のような概念図を構成することができる（図12）．

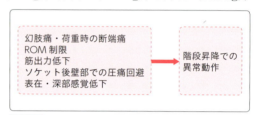

図12　階段昇降における異常動作の原因

4　本症例の問題構造の全体像は？

上記の1～3を統合して以下のように全体像を整理する（図13）．

本症例が職業復帰，自宅復帰後の外出機会増大のためには，歩行や階段昇降の安定性や効率性向上が必須である．

歩行の安定性，効率の低下は，①左IC～LRでの膝関節屈曲，②左LR～Mtsでの外側ラテラルスラスト，③左Mts～Tstでの膝関節外反，体幹左側屈，④左Tst～Iswで股関節伸展不足，⑤右Tst～Pswでの前足部支持低下の問題である．

階段昇降の安定性，効率性の低下は，⑥昇段：左足趾が蹴込みにぶつかる，⑦昇段：義足昇段時

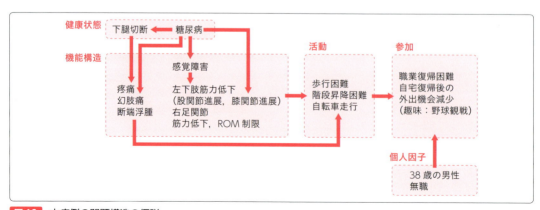

図13　本症例の問題構造の仮説

に体幹左側屈，前傾位，⑧降段：体幹・骨盤ともに左回旋し体幹が前方に崩れる，⑨降段：義足支持が乏しく膝折れが生じ，素早く右下肢を接地する，⑩常時，体幹前屈位で視線は前下方の問題である．

義足下肢の問題は断端部の疼痛や表在・位置覚低下により下肢筋出力が低下すること，健側下肢の問題は足底・足趾の表在・運動感覚低下，足関節背屈 ROM，下腿三頭筋筋力低下が考えられた．

本症例の問題解決策の提案

ICF 概念図で主要な問題点を解決する理学療法の介入プランを，以下のように意思決定した（図14，表1）．

歩行効率を向上することで歩行時の持久性向上に影響し，そのことで活動範囲の拡大，自宅退院後の活動性向上へつながる．また，歩行頻度向上は原疾患である糖尿病コントロールにも好影響を与える．

本症例では著しい体重減少を認め，断端変化が大きかった．断端管理は，義肢装具士と連携し，義足のスタティック・ダイナミックアライメントの調整，ソケット後壁部の調整，断端ソックスの処方を実施した．また自主練習として断端マッサージを指導する．

右下肢について，皮膚の乾燥に対してはフットケアを医師（形成外科，皮膚科）や看護師（フットケア指導士）と連携して行い，理学療法士により ROM 練習や筋力トレーニングを実施する．

左下肢の筋出力向上に対しては，下記のような段階的な義足下肢荷重練習を実施する．

・義足下肢でのヒップアップ　　・チューブを用いての歩行練習　　・階段昇降でのステップ練習
・タンデム歩行練習　　・立位での下肢側方移動練習　　・屋外歩行

また，糖尿病コントロール，循環改善やフットケアが必須であり，医師（内科，形成外科，皮膚科），看護師（皮膚・排尿ケア認定看護師），薬剤師，管理栄養士と連携を図った．

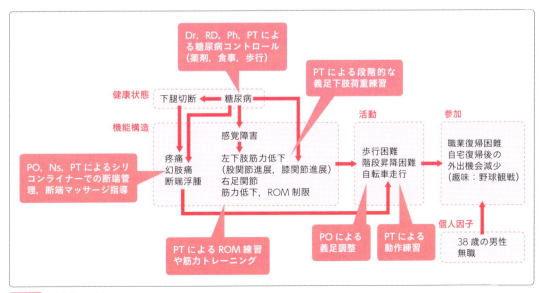

図14　全体像の整理

表1 本症例に対する理学療法の介入プラン

目的	方法	注意点・禁忌
断端管理	断端部マッサージ指導	①創部循環不全　②創傷
切断肢の筋出力向上	段階的な義足下肢荷重練習	①断端痛　②擦過傷
糖尿病コントロール	適正な運動負荷，歩行練習	食後運動時高血糖と低血糖
健側下肢機能向上	ROM練習や筋力トレーニング	①擦過傷　②足部腫脹と潰瘍

　最終的な社会参加に必要な本人の希望として自転車操行がある．しかし，実際の自転車を運転する場面で固定自転車でのペダルをこぐという動作は，運動療法室内で確認はできるが．しかし，実際の道路での操作としては義足側で体重を支える，加速と減速，登坂能力などの身体的な要素に加えて，状況の変化に対応した判断能力などが適正かどうかなども確認しておく必要がある．

発展的学び　アクティブ・ラーニング課題

本症例の初期情報と追加情報を用いて以下の設問にトライしましょう．

検査・評価
1. 重度糖尿病である本症例に対して，どのようなリスクが予測されますか？
2. 切断術施行後，断端の管理はどのように行いますか？
3. 歩行時に左MSt～TStにかけて膝関節外反が出現している点から，ソケットの動的アライメントはどのようになっているでしょうか？

運動療法
4. ROM練習において本症例の切断方法であればどのような制限に対して介入が求められるでしょうか？
5. 義足を使用した場合と使用しない場合の断端下肢筋力増強の方法について考えてください．

ADL
6. 自宅退院に向けて切断側・健側下肢管理はなぜ必要なのでしょうか？

義肢装具
7. 本症例に対する義足ソケットのタイプを考えましょう．
8. 本症例に対する足部の適応を考えましょう．
9. 歩行介助物を考慮するときのポイントは何ですか？

● 参考文献
- 苫野　稔：切断と義肢の基礎知識．15レクチャーシリーズ理学療法テキスト　義肢学，永冨史子編，中山書店，東京，1-10，2011
- 陳　隆明：下腿義足．義肢装具学，第4版，川村次郎ほか編，医学書院，東京，120-134，2009
- 澤村誠志：義足．切断と義肢，医歯薬出版，東京，330-371，2007

（長倉裕二・東山学史）

執筆協力：石田文香，山岡明広，高橋郁美

10 肩関節周囲炎

骨関節障害理学療法

■ 予習のためのエッセンス

◆ 肩関節周囲炎は40〜60歳に多発し，一般的に「五十肩」といわれています．肩関節周囲炎の主症状は，肩関節に起こる疼痛とROM制限です．原因は明らかではありませんが，肩関節を構成する骨，靱帯，筋，腱，関節包に炎症と強い痛みを生じ，ROMの制限が起こります．また，加齢による肩関節の変性や微細な損傷が日常の動きによって起こると考えられています．炎症期→拘縮期→回復期を経て，自然に軽快します．

◆ 医師から処方を受けた理学療法士は，対象者の身体状態や社会的背景を問診し，身体状況を検査することで，まずはこれから行っていく理学療法の方向性を決定します．そして治療へと進みます．本疾患の患者においては，ROM制限や疼痛のためにADL，家事動作などを制限します．症例の症状，時期に応じた適切な物理療法，ROM運動，ADL獲得，家事動作獲得の理学療法の介入が必要です．

症例 肩の痛みでADL，家事動作に支障をきたしている56歳の女性．

CBL1 初期段階での情報から問題の仮説を立て，仮説証明のための検査項目を決める

情報

【処方箋】
診断名：左肩関節周囲炎．56歳の女性，専業主婦．
痛みの軽減とROMの改善を目標に理学療法を開始してください

理学療法士の思考

着目：左肩関節周囲炎．56歳の女性，専業主婦．

思考：肩関節周囲炎の典型的病態と症例の情報から問題構造を想起しICF概念図で表現する（図1）．

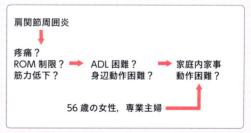

図1 典型的問題構造

Clinical Rule：肩関節周囲炎に起こる機能障害は疼痛，ROM制限．

次の情報：肩関節の状態，骨・関節の位置を

確認する．　→画像情報

着目：上腕骨と肩甲骨の位置関係．骨萎縮．
思考：単純 X 線画像上問題はない．軟部組織の問題と思われる．
Clinical Rule：肩甲骨に対する上腕骨の正常な関節運動が行われているか確認が必要であり，インピンジメントによる疼痛や ROM 制限を考慮する．
肩関節周囲炎では**図 2** のように X 線像を確認する．

画像情報

　骨には萎縮はみられない．骨折や脱臼の所見はない．

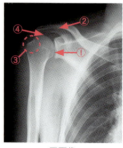 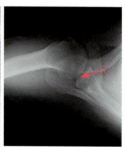

正面像　　　　　　　　軸写像

図 2　X 線をみるポイント
①肩甲上腕関節の関節症性変化．
②肩鎖関節の関節症性変化．
③大結節の変化（骨棘形成や摩耗）．
④肩峰骨頭間距離の狭小化（6 mm 以下）．
（医療法人社団徳清会　三枝整形外科医院　三枝超先生よりご提供）

次の情報：疼痛出現の状況，ROM（自動運動）を確認する．　→観察

観察

　静止時にて，正面から見て肩関節の高さに左右差がみられる（左が高く見える）．
　肩関節の前方挙上を自動運動で行ってもらうと明らかに動きに左右差がみられた．左肩関節の動きが拙劣で，疼痛が出現し顔を歪める表情がみられる．外転に関しても同様の拙劣な動きと疼痛が出現する．

着目：疼痛の出現する肩関節の自動運動による屈曲，外転の角度，拙劣な動きの特徴．
思考：肩関節の高さに左右差がみられることは，筋の緊張に差があるのではないか，また静的アライメント，動的アライメントから肩甲骨の位置関係は左右対称か，左右の動きの拙劣さと不安な表情から疼痛，肩関節 ROM 制限，筋力低下があるのではと考えた．
Clinical Rule：肩関節周囲炎において挙上時の特徴的な動きとして，上肢挙上時に肩甲骨の上方回旋が代償的に大きくなることが挙げられる．肩甲骨が挙上することによって肩

現病歴

3ヵ月前から洗濯物を干すとき，掃除機をかけるとき，髪をまとめるときに肩に痛みが出現していた．痛みは少しずつ減ってきたが肩を上げることが困難であるため外来を受診，理学療法開始となる．

問診

◆PT「今困っていることは何ですか？」➡患者「洗濯物を高いところへ干せない，掃除機をかけるときが痛い」
◆PT「一番痛みを感じる動作は何ですか？」➡患者「髪を束ねるときがズキッとして一番痛いです」
■その他の情報：夫（56歳）と長男（18歳）と同居だが，家事は専業主婦ということで患者が1人で行っている．

動作観察

結髪動作は，髪を束ねるとき両手を頭の後ろに持っていく際に左肩関節の挙上途中に疼痛が出現し，顔を歪める様子がみられるが，一定の位置を過ぎると疼痛が消失し結髪動作が可能となる．その際，左肩甲骨の挙上が著明になり，頭部を左にかしげるような動作もみられた．

洗濯物を干す動作の際，肩関節屈曲90°程

をすくめるような状態になることをシュラッグサイン（shrug sign）という．

次の情報：現病歴から現在までの経過を確認する．　➡現病歴

着目：痛みが出現してから3ヵ月経過．痛みは減弱してきている．

思考：3ヵ月経過して疼痛の減弱がみられるが，ROMの低下がみられるので，炎症期から拘縮期への移行期ではないかと考える．本症例は家事動作や結髪動作に困難をきたしており，身辺動作や専業主婦として家事動作ができていないという推論で進めていく．

次の情報：問診によって痛みの出る動作を具体的に聞けるのではないか？　➡問診

着目：家事動作（洗濯干し，掃除）で疼痛が出現，結髪動作で疼痛が出現する．

思考：身辺動作の結髪動作が一番の疼痛が出現している．どの角度で痛みが出るのか動作を分析してみる．また，洗濯を干す高さや，掃除機をかける姿勢や動作を分析してみる．

Clinical Rule：疼痛の評価では，①どのような動作で，②どこに，③どのような痛みが出現するかを確認する．

次の情報：結髪，洗濯干し，掃除機をかける上肢動作での痛みの出る位置や部位を確認する．　➡動作観察

着目：結髪動作における肩関節挙上，外旋を伴う動作が困難で痛みを伴う．

洗濯物を干す動作においても挙上時に痛みが出現し，動作が困難である．掃除機をかける動作においても繰り返す動作で痛みが出現している．

思考：結髪動作ではある一定範囲の肩関節の挙上，外旋ROMから痛みが出現している．洗濯物を干す動作，掃除機をかける動作にお

度から痛みが出現するため，それ以上高い位置への物干し動作は遂行できない．

掃除機は重さがあり柄の長さが短いものであった．前方に掃除機のヘッドを動かす動作の際に痛みが出現すると同時に肩関節の後方に重い感じを訴えた．どの動作も肩関節屈曲90°以下の動作であれば痛みなく行えるが，それ以上の高さになると痛みが出現し，動作の遂行が困難となる．

いても同様に肩関節挙上を伴う動作で痛みが出現，自動ROMの低下がみられる．肩関節の軟部組織の炎症（肩関節周囲炎）の影響と考える．また，痛みによるROM低下や痛みを回避するような筋の代償運動による上腕肩甲リズムの乱れがみられていると思われる．

Clinical Rule：肩関節挙上時の痛みの出現（有痛弧サイン）がみられ，ROMの制限を起こしている．

次のアクション：ここまでの問題構造の仮説を整理する．

問題構造の仮説を構成するための統合と解釈

ここまでの思考結果を統合し，仮説的問題構造を以下のようにまとめる（**図3**）．

「主婦としての役割遂行困難」は「洗濯物を干す動作」「掃除機をかける動作」が困難なことが起因しており，同時に身辺動作の「結髪動作」においても困難を示している．肩関節の動きを妨げているのは，肩関節の疼痛，ROMの制限，筋力低下，肩甲上腕リズムの破綻によるものと推測される．

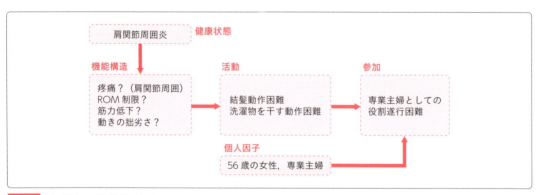

図3 本症例の問題構造の仮説

仮説を証明するために必要な検査・測定

仮説的問題構造を基に実施すべき検査と測定の項目を選択する（**図4**）．

肩関節周囲炎に関しては医師の診断や画像所見より骨，関節の状況を把握する．軟部組織の炎症のみが考えられる場合は，疼痛評価によって出現部位を推測することができる．視診による筋萎縮の部位と併せてみることも必要である．「結髪動作」「洗濯物を干す動作」「掃除機をかける動作」の困難さは肩関節のROMテスト，筋力テスト，静的・動的アライメント評価を行い，その原因を明らかにしていく．

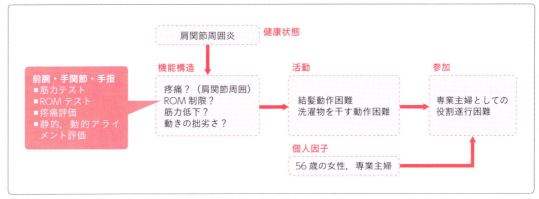

図4 仮説と仮説証明のための検査・測定項目

CBL2 仮説証明のために実施した検査・測定データから問題構造を分析し，解決策を提案する

| 情　報 | 理学療法士の思考 |

疼痛の評価

◆ PT「痛みはありますか？」➡患者「最初より痛みは減っていますが，肩を挙げる途中で痛みが出る場所があります．動かさなくても肩の横からの後ろの方が重い感じです．いつも肩から頸にかけて重だるい感じがしています」

◆ PT「押して痛い場所はありますか？」➡患者「痛みより張ってる感じです」

◆ PT「夜間は痛みがありますか？」➡患者「以前はありましたが，最近は重だるい感じです．痛い肩を下にして寝るのは痛い感じがします」

◆ PT「その場所はどこですか？ 私が少し押してみますので，押して痛い場所を教えてください」➡患者「肩の前と横，後ろに押したら痛いところがあります」（図5 ②③⑧に圧痛を認める）

着目：運動痛あり，夜間痛は減少，安静時痛なし，圧痛あり．

思考：夜間痛は減っているが，運動時の決まった場所での痛み，圧痛は残っている．

　重だるさの訴えが多いのは，筋力の低下と代償している筋の緊張が常に起きているためと予測する．

　圧痛の部位は烏口突起，三角筋部，小円筋部である（図5 ②③⑧）．張っていると訴えがある部位は僧帽筋上部線維で，左右を比較して左側が緊張が高い状況にあることが確認できた．

次の情報：視診による筋萎縮や肩甲骨，鎖骨の位置を確認する．➡視診

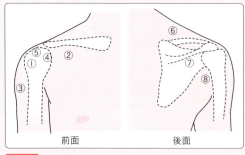

図5 圧痛部位

視診

前方から肩の高さを見ると，左肩が右肩より高い位置にある．後方から見ると左右の肩甲骨の位置異常がみられる（「静的アライメント」で詳細記載）．また，左側の三角筋・棘下筋に若干の萎縮がみられる．

着目：視診よりの肩の位置，肩甲骨の位置に左右差がみられる．左側の三角筋・棘下筋に萎縮がある．

思考：肩の高さは，左肩関節において僧帽筋の筋緊張により左肩関節が引き上げられ高くなっているためと考える．肩甲骨の位置異常に関しても僧帽筋の筋緊張が影響していると考える．また，三角筋・棘下筋の萎縮に関しては痛みが出現し，肩関節の動きや筋活動を妨げていたために起きたと思われる．

次の情報：ROMテストにて客観的な角度を確認する．　➡ROMテスト

ROMテスト　　　　　　　　　　※自動
◆肩関節屈曲（Lt. 120, Rt. 140）外転（Lt. 120, Rt. 140）1st内旋（Lt. 30, Rt. 45）1st外旋（Lt. 30, Rt. 55）2nd内旋（Lt. 40, Rt. 60）2nd外旋（Lt. 70, Rt. 80），◆肘関節屈曲（Lt. 140, Rt. 140），伸展（Lt. 0, Rt. 5）

着目：左肩関節屈曲，外転，内旋，外旋にてROM制限がみられる．

思考：左肩関節内旋，外旋のROM制限については有痛弧が出現するためであると思われる．屈曲，外転については肩甲上腕リズムが乱れているためROMが低下したと思われる．

Clinical Rule：肩関節の自動運動においてどの位置で疼痛が出現するか，肩のどこにどのような疼痛が出現するかを確認し，疼痛を発している組織を推測する．

次の情報：筋力を確認する．　➡筋力テスト

筋力テスト　　　　　　　　　　※MMT
◆三角筋（Lt. 4, Rt. 5）僧帽筋（Lt. 4, Rt. 5）前鋸筋（Lt. 4, Rt. 5）棘上筋（Lt. 4,

着目：左側の肩関節周囲筋の筋力，腱板を構成している筋の筋力が，右側と比較して低下している．

Rt.5）棘下筋（Lt.4，Rt.5）
◆ 肩甲下筋（Lt.4，Rt.5）小円筋（Lt.4，Rt.5）上腕二頭筋（Lt.4，Rt.5）上腕三頭筋（Lt.5，Rt.5）

アライメント評価

静的アライメント

静的アライメントでは脊柱，肩甲骨の位置を把握する（図6）．

左肩甲骨が右に比べ外転，挙上がみられる．

動的アライメント

動的アライメントでは背部より肩関節屈曲，外転時の肩甲上腕リズムに着目し，肩甲骨と上腕骨の位置を確認する．

挙上時においては左肩甲骨の挙上が右肩関節より先に起こる．外転においては左肩甲骨が右に比較して外転挙上方向へ大きく動いている．

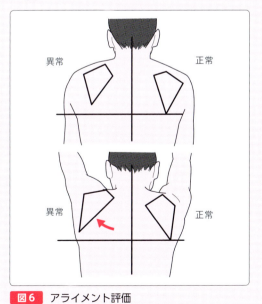

図6 アライメント評価

思考：三角筋，棘上筋，棘下筋，肩甲下筋，小円筋については肩関節ROM制限，疼痛による動きの制限による筋力低下と思われる．僧帽筋，前鋸筋は肩甲骨の安定性低下によるものと思われる．

　上腕二頭筋の筋力低下は，上腕肩甲関節の不安定によるものと思われる．

次の情報：静的・動的アライメントを確認したい．　➡アライメント評価

着目：静的アライメント，動的アライメントにおいて左肩関節（肩甲骨）の位置に左右差がみられる．

思考：肩甲骨の体幹に対する安定性の低下，僧帽筋の筋緊張による肩甲骨の挙上が静的アライメントの左右差に表れていると思われる．

　動的アライメントにおいては，肩甲上腕関節の疼痛による代償運動，腱板機能低下による肩甲上腕リズムの左右差がみられていると思われる．

次のアクション：ここまでの問題構造を整理する．

問題構造を整理するための統合と解釈

ここまでの結果を統合し，次の問題構造を順番に整理する．

1. 結髪動作を困難としている原因は？
2. 左側の手を頭の後ろに持っていくことが困難な原因は？
3. 左肩関節における運動時の痛みの出現原因は？
4. 洗濯物を干す動作を困難にする原因は？
5. 左肩関節を屈曲・外転の位置で保持することが困難な原因は？
6. 本症例の問題構造の全体像は？

1 結髪動作を困難としている原因は？

結論 結髪動作が困難なのは，両手で髪を結ぶために左側上肢を頭の後ろに持っていく際の肩関節の動きが困難なためである（図7）．

根拠 動作観察で結髪動作を観察した際に，肩関節の疼痛とROM制限が観察された．

思考 髪を束ねるときの動作において，両手を頭の後ろに持っていく際に左肩関節の挙上途中に疼痛が出現し，自動運動によるROMが制限されるためである．

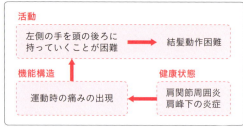

図7 結髪動作困難の原因

2 左側の手を頭の後ろに持っていくことが困難な原因は？

結論 左肩関節の運動時に起こる疼痛と必要な自動ROMが保持できないからである．

根拠 動作観察時に起こる疼痛が出現している（図7）．

思考 左肩関節の運動時に起こる疼痛は疼痛検査での運動時痛や圧痛，動作観察時の有痛弧として確認されている．これは関節軟部組織の炎症によるものと考える．自動ROMの制限は運動時痛，左肩関節のROM（屈曲，外転，内旋，外旋）の低下とアライメント評価からみられる肩甲上腕リズムの乱れによるものと考える．

3 左肩関節における運動時の痛みの出現原因は？

結論 肩関節における関節軟部組織の炎症によるものと，周囲の組織の癒着や筋の短縮による伸張痛が発生していると考える（図7）．

根拠 動作観察時に左肩関節有痛弧がみられた．

思考 肩関節に屈曲・外旋・外転を伴った際，有痛弧として痛みが出現しており，肩峰下の軟部組織の炎症があることを示している．また，その痛みを回避するために僧帽筋の過剰な収縮により肩甲骨の動的アライメントの異常をきたし，筋へのストレスが過剰となり痛みが出現していると考える．

4 洗濯物を干す動作を困難にする原因は？

結論 洗濯物を干す動作の際，左肩関節の痛みが出現し，さらにそれ以上高い位置への物干し動作で肩関節周囲の肩甲上腕リズムの乱れと重だるさが出現する（図8）．

根拠 動作観察時に痛みと重だるさを訴えていた．

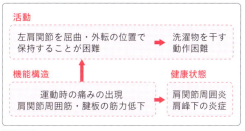

図8 洗濯物を干す動作困難の原因

思考 痛みの出現に関して左肩関節屈曲，外転運動時の痛みとして確認できた．干す際の高さでの保持は，痛みの出現を回避するために肩甲骨の挙上が先に起こる（シュラッグサイン）が認められる．動的アライメント異常により筋へ過剰なストレスが痛みや重だるさを起こしていると考える．

5 左肩関節を屈曲・外転の位置で保持することが困難な原因は？

結論 肩関節に屈曲・外転を伴った際，有痛弧として痛みが出現しており，肩峰下の軟部組織の炎症があることを示している．保持するための肩関節周囲筋の筋力が不足している．

根拠 疼痛評価の左肩関節の屈曲・外転の運動痛の出現，MMTでの左肩関節周囲筋の筋力低下がみられた．

思考 左肩関節の痛みは，有痛弧が出現しており肩峰下の軟部組織の炎症であると考える．左肩関節の屈曲・外転位での保持困難は，上腕骨頭と肩甲骨関節窩の安定化に働く腱板を構成する筋の筋力低下と，肩甲骨周囲筋の筋力低下による動的アライメントの異常も考えられる．

6 本症例の問題構造の全体像は？

上記の1～5を統合して以下のように全体像を整理する（図9）．

本症例がADLの結髪動作ができない原因は，左側の手を頭の後ろに持っていくことが困難で，その原因は左肩関節に運動時の痛みが出現するからである．これは左肩関節における関節軟部組織の炎症によるものと周囲の組織の癒着や筋の短縮による伸張痛が原因である．

また，自動ROM制限は疼痛によるものと肩甲骨のアライメントの異常が原因となっている．

また，専業主婦としての役割を遂行できないのは，家事動作の洗濯物を干す動作が困難だからであり，その原因は運動時の痛みの出現と左肩関節を屈曲・外転の位置で保持することが困難だからである．これは上腕骨頭と肩甲骨関節窩の安定化に働く腱板を構成する筋の筋力低下と肩甲骨周囲筋の筋力低下による動的アライメントの異常が，筋へ過剰なストレスとなり痛みや重だるさを引き起こしているのである．

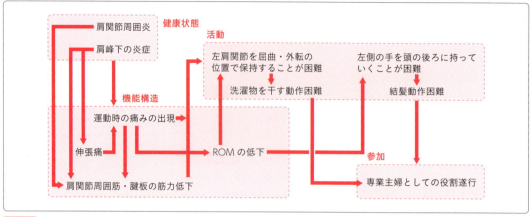

図9 本症例の全体像の整理

本症例の問題解決策の提案

　ICF概念地図で主要な問題点を解決する理学療法の介入プランを提案する（**図10**，**表1**）．
　家事動作については疼痛のない範囲の動作獲得と正しい肩甲上腕リズムの獲得を目指す．運動時の痛みについては関節軟部組織に対して深達性のある温熱療法の選択をする．血流の改善，疼痛の除去に温熱療法を選択する．伸張痛に対しては筋の短縮，軟部組織の短縮が考えられるので他動の伸張運動を行う．ROMについても他動の伸張運動と関節包内運動を行う．自動のROMについても肩甲上腕リズムの再学習を意識して行う．筋力維持・増強運動については腱板運動と肩甲骨周囲筋に対して行う．

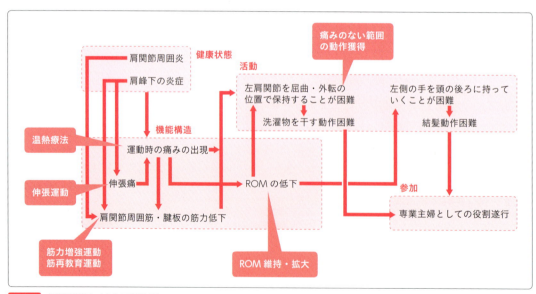

図10 問題構造に対する解決策

表1 本症例に対する理学療法の介入プラン

目的	方法	注意点・禁忌
痛みの軽減	温熱療法（極超短波，ホットパック）	①低熱火傷　②施行時肩関節のポジション
ROM拡大	伸張運動，関節包内運動，自動運動	①伸張は痛みのない範囲で行う②自動運動は痛みのない範囲で行う
肩甲上腕リズムの再獲得，動作獲得	自動運動時の肩甲上腕リズムを伴った動作練習	痛みによる逃避動作を起こさないように行う
筋力増強運動，筋再教育運動	腱板運動，肩関節周囲筋の筋力維持・拡大	①過度な負荷量の設定は行わない ②左右の動きを確認する

発展的学び　アクティブ・ラーニング課題

本症例の初期情報と追加情報を用いて以下の設問にトライしましょう．

検査・評価
1. 本症例の肩甲骨のアライメントをみる指標はどこでしょうか？
2. 本症例の肩関節のROM測定を行ってみましょう．
3. 本症例の肩関節，肩甲帯周囲筋の徒手筋力測定を行ってみましょう．

運動療法
4. 本症例の肩関節ROM運動を行う際，肩甲上腕リズムを踏まえた肩の動きを考えてみましょう．
5. 本症例の腱板運動を行う際，どのような方法があるか考えてみましょう．
6. 本症例の肩甲骨周囲筋の筋力増強運動はどのように行うか考えてみましょう．

物理療法
7. 本症例に温熱療法を行う際，運動の前と後のどちらに行う方がよいでしょうか？
8. 運動後に疼痛が出現したり，熱感があったりする場合はどのような物理療法が適応となるでしょうか？

ADL
9. 本症例の家事動作で疼痛が出ないようにするためにどのような環境設定ができるでしょうか？
10. 本症例のADL指導としてどのようなことに注意して過ごすことを勧めますか？

●参考文献

- 村木孝行：肩関節周囲炎　理学療法ガイドライン．理学療法学 43：67-72, 2016
- 立花　孝：肩の運動療法の基本と実際．Jpn J Rehabil Med 54：877-881, 2017
- 森原　徹ほか：肩関節痛のリハビリテーションに必須な評価法と活用法．Jpn J Rehabil Med 54：841-848, 2017
- 井樋栄二：第27章 肩関節．標準整形外科学，第13版，中村利孝ほか監，井樋栄二ほか編，医学書院，東京，422-445, 2017

（松本　泉）

11 末梢神経障害

骨関節障害理学療法

■ 予習のためのエッセンス

◆ 末梢神経障害とは,脳や脊髄である中枢神経以外の神経系に障害が出現する疾病のことです.また,末梢神経あるいは神経根に病変を有する疾患の総称であり,運動麻痺,感覚障害,自律神経障害が主症状として現われます.原因は絞扼性,血管性,代謝性,遺伝性,感染性,中毒性などとさまざまですが,その中でも絞扼性神経障害は非常に多くみられます.

◆ 医師から処方を受けた理学療法士は,患者の歩行や移乗動作など動作観察から全体像を把握し,問診・評価を進めていきます.末梢神経障害では,神経障害が起こった原因を追究し,その原因を初めに改善することが重要です.障害像としては,神経障害から出現する感覚障害や異常感覚,筋力低下,深部腱反射の減弱など機能構造障害が起こります.これらの機能構造障害から歩行や階段昇降,トイレ動作などADLの障害をきたすため,理学療法では障害を起こした原因の改善と神経筋再教育,感覚障害に対する治療,ADL練習を中心に行っていきます.

症例 総腓骨神経麻痺を起こし,歩行障害となった72歳の男性.

CBL1 初期段階での情報から問題の仮説を立て,仮説検証のための検査項目を決める

情報	理学療法士の思考
処方箋 **診断名**:右総腓骨神経麻痺.72歳の男性. 　歩行能力の改善に向けた理学療法を行ってください.	**着目**:右総腓骨神経麻痺,72歳の男性,趣味:農業. **思考**:総腓骨神経麻痺に対する基本的な問題構造を想起しICF概念図で表す(**図1**). 総腓骨神経麻痺 ↓ 感覚障害？　　　歩容の悪化？　　自宅復帰困難？ 異常感覚？　　　ADL動作障害？　農業困難？ 筋力低下？ 腱反射低下？　　　　　　　　　　72歳の男性 　　　　　　　　　　　　　　　　趣味：農業 **図1** 仮説的問題構造 **Clinical Rule**:末梢神経障害後に起こる機能構造障害は,感覚障害,異常感覚,筋力低下,腱反射低下,ROM制限が主な障害である.

次の情報：年齢を考慮し，健康状態を確認する． ➡カルテ情報

カルテ情報

一般情報

◆身長：168 cm，体重：53 kg，BMI：18.8，趣味：農業

医学的情報　　　　　　　　※（　）内は正常値

◆血液所見：血清アルブミン 4.3 g/dL（4.0〜4.9 g/dL），血清総蛋白 7.0 g/dL（6.5〜8.0 g/dL），総コレステロール 170 mg/dL（150〜220 mg/dL），空腹時血糖 90 mg/dL（70〜110 mg/dL），HbA1c 5.0％（5.8％未満）

着目：一般情報や医学的情報．
思考：BMI は正常範囲内であるが，やせ気味であるため機械的圧迫刺激を受けやすいと考えられる．また，血液所見から栄養状態や糖尿病の問題はないと考えられる．
Clinical Rule：高齢者の場合，対象疾患のみならず全身状態を把握することはリスク管理として重要である．
次の情報：カルテの現病歴から経過や受傷原因を推測する． ➡現病歴

現病歴

某年 3 月 5 日　　腎結石疑いにて入院
　　　3 月 7 日　　腎結石除去術施行
　　　3 月 12 日　ベッド上，不良肢位にて右下腿外側部，足背部のしびれと下垂足出現
　　　3 月 13 日　理学療法開始

着目：受傷原因と時間的経過．
思考：ベッド上の不良肢位（機械的圧迫）によって受傷している．受傷後 5 日程の経過である．
Clinical Rule：受傷後から処置するまでの時間経過が長いほど神経の変性が進行しやすい．末梢神経障害の分類は，Seddon の分類が使用される． **Reference** p.114
次の情報：理学療法を行うにあたり，神経障害の程度を神経伝導速度検査から確認する．
➡神経伝導速度検査

神経伝導速度検査

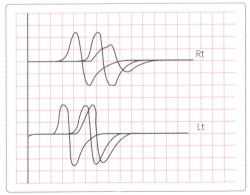

図2　神経伝導速度検査結果
上段：麻痺側，下段：健側．

着目：健側と比較し，神経伝導速度の低下を確認する（図2）．
思考：足関節部や腓骨頭下部では左右差がないが，腓骨頭上部での刺激では右側が明らかに低く，運動神経の伝導障害が考えられる．
次の情報：初診時に移動様式や下肢の状態（運動麻痺や感覚障害）の確認を行う．
➡観察・問診

11　末梢神経障害

神経伝導速度検査：腓骨神経足関節部・腓骨頭下部・腓骨頭上部で刺激し短指伸筋で記録．

観察・問診

来室時に軽度下垂足がみられる．著明な筋萎縮，ROM制限はない．

問診時に右下腿外側部へしびれがあるとのこと．痛みはなし．

着目：来室時の歩容や車椅子移乗時の足部の状態．スクリーニング検査として，他動的に左右足関節の可動性を確認．

思考：来室時の歩容や移乗動作時に足部の動きを確認する．自動運動が可能であれば，その動きの程度をひとまず大きく把握し，評価時に再度詳しく確認する．ROM制限は受傷期間に応じて強くなるため，受傷期間から予測しつつ左右差を確認する．

Clinical Rule：総腓骨神経麻痺によって，前脛骨筋や長短腓骨筋などが機能不全となり下垂足が出現する．

次の情報：足部のROM，筋力，感覚テスト，深部腱反射を後の機能テストで測定する．まず，医療面接から主訴やニーズ，神経症状を確認する．　➡医療面接

医療面接

◆ PT「今何が一番つらいですか？」➡患者「右足が持ち上がらないことです」
◆ PT「どういったことにお困りですか？」➡患者「歩くときに右足が引っかかることです」
◆ PT「今しびれているところはないですか？」➡患者「右脛の外側と足の甲がしびれています」

着目：患者の主訴を把握．ニーズを考える材料の収集．腓骨神経麻痺による神経症状を把握．

思考：主訴は「右足が持ち上がらないこと」で，ニーズは「歩行の安定性，歩容の改善」と判断した．

次の情報：歩行動作時にどのような歩容となるか確認する．　➡動作観察

動作観察

10mの歩行を観察する．

右遊脚初期，足尖離地直前に左へ体幹を軽度側屈し足尖離地を行う．その後，股関節を約70°まで屈曲し遊脚中期，遊脚後期となる．その間，足部は軽度下垂しており，遊脚後期では膝関節約30°屈曲位から足尖接地となる．

着目：歩行時における足部の動きとそれに伴う隣接関節や体幹の動きを観察する．

思考：遊脚期の間，足部は軽度下垂しており，足関節背屈筋の筋力低下が考えられる．足尖離地直前には，体幹を左へ側屈し重心を左側へ移すことで振り出しを容易にしている．遊脚中期に股関節が約70°まで屈曲していることから，正常より過剰に屈曲することで足尖

右立脚期では，足尖接地後足底接地となり，立脚中期から立脚後期となる．立脚後期は，股関節0～5°伸展位で立脚後期となり，足底離地もしくは足尖離地から遊脚期へと移行する．立脚期後期の股関節伸展を5°行うと，足尖部が床に引っかかりバランスを崩すことがある．

の引きずりを予防しているものと考える．次に立脚後期では，股関節が0～5°伸展位となっており，正常範囲まで股関節を伸展すると遊脚初期に今以上体幹の側屈と足尖離地後の引きずりが出現しやすくなってしまうことが考えられる．

Clinical Rule：正常歩行周期時の関節角度．
・遊脚中期～後期：股関節最大屈曲約30°
・遊脚後期：膝関節屈曲約5°
・遊脚期中期：足関節底背屈約0°
・立脚後期：股関節最大伸展約10°

次のアクション：ここまでの問題構造の仮説を整理する．

問題構造の仮説を構成するための統合と解釈

　ここまでの思考結果を統合し，仮説的問題構造を以下のようにまとめる（**図3**）．
　参加である「自宅生活が不自由と農作業困難」は，歩行時の不安定性が原因であり，その不安定は「歩行時に足尖部が引っかかる」ことが原因であると考えられる．また，歩行障害である下垂足は「筋力低下によるもの，ROM制限によるもの，感覚障害によるもの」という原因が考えられる．

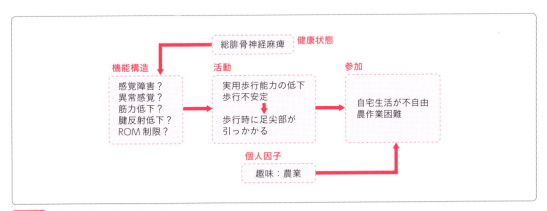

図3　本症例の問題構造の仮説

仮説を証明するために必要な検査・測定

　仮説的問題構造を基に実施すべき検査と測定の項目を選択する（**図4**）．
　歩行障害となっている下垂足の原因を考えると，筋力低下によるもの，ROM制限によるもの，

感覚障害によるものとさまざまな可能性がある．その原因を検証するために，足関節および下肢筋の筋力測定やROMテスト，感覚テストを行うことで原因を追究していく．

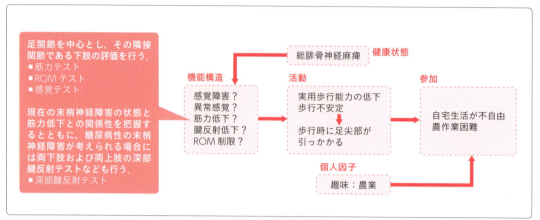

図4 仮説と仮説証明のための検査・測定項目

> **Reference** Seddonの分類（表1）
>
> neurapraxiaとaxonotmesisは神経内膜の損傷がないため，保存療法による回復が可能であるが，neurotmesisは神経内膜の損傷があり過誤支配（再生軸索が異なった神経内膜内へ入り，誤った神経再支配となること）や神経腫（増殖した結合組織へ迷入し，神経線維の断端部で渦状塊となるもの）となりやすい．末梢神経障害の分類は，Seddonの分類が基本となるが，5段階で分類するSunderlandの分類が使用されることもある．

> **Reference** 総腓骨神経の感覚領域
>
> 総腓骨神経麻痺の患者では，図5のように下腿外側部〜足背部にかけて感覚鈍麻やしびれ感がみられる．総腓骨神経は，外側腓腹皮神経・浅腓骨神経・深腓骨神経に枝分かれしている（下腿外側部：外側腓腹皮神経領域，足背部：浅腓骨神経領域，第1・2趾間：深腓骨神経領域）．

表1 Seddonの分類

障害分類	損傷の程度	自然回復
neurapraxia	一時的圧迫などにより生じた髄鞘の部分損傷による一過性伝導障害	可能
axonotmesis	軸索の断裂，神経内膜の連続性は保たれている状態	可能
neurotmesis	神経線維の完全断裂であり軸索と神経内膜の断裂	不可能

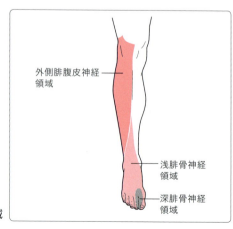

図5 総腓骨神経の感覚領域

CBL2 仮説証明のために実施した検査・測定データから問題構造を分析し，解決策を提案する

情報

ROMテスト
※単位＝度

◆股関節屈曲（Rt. 120, Lt. 120）伸展（Rt. 10, Lt. 15）外転（Rt. 45, Lt. 45）内転（Rt. 15, Lt. 15）外旋（Rt. 50, Lt. 50）内旋（Rt. 40, Lt. 40），◆膝関節屈曲（Rt. 120, Lt. 125）伸展（Rt. 0, Lt. 0），◆足関節背屈（Rt. 10, Lt. 15）底屈（Rt. 45, Lt. 45）

理学療法士の思考

着目：足関節のROMを中心にその隣接関節も確認する．

思考：足関節背屈では右10°であり，対側と比較すると若干のROM制限がみられるが，現病歴から考えるとROM制限が歩行困難の原因とは考えにくく，他の原因を考えるべきである．対側と比較すると股関節伸展のROM制限があることに気づく．歩行観察から，右立脚後期を股関節伸展0〜5°で終了しており，また日常生活での股関節最大伸展も5°までとなっているため，廃用性のROM制限も考えられる．また，股関節伸展が5°までとなると，必然的に足関節の背屈ROMも左側と比べ低下しやすくなることが考えられる．

Clinical Rule：参考ROMはあくまで参考であり，参考ROMまで到達してないから問題となるわけではない．左右差や年齢，性別から考え，日常生活で問題となっているかどうかを考える．

次の情報：筋力低下の要因を考える．
➡筋力テスト

筋力テスト
※MMT

◆股関節屈曲（Rt. 4, Lt. 4）伸展（Rt. 4, Lt. 4）外転（Rt. 4, Lt. 4）内転（Rt. 4, Lt. 4）外旋（Rt. 4, Lt. 4）内旋（Rt. 4, Lt. 4），◆膝関節屈曲（Rt. 4, Lt. 4）伸展（Rt. 5, Lt. 5），◆足関節背屈ならびに内返し（Rt. 2, Lt. 4）底屈を伴う外返し（Rt. 2, Lt. 4）

着目：主に足関節背屈筋．

思考：足関節背屈ならびに内返しと底屈を伴う外返しの筋力が右2，左4であり，深腓骨神経筋・浅腓骨神経筋ともに著明な左右差がみられている．今回の現病歴にもあるように，術後下肢の不良肢位により絞扼性腓骨神経麻痺が出現し，筋力低下が起こっていると考えられる．

次の情報：廃用性筋萎縮が起きていないか確認する．➡周径測定

周径測定 ※単位＝cm

- 大腿周径：膝蓋骨より 5 cm（Rt. 36.5, Lt. 36.0）10 cm（Rt. 40.0, Lt. 39.0）15 cm（Rt. 42.0, Lt. 41.0）
- 下腿最大膨隆部（Rt. 26.0, Lt. 26.0）

着目：前脛骨筋と長短腓骨筋の筋萎縮.
思考：大腿周径では右側が左側に比べ大きいが，下腿部では左右差がなく，右側の前脛骨筋および長腓骨筋の筋萎縮が考えられる．一般的には，下腿最大膨隆部の周径は，下腿三頭筋の筋萎縮を評価する場合に用いることが多いが，今回の場合は腓骨神経領域以外の廃用性筋萎縮は左右同等と考えられるため，足関節背屈筋の筋萎縮による周径差が出現しているものと考える．
次の情報：感覚障害がみられる部位を確認する． ➡感覚テスト

感覚テスト

- 触覚：大腿部前面（Rt. 10/10, Lt. 10/10）後面（Rt. 10/10, Lt. 10/10），◆下腿部前外側（Rt. 6/10, Lt. 10/10）後面（Rt. 10/10, Lt. 10/10），◆足部背側（Rt. 6/10, Lt. 10/10）足底面（Rt. 10/10, Lt. 10/10）
- 足関節運動覚・位置覚ともに（Rt. 5/5, Lt. 5/5），◆足趾運動覚，位置覚ともに（Rt. 5/5, Lt. 5/5）

着目：左右差と神経感覚エリアの腓骨神経エリア，表在感覚と深部感覚の程度.
思考：右の下腿部前外側エリアと足部背側エリアに感覚鈍麻がみられることから，右の総腓骨神経障害の臨床症状と一致することが確認できる．また，右側の触覚は6/10であり中等度の感覚鈍麻であることが考えられる．深部感覚では，左右とも問題ないと考える．
Clinical Rule：総腓骨神経の感覚支配領域は下腿部前外側である（図5）．
次のアクション：ここまでの問題構造を整理する．

問題構造を整理するための統合と解釈

ここまでの結果を統合し，次の順番に問題構造を整理する．

1. 実用歩行能力の低下の原因は？
2. 歩行不安定となっている原因は？
3. 歩行時に下垂足となる原因は？
4. 本症例の問題構造の全体像は？

1 実用歩行能力の低下の原因は？

結論 実用歩行能力が低下している理由は，歩行時に下垂足となっているためである（図6）．

根拠 歩行観察で上記の動作が観察された．

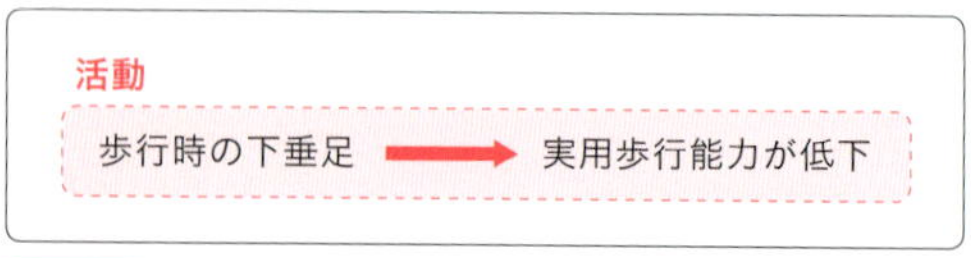

活動
歩行時の下垂足 ⟶ 実用歩行能力が低下

図6 実用歩行能力が低下している原因

思考　下垂足が出現することにより，足尖部が引っかかりやすくなる．患者は足尖部の引っかかりを未然に防ごうと，右立脚後期の股関節伸展角度を少なくすることで振り出しを行いやすくしている．次に右遊脚期においても，引っかかりを防ぐために股関節屈曲角度を大きくとるようにしており，効率の悪い歩行となっている．

2 歩行不安定となっている原因は？

結論　歩行遊脚期に足尖部が引っかかることでバランスを崩してしまう．
根拠　歩行観察によりバランスを崩すことがみられた．
思考　歩行観察から股関節伸展角度が増すことで，振り出し時に足尖部の引っかかりがみられバランスを崩している．

3 歩行時に下垂足となる原因は？

結論　前脛骨筋や長短腓骨筋の筋力発揮が不十分である（図7）．
根拠　MMTにおいて足関節背屈内返しと底屈外返しが右2，左4である．
思考　足関節背屈の可動域は右10°，左15°であり，下垂足の原因とは考えにくい．また，深部感覚の運動覚・位置覚ともに左右差がなく5/5であった．しかし，MMTの足関節背屈内返し運動では右側が2であり，筋力性の下垂足であると考えられる．

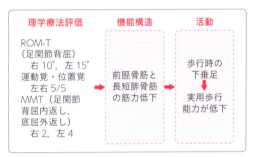

図7　歩行時に下垂足となる原因

4 本症例の問題構造の全体像は？

上記の1〜3を統合して以下のように全体像を整理する（図8）．

　自宅生活の不自由さと農作業が困難な理由は，歩行時に足尖部が引っかかることで，バランスを崩しやすく歩行が不安定となることと，歩幅を狭くすることで歩行効率が悪くなり，発症前と比べ

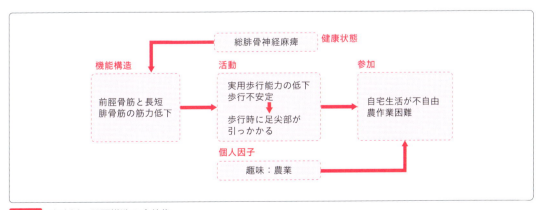

図8　本症例の問題構造の全体像

実用歩行能力が低下することが原因であると考える．

歩行時に足尖部が引っかかる原因は，MMT の評価より前脛骨筋と長短腓骨筋の筋力低下に由来するものである．これらの活動制限が改善されることにより，参加の問題点も改善され趣味である農業も可能となることが考えられる．

本症例の問題解決策の提案

ICF 概念地図で主要な問題点を解決する理学療法の介入プランを，以下のように意思決定した（図 9，表 2）．

機能構造障害である前脛骨筋と長短腓骨筋に対し電気刺激療法と徒手的神経筋促通法を行い筋力の改善を目指す．

歩行障害である下垂足に対し，筋力の回復が得られるまで軽量の簡易プラスチック装具やストラップ装具を検討し，歩行練習を行っていく．

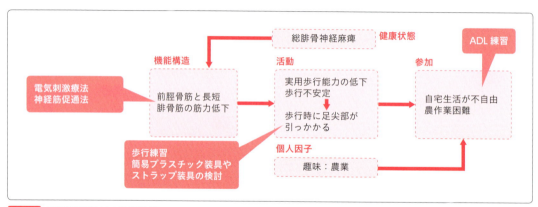

図 9 問題構造に対する解決策

表 2 本症例に対する理学療法の介入プラン

目的	方法	注意点・禁忌
前脛骨筋と長短腓骨筋の筋力改善	電気刺激療法と徒手的神経筋促通法	オーバーワーク
下垂足による歩行障害の改善	簡易プラスチック装具やストラップ装具の検討	麻痺筋の回復とともに装具を離脱していく

発展的学び アクティブ・ラーニング課題

本症例の初期情報と追加情報を用いて以下の設問にトライしましょう．

検査・評価
1. 本症例の感覚テストを行う場合，下肢のどこの部位に重点をおいて行うべきでしょうか？
2. 本症例において ROM 制限が歩行障害の原因であった場合，どの程度の足関節底背屈の ROM 制限が出現していると考えられますか？

3. MMTにおける足関節背屈ならびに内返しと底屈を伴う外返しの筋の触知部位はどこでしょうか？
4. 総腓骨神経麻痺の中でも深腓骨神経優位の麻痺症状が出現している場合，今回の症例と異なり感覚テストとMMTではどのような結果となることが予想されるでしょうか？

運動療法
5. 本症例に徒手的神経筋再教育トレーニングを行う場合，どのような方法があるでしょうか？
6. 末梢神経麻痺患者において，神経筋再教育トレーニングを行う場合に注意すべきことはどのようなことでしょうか？

物理療法
7. 本症例に対しての電気刺激療法を実際に行ってみましょう．

ADL
8. 階段昇降の練習を始める場合，昇段時と降段時にどちらの下肢から行うべきでしょうか？
9. 本症例の発症原因を考え再発を予防するためには，病棟スタッフと患者に対しどのようなことをすべきでしょうか？

義肢装具
10. 筋力の回復がまったくみられない場合には，本症例に対してどのような装具を検討すべきでしょうか？

● 参考文献

- Robinson LR：Traumatic injury to peripheral nerves. Muscle Nerve 23：863-873. 2000
- Tam SL, et al：Increased neuromuscular activity reduces sprouting in partially denervated muscles. J Neurosci. 21：654-667, 2001
- 長谷川修：絞扼性ニューロパチーの神経伝導検査―役立つ検査法と落とし穴―. 末梢神経. 17：7-14, 2006
- 正門由久：下肢の感覚障害と筋力低下―総腓骨神経麻痺を中心に―. J Clin Rehabil 13：1098-1105, 2004
- Gilchrist JM, et al：Electrodiagnostic studies in the management and prognosis of neuromuscular disorders. Muscle Nerve 29：165-190, 2004
- 児玉三彦：末梢神経における診断・評価. 総合リハ 43：443-451, 2015
- Neumann DA：第15章 歩行の運動学. 筋骨格系のキネシオロジー，原著第2版，嶋田智明ほか監訳，医歯薬出版，東京，690-748，2012
- Khaslavskaia S, et al：Motor cortex excitability following repetitive electrical stimulation of the common peroneal nerve depends on the voluntary drive. Exp Brain Res 162：497-502, 2005
- 山口智史：末梢神経における治療への応用. 総合リハ 43：541-546, 2015
- Yamaguchi T, et al：The effect of active pedaling combined with electrical stimulation on spinal reciprocal inhibition. J Electromyogr Kinesiol 23：190-194, 2013
- Yamaguchi T, et al：Real-time changes in corticospinal excitability during voluntary contraction with concurrent elec
- Videler AJ, et al：Verifying the hypothesis of overwork weakness in Charcot-Marie- Tooth. J Rehabil Med 42：380-381, 2010
- van Pomeren M, et al：The hypothesis of overwork weakness in Charcot-Marie- Tooth：a critical evaluation. J Rehabil Med 41：32-34, 2009

（奥田教宏・竹林秀晃）

12 慢性疼痛疾患

骨関節障害理学療法

■ 予習のためのエッセンス

◆ 通常，疼痛は「組織損傷」によって生じるものです．しかし慢性疼痛は，通常であれば組織損傷が治癒するであろう期間（3ヵ月または6ヵ月以上）を超えてもなお継続する痛みのことです．

◆ 慢性疼痛は，画像診断などで異常がみられなくても，痛みが生じている状態であることが多いとされています．何らかの原因から生じた痛みが慢性的に続くこともあるし特に誘因なく生じることも多く，さらに患者の心理的・社会的な状況が複雑に絡み合った複雑な状況であるため，対応が困難なことが多いとされています．画像診断などで異常がみられないからといって「問題ないはず」と考えるのではなく，患者の訴えを真摯に聞きながら治療を進めていくことが重要となります．

◆ 医師から指示を受けた理学療法士は，痛みに関する一通りの評価を行いつつ，心理社会的な問題点にも注意を払いながら評価を実施します．治療は，運動療法・物理療法・生活指導を中心に実施しながら，必要に応じて認知行動療法など心理面を考慮した治療を行います．

症例 5年以上継続する腰痛により就労継続が困難となった40歳代の男性．

CBL1 初期段階での情報から問題の仮説を立て，仮説証明のための検査項目を決める

情報

処方箋
診断名：筋筋膜性腰痛．41歳の男性，会社員．
腰痛が主訴の患者です．痛みに合わせて運動療法を実施してください．

画像情報
単純X線では，椎体および椎間関節などに骨棘などの著明な変性は認めない．椎体関節間の狭小化や腰椎すべり症を疑う脊椎のズレも認めない．アライメントとして腰椎前弯が増強している．

理学療法士の思考

着目：41歳の男性，会社員．
思考：比較的若年であり，変形性脊椎症のような脊椎の変性を伴う可能性は低い．会社員であるため，腰部に急激な強い負担を強いる職業ではない．
次の情報：腰痛を引き起こす可能性のある，腰椎の変性・アライメントを確認したい．
➡画像情報

着目：腰椎前弯の増強が著明である．その他は特に問題ない．
思考：変性などは認められない．X線画像上からは椎間板の問題は認められない．腰椎前弯が増強しているため，腰部筋に対して過剰なストレスが考えられる．腰椎前弯が増強に

より椎間孔が狭小化するため，神経根の圧迫の可能性も意識する．
次の情報：痛みの治療にかかわる処方薬を確認したい． ➡服薬情報

[服薬情報]

NSAIDs が処方されている．

着目：処方薬を確認する．
思考：NSAIDs である．近年，慢性疼痛には抗うつ薬などの効果があるとされ，痛みの経過を医師に的確に報告する必要がある．
次の情報：初診に向かう．検査を行う前の，患者を治療ベッドに誘導する際の動作にも注意を払いたい． ➡観察・問診

[観察・問診]

来院時外来にて，待合室の椅子への立ち座りは体幹の動きを制限したような動作であった．着座の際，両手を大腿部につきゆっくり行う．肥満体型で腹部の膨隆が著明であった．問診した結果，安静痛はなく，体動時に痛みの訴えがあるとのこと．

着目：患者の動作
思考：腰部への強い負担を強いる体型である．画像上問題はわずかであるが，器質的な問題が否定できないため十分に各種検査を実施する必要性がある．
次の情報：カルテを参考に問診を行い，現病歴などを聴取する． ➡現病歴

[現病歴]

5年前から腰痛の自覚があるが経過観察した．他院や整体院・マッサージを受けるが改善せず，本日当院（整形外科クリニック）受診．

着目：5年前からの腰痛患者であり，他院や代替医療機関を受けている．
思考：急性腰痛から引き起こされる慢性腰痛の可能性がある．他医療機関や代替医療をいくつか受診していることから，痛みをなくすことに執着している傾向が疑われる．
次の情報：問診にて，より詳細な経過や患者の主観的な訴えを聴視したい． ➡問診

[問診]

◆ PT「どこが痛いですか？」➡患者「このあたりですねえ（図4参照）」と腰部を全体的に手でなでるように示す．
◆ PT「どのように痛みが出たか，経過を教えてください」➡患者「5年前に重い荷物を持とうとして急に強い痛みが出ました．そのときは1週間くらいコルセットを巻いて安静

着目：経過・痛みの評価．
思考：長時間同じ姿勢をとると痛みが出ることと，動作時痛が主な訴えである．痛みの場所を指し示す際，限局的（指で示す：フィンガーサイン）なものではなく，広範囲で部位がはっきりしない（掌で示す：パームサイン）であり，慢性疼痛を疑う．長期間の痛みのため精神的なストレスを感じる．さらに動作時

にしていたら良くなりました．でも，その後時々軽く腰が痛くなることがあり，徐々に痛みが強くなりました．他の整形外科や整体にいくつも通ったんですけど，そのときは良くなるけどすぐに痛みが出ますね．今回何とかしてもらいたくてこの病院に初めてきました」

◆ PT「今はどんなときに痛くなりますか」
➡ 患者「仕事はデスクワーク中心ですが，こ2年くらいは仕事中痛みで長時間座っていられないことがあります．でもなかなか忙しくて仕事は休むことができないんです．30分くらい同じ姿勢をとると腰が重くなってきますね．痛みは日によって違いますが，急激に身体を動かすと激痛が走ることがあります．今はとにかくこの痛みを取ってほしいです」

痛により動かすことへの恐怖感があることが推測できる．痛みの改善を強く望んでいる状態である．

Clinical Rule：痛みの原因を推測するうえで，問診はきわめて重要である．痛みの経過や症状を詳細に聴取することが大切．単に発言だけに注意をするのではなく，患者の表情や声の質・話す速度などにも注意を払い聴取したい．

次の情報：現病歴・問診から得られた情報をもとに動作を確認してみる． ➡ 動作観察

【動作観察】
◆ 立ち上がり：体幹の屈曲は少なく両手で大腿部を押すように立ち上がる．
◆ 歩行：体幹の体軸内回旋がほとんどみられない歩容．腰椎前弯が強く，腹部を突き出したような姿勢．
◆ 寝返り：体幹の体軸内回旋はほとんどみられず，丸太様に寝返る．

着目：動作全体として体幹の屈曲・伸展・回旋などの動きを制限した方法にて実施している．

思考：体幹の動作時痛があるためか体幹を固定した状態で，あまり動かさない動作戦略にて立ち上がり・歩行を行っていることが考えられる．腰椎前弯のアライメントは腰背部筋の負担を強いる姿勢であるため，腰椎前弯姿勢をとっている原因を探る必要性がある．

次のアクション：ここまでの問題構造の仮説を整理する．

問題構造の仮説を構成するための統合と解釈

ここまでの思考を統合・解釈し，仮説的問題構造を以下のようにまとめる（図1）．

急性腰痛を契機に生じた長期間（5年間）継続する慢性疼痛患者である．

慢性疼痛の原因[1]として，①器質的要因（神経の圧迫や・組織の過剰なストレスなど）が長期間続いているもの，②器質的要因が消失したにもかかわらず痛みが続いているものがあり，その両方の影響を受けていることも多い．

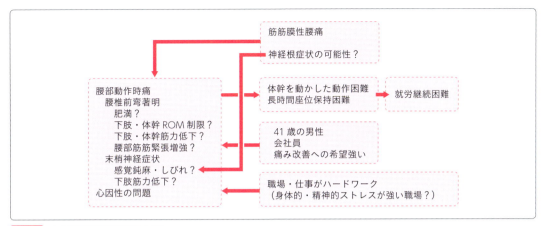

図1 本症例の問題構造の仮説

　ここまでの情報でわかるのは，①脊椎の変性はみられない，②肥満体型の影響もあり腰椎の前弯が増強している，③動作時痛が著明，④長時間座位で鈍痛あり，⑤痛みの改善への強い希望があることである．

　以上の結果から，以下の2点から引き起こされる慢性腰痛が推測される．
・器質的要因：腰椎前弯増強姿勢から生じる腰背部筋の過緊張．
・非器質的要因：心因的問題（急性腰痛から生じた腰痛に対する防御的反応による過度な安静）．

仮説を証明するために必要な検査・測定

　仮説的問題構造を基に実施すべき検査と測定の項目を選択する（図2）．

　器質的要因および非器質的要因の両面から検査を行うことが重要である．多面的な痛みの評価としては，痛みの部位・強さ・質・誘発動作などを行う．また神経学的評価，筋力テスト，ROMテスト，痛みに対する心理・精神面評価も行う．

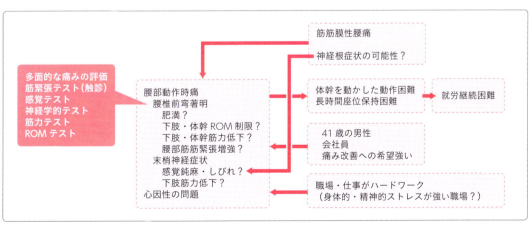

図2 仮説と仮説証明のための検査・測定項目

> **Reference** 痛みの原因
>
> 痛みの原因（急性疼痛・慢性疼痛両方含む）は，①侵害受容性疼痛，②神経障害性疼痛，③心理社会的要因に分類することができる
> ①侵害受容性疼痛：組織が損傷しているときの痛み．主に急性疼痛の原因となる．
> ②神経障害性疼痛：神経系に異常をきたしたときに生じる痛み．しかし神経も含め組織が損傷していない場合でも神経が過剰に興奮し痛みを感じることもある．
> ③心理社会的要因：器質的要因がなくても痛みを感じる．心理的側面の影響を受ける．
> 通常，①・②は器質的要因，③は非器質的要因とされる．

CBL2　仮説証明のために実施した検査・測定データから問題構造を分析し，解決策を提案する

情報　　　　　　　　　　　　　　　理学療法士の思考

形態測定
身長：165 cm，体重：83 kg
　ここ3年で体重が5 kg以上増加したとのこと．

→ **着目**：BMI 30.5．
思考：肥満（2度）である．腹部の膨隆も含め腰椎前弯を増強・腰部脊柱起立筋の過剰な収縮を強いる．
ここ3年で体重が増加していることから，活動性の低下も推測される．
Clinical Rule：肥満の場合，腹部の膨隆も含め腰椎前弯が増強し腰部脊柱起立筋の活動が過剰となる．
次の情報：次に神経系の問題の有無を確認する．　➡神経学的評価

神経学的評価
◆ 深部腱反射（右／左）：膝蓋腱反射（＋／＋）
アキレス腱反射（＋／＋）
◆ SLRテスト：左右とも陰性
◆ 感覚テスト：両下肢ともに正常

→ **着目**：すべて正常．
思考：神経系による影響は低いと考える．
次の情報：詳細な痛みの評価を行う．
➡痛みの評価

痛みの評価
◆ VAS（mm）
・安静時：0
・運動時：立位体幹屈曲時52，伸展39（図3：痛みの部位は腰背部のP）

→ **着目**：圧痛・運動時痛．特に体幹の屈曲時の運動時痛が強い．
思考：脊柱起立筋の伸張痛が強いと考えられる．腰部脊柱起立筋への過剰なストレスが加わっている可能性がある．

・圧痛：両側の腰部脊柱起立筋 45
・痛みの場所：図3 参照
・痛みの質：ずーんと重い感じ

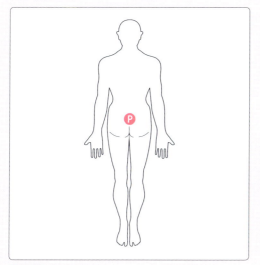

図3 痛みの部位

Clinical Rule：「重い感じ」の痛みは筋に由来する疼痛である可能性が高い．

次の情報：体幹可動性や，骨盤・腰椎へのアライメントに影響を与える下肢のROMを確認する． ➡ ROMテスト

ROMテスト （右／左） ※p＝疼痛
◆ 股関節屈曲（125°/130°）伸展（5°/0°），◆ 体幹屈曲（20°p）伸展（15°p），◆ 側屈：20°p/15°
◆ FFD 25.5 cm p

着目：股関節伸展（右／左）5°/0°，体幹屈曲ROM低下．
思考：股関節伸展のROM制限は，立位時に骨盤の前傾を増強させる．立位時の骨盤の前傾は腰椎前弯を増強させ，腰部脊柱起立筋の過剰な収縮を強いる．
Clinical Rule：腸腰筋の短縮などで股関節に屈曲拘縮が起こると，立位で骨盤が前傾し，腰椎が前弯する．
次の情報：不良姿勢に影響を与える下肢筋力テストを行う． ➡ MMT

MMT （右／左）
◆ 大殿筋 4/4，中殿筋 4/4，その他は左右とも 5

着目：股関節周囲筋左右 4．
思考：股関節周囲筋の筋力低下による骨盤のアライメントに影響を与える．
Clinical Rule：大殿筋の筋力低下は，立位で骨盤を前傾に増強させる．
次の情報：体幹の筋緊張を触診する． ➡ 触診

触診	
◆ 腰部脊柱起立筋左右ともに過緊張
◆ 腹横筋・内腹斜筋の筋緊張低下	**着目**：腰部脊柱起立筋過緊張・腹横筋・内腹斜筋低緊張．
思考：腰部脊柱起立筋の過剰な収縮を強いている．深部の腹部筋の低緊張から腰椎の前弯が増強されている．
Clinical Rule：深部腹筋の低緊張は，立位で骨盤を前傾に増強させる．
次の情報：多角的に痛みを評価する．
➡ 痛みの評価

痛みの評価	
◆ 疼痛生活障害評価尺度（PDAS）22点（腰を使う活動の点数が高い）
◆ 痛みに対する破局的思考の程度（PCS）28点	**着目**：PDAS 22点，PCS 28点．　**Reference** p.129
思考：痛みによる活動低下が認められる．特に体幹を屈曲するような動作で強い．痛みによる恐れが強く，破局的思考に陥っている可能性がある．　**Reference** p.129
次のアクション：ここまでの問題構造を整理する．

問題構造を整理するための統合と解釈

ここまでの結果を統合し，次の順番に問題構造を整理する．

1. 腰部痛を引き起こす器質的要因の原因は何か？
2. 腰部痛を引き起こす非器質的要因の原因は何か？
3. 本症例の問題構造の全体像は？

1 腰部痛を引き起こす器質的要因の原因は何か？

結論　腰部痛の原因は，腰椎前弯増強による腰部脊柱起立筋の過剰な収縮である．

根拠　腰椎前弯増強のアライメント，腰背部筋の触診および痛みの詳細な評価．

思考　腰椎前弯は，腰部脊柱起立筋の過剰な収縮を強いる姿勢である．さらに触診結果から筋緊張の亢進および圧痛・動作時痛が生じているため，痛みの原因は腰椎前弯増強姿勢によるものと判断できる．

腰椎前弯を増強させる原因としては，股関節伸展ROM制限・股関節周囲の筋力低下・肥満などによって生じていると考える．

2 腰部痛を引き起こす非器質的要因の原因は何か？

結論　5年前の急性腰痛から，痛みに対する恐怖感により破局的思考・痛みへの固執が増強し痛み

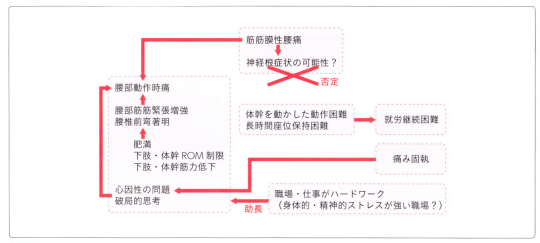

図4 本症例の慢性腰部痛の原因

の慢性化を引き起こしている．
根拠　痛みを消し去りたいという強い思い・痛みのへの破局的思考の存在．
思考　慢性疼痛は，「組織損傷」治癒後も残存する病態であり，社会的・心理的評価が重要である．
　　　痛みへの固執は痛みを増強し改善の阻害因子になる．

3　本症例の問題構造の全体像は？

　上記の1，2を統合して以下のような全体像を整理する（図4）．

　本症例は，5年前に発症した急性腰痛が誘因となり，慢性腰痛が生じた．元々肥満体型であったことも影響すると考えるが，腰椎前弯の増強が著明で腰部脊柱起立筋への過剰な負担があり，体幹の動作時痛が著明である．それには股関節のROM制限・股関節および腹筋群の筋力低下の影響により助長していると考えられる．

　さらに，現病歴や問診の結果から痛みに対する固執および恐怖感が強く恐怖回避思考に陥っていると考えられ，痛みの慢性化につながっている可能性がある．

本症例の問題解決策の提案

ICF 概念地図で主要な問題点を解決する理学療法介入プランを以下のように示した（図5, 表1）．

器質的要因に対して

腰椎前弯アライメントを改善するために，股関節伸展の ROM 改善・腹筋および股関節周囲筋の筋力増強運動を実施する．同時に温熱療法・マッサージを併用し，腰部脊柱起立筋のリラクセーションを図る．痛みの軽減を図りながら，徐々に有酸素運動を追加し，体重減少も促す．

非器質的要因に対して

痛みを消し去ることに固執する思考に対して介入する．

痛みではなく，現状で「できなくて困っている動作ができるようになるためには」という思考転換を促す．認知行動療法による介入が効果的である．腰部への負担の少ない動作を指導し，痛みがなく動作が行える自己効力感を促すことも重要である． Reference p.129

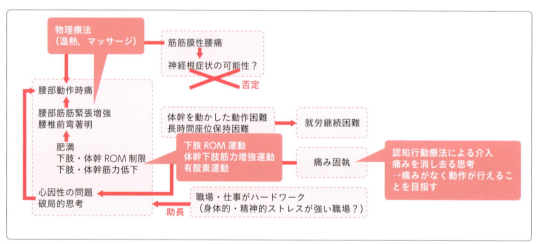

図5 問題構造に対する解決策

表1 本症例に対する理学療法介入プラン

目的	方法	注意点・禁忌
腰椎前弯改善	股関節 ROM 運動，股関節体幹筋力増強運動	痛みに注意して実施する
腰部脊柱起立筋過緊張改善	温熱療法，マッサージ	熱傷
体重減少	有酸素運動，自転車エルゴメーターなど	腰部に負担をかけない運動を選択する
できる動作を拡大	認知行動療法	痛みに固執させず，できる活動に注意を向ける

Reference 慢性疼痛の悪循環

慢性疼痛は痛みの体験から，破局的思考（痛みに対する不安や恐れなどのネガティブな感情）が生じ，その結果不活動・抑うつなどが生じ，さらに痛みを増強させる悪循環に陥る危険性がある．これを痛みの恐怖回避思考モデル（fear-avoidance model）という（図6）[2,3]．有酸素運動や筋力増強運動は痛みや身体機能を改善させる効果がある[4]とされているため，過剰な安静は避ける必要がある．「痛みをとらなければ良くならない」といった痛みに固執した思考ではなく，痛みによって問題となっている動作を改善することに目を向けることが重要とされている．

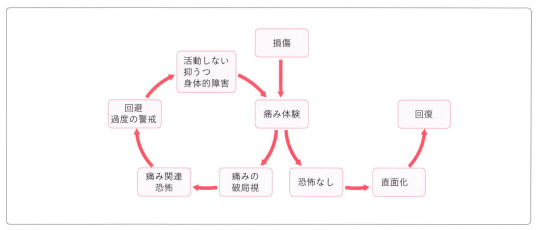

図6 痛みの恐怖回避思考モデル（fear-avoidance model）
（文献2，文献3より引用）

Reference 疼痛生活障害評価尺度（PDAS）・痛みに対する破局的思考の程度（PCS）

痛みの評価は痛みの程度・部位のみならず，多角的評価が重要である．ここでは「疼痛生活障害評価尺度」と「痛みに対する破局的思考の程度」について取り上げた．

- 疼痛生活障害評価尺度：慢性痛における生活障害の程度を評価するための自記式質問紙表．20項目の質問からなり3つの下位尺度（腰を使う活動・日常生活活動・社会的活動）に分類される．合計点数が10点以上であれば慢性痛の可能性が高いとされる．
- 痛みに対する破局的思考の程度：痛みに対する破局的思考を評価する．13項目で測定され，3つの下位尺度からなる（反芻：痛みのことばかり考えてしまう，無力感：痛みに対して何もできない，拡大視：痛みを必要以上に大きな存在と考える）．スコアが高いほど破局的思考が強いとされる．

Reference 認知行動療法

認知行動療法とは，学習理論に基づいて行動変容を促す行動療法と，何かを感じ取る際の思考方法や考えの歪みを修正し改善を図る認知療法を統合したものである．疼痛管理を目的とする場合には，対象者が疼痛刺激をどのように理解し，そこで何を考え，どのように振る舞っていくのかを問題として解決していく[5]．患者へのかかわり方として重要なことは，認知行動モデルに基づいて人間の体験や問題を理解することである．

発展的学び　アクティブ・ラーニング課題

本症例の初期情報と追加情報を用いて以下の設問にトライしましょう．

検査・評価
1. 学生同士で患者を想定し傾聴的な問診を行ってみましょう（立ち位置，質問の方法，頷き，相づち）．
2. 痛みのある患者に検査を行う際の身体への触れ方について，どのような点を注意しますか？
3. 腰部脊柱起立筋と腹横筋，内腹斜筋の筋緊張を触診してみましょう．
4. 本症例で行った深部腱反射テストを実際に行ってみましょう．

運動療法
5. 本症例に対して腰部痛を出現させずに股関節伸展のROM運動を行う方法を考えてみましょう．
6. 本症例に対して腰部痛を出現させずに股関節伸展の筋力増強運動を行う方法を考えてみましょう．
7. 体重減少を目的とする有酸素運動の強度・運動時間について調べてみましょう．
8. 部脊柱起立筋のマッサージを行ってみましょう．

物理療法
9. 腰部脊柱起立筋の緊張が強い場合，どのような温熱療法を実施しますか．
10. 温熱療法時，腰部脊柱起立筋がリラックスできる姿勢はどのような姿勢ですか？

ADL
11. 床のものを拾う・重いものを持つ・立ち仕事をするとき，腰部に負担をかけないためにはどのような動作方法が良いか考えてみましょう．

義肢装具
12. 腰椎前弯を抑えるような体幹装具を挙げてみましょう．

●文献

1) 松原貴子ほか：慢性疼痛とリハビリテーション　総論．総合リハ 44：465-475，2016
2) Vlaeyen JW, et al：Fear-avoidance model of chronic musculoskeletal pain：12 years on. Pain 153：1144-1147, 2012
3) 細越寛樹：慢性痛に対する認知行動療法．慢性疼痛診療ハンドブック，池本竜則編，中外医学社，東京，285，2016
4) 下　和弘：疼痛管理のための運動療法．PTジャーナル 52：619-627，2018
5) 長澤康弘ほか：疼痛管理のための認知行動療法．PTジャーナル 52：637-645，2018

（芳野　純）

第 2 章

神経障害理学療法

13 脳血管障害—急性期

神経障害理学療法

■ 予習のためのエッセンス

◆脳血管障害とは，脳血管の異常により虚血または出血を起こし，脳が機能的あるいは器質的に侵された状態のことです．血流障害により脳組織が壊死する脳梗塞と，血管壁が破綻し出血する脳出血の 2 つに大別されます[1]．わが国においては，1951～1980 年まで脳血管障害が死因別死亡率第 1 位でしたが，その後の死亡率は減少傾向にあり，現在では第 3 位となりました[2]．しかし，一命を取り留めた場合でも半身の麻痺や基本動作能力の低下などの後遺症が残ることが多く，早期からの理学療法によって能力レベルの予後が変化すると推測されるため，急性期の理学療法においては量的な実施のみならず，何を実施するかという質的な問題が非常に重要であると考えられます．

◆医師から処方を受けた理学療法士は，対象患者の身体状態を検査して，まずはこれから行っていく理学療法の方向性を決定します．在宅復帰される患者もいるので社会的背景も問診しますが，多くの患者は回復期病院などへ転院するため，参加制約を背景に考えながらの活動制限・機能障害への介入が主になります[3]．

◆医師から活動度やリスクの指示，例えば「第 3 病日までは端座位までにしてください」「第 5 病日より立位・歩行可能としますが血圧 200 mm/Hg 以下で実施してください」などがあると思います．立位や歩行ができない時期でも，常に立位や歩行を想定した理学療法内容の工夫が必要になります．また，立位歩行の許可が出たとしても，非麻痺側を優位に使用した立ち上がりや歩行練習は，連合反応を助長することで麻痺の自然回復を妨げることがあります[4]．臨床場面においては，廃用性筋力低下の予防や本人のリハビリテーションへのモチベーションを上げるために，非麻痺側優位の移乗動作でトイレ動作の介助量を軽減させることもありますが，回復期病院の理学療法士にスムーズに引き継ぐためにも量と質をバランスよくマネジメントすることが必要です．

症例 脳血管障害発症後，移乗動作の獲得に難渋している 56 歳の男性．

CBL1 初期段階での情報から問題の仮説を立て，仮説証明のための検査項目を決める

情報	理学療法士の思考
処方箋 **診断名**：右視床出血，左片麻痺．56 歳の男性．会社員．妻と 2 人暮らし．持ち家（1 階は駐車場，自室は 2 階）．身長 169 cm，体重 89.3 kg． 本日（第 5 病日）より立位・歩行可能とし	**着目**：右視床出血，左片麻痺，56 歳の男性．会社員．自室が 2 階． **思考**：視床出血の典型的な問題構造を想起し ICF 概念図で表現する（**図 1**）．

ますが血圧200 mm/Hg以下で実施してください．体格がよいので，介助方法に注意してください．

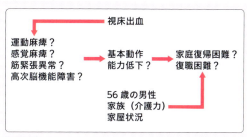

図1 仮説的問題構造

Clinical Rule：脳卒中後に起こる機能障害は，運動麻痺・感覚麻痺・筋緊張異常・高次脳機能障害などである．

次の情報：これから行う理学療法のリスク管理のためにバイタルサインを確認したい．

➡バイタルサイン（安静臥床時）

バイタルサイン（安静臥床時）
- 意識レベル：JCS 1-1
- 血圧：120/54 mmHg
- 脈拍：78回／分
- SpO_2：98％

着目：意識レベル・血圧・脈拍・動脈血酸素飽和度の状態．

思考：意識レベル・安静時のバイタルサインは落ち着いているが，動作時に変化する可能性があるため，座位保持時や立ち上がり直後に再度測定する必要がある．

Clinical Rule：急性期の理学療法ではバイタルサインの変化に注意する．

次の情報：次に患側上下肢の運動麻痺・感覚麻痺の状態や高次脳機能障害の有無を確認する．➡観察・問診

観察・問診
意識レベルは今一つ鮮明でない印象を受けるが，会話の受け答えは問題なく可能．上下肢の運動を指示すると，上肢は共同運動パターン優位であったが，手指の随意性は保たれていた．下肢は，分離運動が一部出現し始めていた．他動的に動かしてみると，上・下肢とも重く，追随してくる反応は認められなかった．また，触れられていること自体にも気づいていない様子で四肢の動きを目で追うこともなく，違う箇所を見つめていた．

着目：会話の受け答え方，自動運動，他動運動時の反応．

思考：会話の受け答え方から，認知精神機能の低下は少ないことが推測された．自動運動より運動麻痺は下肢よりも上肢が重度であることが推測された．他動運動より筋緊張は弛緩性であることが推測された．感覚麻痺が重度または注意障害の可能性が推測された．

Clinical Rule：重度の感覚麻痺と注意障害は判別が難しい．

次の情報：感覚障害および注意障害の有無の確認，四肢の随意性・筋緊張の確認は後の機

能検査でまとめて測定する．まずは，現病歴から経過を確認する．　➡現病歴

[現病歴]

某年 12 月 12 日 22 時頃めまいがして自宅にて倒れ，翌朝，妻に発見されるまでそのままの状態であった．発見時は会話可能なものの，呂律が回らなかった．当院へ救急搬送され，MRI にて視床出血が確認され，保存療法が選択された．第 3 病日より理学療法・作業療法開始．第 4 病日は車椅子座位保持が 30 分可能であった．

着目：入院直後より理学療法・作業療法が開始され，車椅子座位保持が 30 分可能なレベル．
思考：ある程度の状況がわかったので，ICF の「参加制約」から問題構造を分析していく．
　現病歴から，リスク管理しながら段階的にリハビリテーションを進めていくことが可能と考える．本症例は若く，復職も必須であるが，まずは自分の身辺動作を自立させ，家庭復帰を図る必要がある．家庭復帰時には階段昇降が必須であり，体格がよいので妻の介助では不安である．
次の情報：参加制約について妻からの情報を収集すべき？　➡問診

[問診]

◆ PT「どうすれば家に帰れますか？」➡妻「身の回りのことは多少なら私が介護できるが，階段（20 cm × 18 段）があるので，私の介助で上れるか心配です」
◆ PT「他にご家族はいらっしゃいますか？」➡妻「私と彼の 2 人暮らしで，子供はいません」「彼の兄弟がいるが，遠方のため介護力としては期待できません」
◆ PT「復職が必須ですか？」➡妻「彼に働いてもらわないと困る」「私が働いたとしてもたいしたお給料はもらえません」

着目：家庭復帰のためには階段昇降の自立が必須で，復職する必要もある．
思考：将来的に階段昇降を獲得して家庭復帰を目指し，次に復職を目指すことになる．これらの動作の獲得は回復期病院での役割となるため，参加制約を見据えて，今やらなければならないことは何だろうか？
次の情報：まずは現在の能力障害の状況を把握し，今やらなければならないことを確認する．　➡動作観察

[動作観察]

　まず移乗動作を観察した．立ち上がりの段階から，非麻痺側優位となり麻痺側踵部は離床してしまうなど麻痺側下肢の不使用が認められた．さらに，非麻痺側上肢にて手すりを強く引き込み，非麻痺側下肢のみで跳ねるような方向転換となっていた．そして，方向転換が不十分なままの急激な着座動作になって

着目：非麻痺側優位の移乗動作．麻痺側下肢の不使用．
思考：麻痺側下肢の不使用で非麻痺側下肢が優位になってしまうと思われる．麻痺側下肢の不使用の原因は，運動麻痺，感覚麻痺，感覚障害などの要因に加え，麻痺側下肢の潜在能力を妨げる何らかの要因がある可能性が考えられた．

いた．病棟スタッフからは，大柄な体格のため，バランスを崩した際に支えきれないとの訴えが認められた．

次のアクション：ここまでの問題構造の仮説を整理する．

問題構造の仮説を構成するための統合と解釈

　ここまでの思考結果を統合し，仮説的問題構造を以下のようにまとめる（図2）．
　「移乗動作が困難」なのは「麻痺側下肢の不使用によるもの」だからである．麻痺側下肢をうまく使用することができないのは「運動麻痺，感覚麻痺，筋緊張異常，高次脳機能障害」によるものであると推測される．これらの機能障害は，脳卒中によって生じたものと思われる．

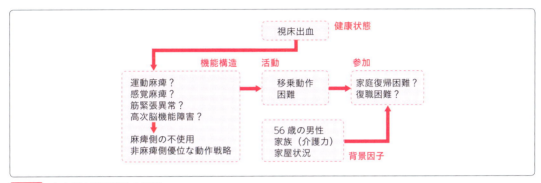

図2 本症例の問題構造の仮説

仮説を証明するために必要な検査・測定

　仮説的問題構造を基に実施すべき検査と測定の項目を選択する（図3）．
　健康状態における視床出血については医師により診断がされている．次に「移乗動作を困難にしている原因」を明らかにするための検査として，麻痺側の潜在能力を評価する．項目としては，随

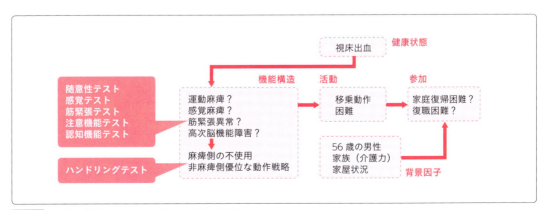

図3 仮説と仮説証明のための検査・測定項目

意性テスト，感覚テスト，筋緊張テスト，注意機能テスト，認知機能テスト，ハンドリングテスト[5]を実施する．

> **CBL2** 仮説証明のために実施した検査・測定データから問題構造を分析し，解決策を提案する

情 報	理学療法士の思考
随意性の評価 ◆ Br. Stage：上肢Ⅱ，手指Ⅴ，下肢Ⅲ	**着目**：下肢の随意性． **思考**：分離運動が一部出現し始めており，今後の回復も見込めるだろう．しかし，感覚障害の影響で随意性の発揮が妨げられている可能性もある． **Clinical Rule**：随意性の発揮が困難な原因は感覚障害の可能性もある．感覚テスト後に再度実施したり，動作で判断する． **次の情報**：感覚テストを正確に測定すべきである．　➡感覚テスト
感覚テスト ◆ 表在感覚 上肢：重度鈍麻，下肢：重度鈍麻 ◆ 深部感覚 上肢：重度鈍麻，下肢：重度鈍麻	**着目**：重度鈍麻． **思考**：注意が向いていない可能性もある． **Clinical Rule**：感覚障害の原因に注意が向いていない可能性もある．集中できる環境でテストすることが必要である．左半側空間無視や注意障害のテストの結果と併せるなど，動作で総合的に判断する． **次の情報**：左半側空間無視や注意障害はあるだろうか？　➡高次脳機能テスト
高次脳機能テスト ◆ 改訂長谷川式簡易知能評価スケール：28/30点 ◆ BIT：127/146点 ◆ TMT：Part Aの練習の時点で施行困難	**着目**：テスト結果． **思考**：改訂長谷川式簡易知能評価スケールの結果より，認知精神機能に問題はないと思われた．BITの結果より，軽度の左半側空間無視を認めた．TMTの結果より，注意の選択性低下が認められた． **Clinical Rule**：注意障害があるため随意性テストや感覚テストの結果については参考程度にとどめておく．

| | 次の情報：筋緊張テストを実施する．
| | ➡筋緊張テスト |

筋緊張テスト
◆ 他動運動時の抵抗感にて検査した．
◆ 股関節周囲筋群・腹筋群の低下が認められた．

着目：股関節周囲筋群・腹筋群の筋緊張低下．
思考：近位部の筋緊張低下が認められる．下肢の不使用の要因の一つかもしれない．
Clinical Rule：筋緊張が低下すると適切な筋出力が困難となり，支持性低下や不使用につながる．
次の情報：機能障害に対する評価に加え，ハンドリングに対する反応を評価し，麻痺側下肢の潜在能力の発揮を妨げている要因を探す．　➡ハンドリングテスト

ハンドリングテスト
立位
　立位にて麻痺側下肢の支持性そのものの有無を確認した．治療台を非麻痺側へ位置させて使用することで，立位保持は何とか可能であった．しかし，麻痺側下肢の抗重力伸展活動が不十分で踵部が浮いてしまい，非麻痺側上肢への依存が強かった．そこで，徒手的にハムストリング近位部の筋アライメントを修正しながら足底接地を誘導すると，股関節伸展筋や膝関節伸展筋が活動することが認められた．

着目：ハンドリングに対する筋の反応．
思考：感覚や高次脳機能面の問題が存在していても，麻痺側下肢の抗重力伸展筋群には，床反力情報を基に活動を起こす潜在的な能力が残存していることが推測された．移乗動作時の麻痺側の不使用は，まずは麻痺側下肢の支持性という身体機能の改善が図られたところで再評価する必要があると考えた．
次の情報：下肢の潜在能力発揮は，上部体幹のアライメントや抗重力伸展活動の有無に左右される．そのため，上部体幹の正中位アライメント，体幹の抗重力伸展活動をハンドリングにて補うことで，下肢の潜在能力をさらに発揮できるか評価する．

座位
　座位姿勢にて体幹の抗重力伸展活動を補いながら体幹の正中アライメントを整えると，立ち上がり前傾相時に麻痺側下肢へと荷重できるようになった．しかし，「立ち上がります」などと動作の結果を口頭指示してしまうと，非麻痺側下肢優位の荷重となってしまった．

着目：体幹の抗重力伸展活動や正中アライメントを整えると，麻痺側下肢が働きやすくなる．
思考：麻痺側下肢の不使用の原因の一つに，体幹の抗重力伸展活動の不足や非対称性姿勢の問題があるかもしれない．動作の結果を口頭指示すると非麻痺側下肢が優位になってしまうため，口頭指示の内容に注意する必要が

立ち上がり
　立ち上がり時に麻痺側大腿遠位部から足底へと圧を加えて両足底の支持面を感じてもらい，殿部から足底に支持面が変更していく感覚に注意が向くよう指示すると，麻痺側下肢への荷重が可能となった．

次の情報：口頭指示の内容を変えて立ち上がってみる．

着目：口頭指示の内容．
思考：動作の結果の指示（「立ち上がります」）より，注意を向けるべき感覚を指示する方が麻痺側下肢への荷重を促すことが可能となったため，感覚障害というよりは注意すべき感覚情報がわかっていない可能性が考えられる．
次のアクション：ここまでの問題構造を整理する．

問題構造を整理するための統合と解釈

ここまでの結果を統合し，次の順番に問題構造を整理する．

1. 麻痺側下肢が不使用になる原因は？
2. 麻痺側下肢の潜在能力の発揮が困難になる原因は？
3. 移乗動作が困難な原因は？
4. 本症例の問題構造の全体像は？

1 麻痺側下肢が不使用になる原因は？

結論　麻痺側下肢が不使用になる原因は，運動・感覚麻痺，筋緊張低下，注意障害に加えて麻痺側下肢の潜在能力を生かせないためである（図4）．

根拠　ハンドリングテストにより麻痺側下肢の抗重力伸展筋群には，床反力情報を基に活動を起こす潜在的な能力が残存していることが確認された．

思考　麻痺側下肢の潜在能力の発揮を妨げている要因が存在する．その要因の特定と治療介入はさらなる機能回復を促すものと考えられる．非麻痺側下肢を優位に使用し，麻痺側をまったく用いない動作の獲得は機能回復を妨げ，将来の活動・参加（階段昇降の獲得→家庭復帰）に影響を及ぼすため避けなければいけない．また，非麻痺側優位のADL動作の獲得は，理学療法士以外の者（例えば看護師や介護士）でも可能と推測され，自らの専門性を放棄することにつながる可能性も考えられる．

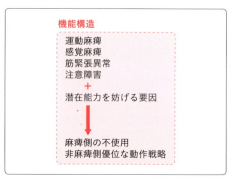

図4 麻痺側下肢が不使用になる原因

2 麻痺側下肢の潜在能力の発揮が困難になる原因は？

結論 麻痺側下肢の潜在能力の発揮が困難になる原因は，体幹の抗重力伸展活動が低下および非対称性姿勢の問題が関与している．また，注意すべき感覚情報の理解不足の可能性もある（図5）．

根拠 体幹へのハンドリングや口頭指示の方法を変えることで，麻痺側下肢の荷重を促すことが可能となった．

思考 潜在能力の発揮を妨げている要因は優先して介入すべきと考えられる．麻痺の自然回復を妨げない動作戦略を獲得することが重要である．例えば病棟で看護師が実施する立ち上がり訓練の質も向上するなど量と質を両立することが可能になると考えらえる．

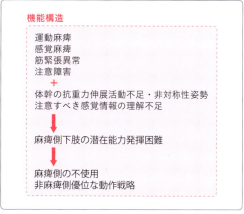

図5 麻痺側下肢の潜在能力発揮が困難になる原因

3 移乗動作が困難な原因は？

結論 移乗動作が困難な原因は，麻痺側の不使用により非麻痺側のみで飛び跳ねるような方向転換をしてしまうためである（図6）．

根拠 動作観察で上記が確認された．

思考 移乗動作は，立ち上がり，方向転換，着座動作に相分けすることができるが，いずれも麻痺側下肢の使用を促すことが安定性を向上させる意味でも重要である．

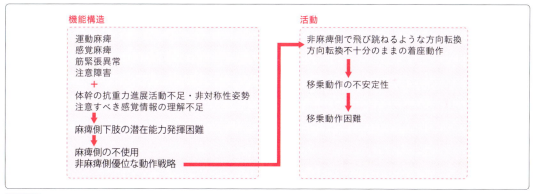

図6 移乗動作が困難な原因

4 本症例の問題構造の全体像は？

上記の1〜3を統合して以下のように全体像を整理する（図7）．

本症例の移乗動作が困難になる原因は，移乗動作が不安定であるためで，その原因は非麻痺側のみで動作を遂行しようとするためである．非麻痺側のみで動作を遂行してしまう原因は，麻痺側下肢の潜在能力を発揮することが困難であるためで，その原因は体幹の抗重力伸展活動不足・非対称性姿勢と注意すべき感覚情報の理解不足である．

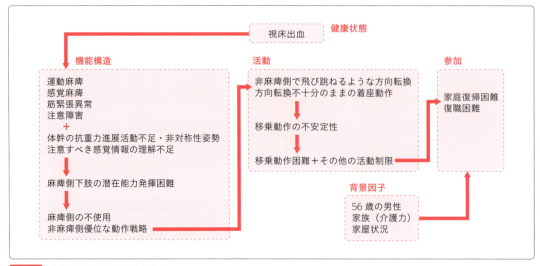

図7 本症例の問題構造の全体像

　急性期において麻痺側の不使用を定着させてしまい非麻痺側優位な動作戦略を学習させてしまうと，麻痺の回復を阻害してしまい，回復期病院の理学療法士にスムーズに引き継げないばかりか将来的に参加制約につながってしまう．

本症例の問題解決策の提案

　ICF概念地図で主要な問題点を解決する理学療法の介入プランを以下のように意思決定した（**図8，表1**）．

　麻痺側下肢の潜在能力を発揮させるために，まずは体幹機能の獲得を優先した．麻痺側下肢の使用を促すためには現在の身体能力レベルを考慮して立ち上がり練習を選択した．

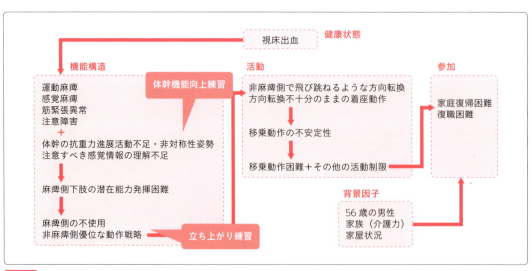

図8 問題構造に対する解決策

表1 本症例に対する理学療法の介入プラン

目的	方法	注意点・禁忌
体幹機能向上	座位姿勢にて上部体幹の抗重力伸展活動を促通する．まず，麻痺側指腹面をプラットフォーム上に接触させて参照点とし，麻痺側肩甲帯の重さを徒手的に取り除いて胸椎の抗重力伸展活動を促す．その状態を維持しながら，非麻痺側のリーチ動作を輪投げにて行い，非麻痺側動作に先立つ無意識的な体幹の安定性を促通する	輪は，正中を超えるように徐々に左方向にリーチさせ，非麻痺側肩甲骨の前方突出方向への可動性を引き出しながら正中位を超えてリーチできるようにする．非麻痺側肩甲骨のROMおよび麻痺側肩甲骨の安定性向上を図ることで体幹の正中アライメントを獲得する
立ち上がり動作の獲得	非麻痺側へ置いた台に非麻痺側上肢を乗せ，理学療法士は麻痺側へと位置し，両側の参照点を与えながら立ち上がりを誘導する．麻痺側大腿遠位部から足底へと圧を加えて殿部から足底に支持面が変更していく感覚に注意が向くよう指示する	「立ち上がります」などと動作の結果を口頭指示にて与えてしまうと，非麻痺側上下肢優位となりやすいので注意が必要である

発展的学び アクティブ・ラーニング課題

本症例の初期情報と追加情報を用いて以下の設問にトライしましょう．

検査・評価
1. 本症例の注意機能は何が低下していると予想されますか？
2. 本症例の注意機能に対して検査をする場合，何のテストをするのがよいでしょうか？

運動療法
3. 本症例の立ち上がり練習を行う前に，獲得しておいた方がよいROMはどの部位のどの方向か考えてください．その理由も考えましょう．
4. 本症例の立ち上がり練習を行う前に，促通しておいた方がよい筋は何筋か考えてください．どのタイミングで働くかなど詳細に考えてみましょう．
5. 本症例の立ち上がり練習を行うときに，どのようにハンドリングを実施すれば足底の感覚情報に気がつくことができるでしょうか．実際に行いながら試してみましょう．

参加制約
6. 本症例が将来生じるであろう参加制約に対する解決策を考えてください．
7. 本症例の場合，もし階段昇降が獲得できなかった場合，妻の介助では困難であることが予想されます．その場合，どのように階段昇降を実施するのがよいでしょうか．なるべく具体的に考えてください．

●文献

1) 南山堂医学大辞典，第20版，南山堂，東京，1919，2015
2) 厚生労働省：平成29年（2017）人口動態統計（確定数）の概況／性別にみた死因順位（第10位まで）別死亡数・死亡率（人口10万対）・構成割合，2018．https://www.mhlw.go.jp/toukei/saikin/hw/jinkou/kakutei17/dl/10_h6.pdf（2019年1月15日閲覧）
3) 古澤正道：脳卒中後遺症者へのボバースアプローチ 基礎編，古澤正道編，運動と医学の出版社，神奈川，15，2015
4) 原 寛美：急性期から開始する脳卒中リハビリテーションの理論とリスク管理．脳卒中理学療法の理論と技術，改訂第2版，原 寛美ほか編，メジカルビュー社，東京，158-184，2016
5) 坂井亮太ほか：脳卒中片麻痺者の麻痺側の不使用に対する運動療法介入の検討．理学療法東京 3：63-68，2015

（荒川武士）

14 脳血管障害―回復期

神経障害理学療法

■ 予習のためのエッセンス

◆ 放線冠は側脳室の外側に位置し，中心前回の各部位から伸びる神経線維が1本の束となって通っています．それは背外側運動制御系と呼ばれ，運動麻痺が発現する身体部位と密接にかかわっています．

◆ 理学療法では情報収集と画像所見により検査測定の骨子を決め，そこから得られたデータにより今後の方針を固めていきます．

◆ 放線冠梗塞では放線冠固有の症状として，①運動障害，②感覚障害，③構音障害，④高次脳機能障害の出現が考えられます．また放線冠周辺組織による症状として，意識障害や眼球運動障害が予測されるため，注意深く障害像の把握を行っていく必要があります．

◆ 一般的な理学療法は，早期離床が目的となり座位・立位・歩行運動や，麻痺筋に対して促通や抑制を行っていく必要があります．しかし早期離床には再発や悪化のリスクがあることも考慮し，バイタルサインや自覚症状に注意を払うこともポイントとなります．

症例 放線冠梗塞により右片麻痺を呈している71歳の男性．

CBL1 初期段階での情報から問題の仮説を立て，仮説検証のための検査項目を決める

情報

処方箋
診断名：左放線冠梗塞による右片麻痺．71歳の男性，無職．

　右上下肢の機能向上を目標に理学療法開始．発症5週経過して状態は安定しているので，短下肢装具を装着して歩行を向上させてください．

理学療法士の思考

着目：左放線冠梗塞．71歳の男性，無職．
思考：放線冠梗塞で予測される問題構造をICF概念図で想起する（図1）．

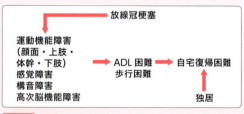

図1 仮説的問題構造

Clinical Rule：放線冠は皮質脊髄路や皮質延髄路からなる背外側運動制御系が通っており，主に手足の遠位筋の随意運動に関与する．

次の情報：患者の身体症状を把握するためにMRIの確認を行う．　➡画像情報

画像情報

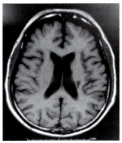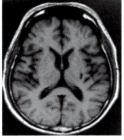

図2　MRI画像

現病歴

某年5月21日に自宅にて右上下肢の脱力が出現し，某病院に救急搬送された．搬入時の意識レベルはJCS 0であった．血液溶解療法予定であったが，麻痺の改善がみられたため施行せず加療した．全身状態が落ち着いた発症3日後より理学療法開始となった．

理学療法経過

理学療法開始時から意識清明で，会話は良好である．軽度の右顔面神経麻痺以外の脳神経学的所見はみられない．麻痺側Br. stageは上肢Ⅱ，下肢Ⅲ，手指Ⅲであり，高次脳機能障害はみられなかった．表在感覚は上肢重度鈍麻，下肢中等度鈍麻であり，深部感覚は上下肢ともに中等度鈍麻であった．基本動作はベッド上では自立しており，移乗動作も見守りレベルであった．血圧は120 mmHg/70 mmHg前後と安定していたため，発症5週経過し回復期病院へ転院となった．なお，歩行補助のため杖の購入と，ジレット継手型短下肢装具を製作している．

着目：梗塞部位および範囲の確認（図2）．
思考：放線冠レベルから基底核レベルにかけての梗塞であり，中大脳動脈からの穿通枝の梗塞が疑われる．
Clinical Rule：放線冠は腹側より顔面，上肢，体幹，下肢という順序で神経線維が並んでいる．
次の情報：麻痺の状態，疼痛の有無，麻痺側のROM，麻痺側の筋機能検査を行う．まず，現病歴からここまでの経過を確認する．
➡現病歴・理学療法経過

着目：発症後5週経過，自宅にて発症，バイタルサインは安定．
思考：発症後5週間の経過が把握できたので，ICFの「参加制約」から問題構造を分析していく．

現病歴から意識レベルは問題ないが，右上下肢の麻痺や感覚低下が考えられる．本症例は「麻痺により移動動作が困難になっている」と思われるので，問題構造の着眼点を「家庭復帰困難➡移動動作の自立」とする．

歩行補助としてジレット継手型短下肢装具を使用している．　Reference　p.145
Clinical Rule：回復期理学療法においては，急性期に行われた理学療法の方針や内容を把握することが重要．その内容を考慮して回復期理学療法の方向性を決定する．
次の情報：歩行困難の原因となっている能力障害に対して分析を進めるべき？　➡問診

問診

- PT「今，お身体の状態はどうですか？」
- 患者「言葉は出やすくなってきたが，右の手足が動きづらく重だるいです」
- PT「右の手足は最初より動くようになっていますか？」➡患者「手は挙がるようになっていますが，腕が重くて食事がしにくいです」
- PT「歩く動作はどの程度できますか？」
- 患者「杖と装具を着ければ何とか歩けます」

着目：右上下肢の運動麻痺．歩行動作．
思考：右上下肢の運動麻痺により運動制限が出ている．歩行動作は杖と装具の使用により可能である．右上肢の運動麻痺に対して分析を進める．歩行は T-cane とジレット継手型短下肢装具により可能であるが，歩行レベルが実用的であるかを分析していく．
次の情報：歩行動作において現在のレベルと食事中の上肢機能を実際に観察する．

➡ 動作観察

動作観察

歩行観察

T-cane と短下肢装具を使用し，左上肢（杖）と左下肢に荷重した姿勢から歩行をスタートさせる．右立脚初期は foot flat contact であり，膝関節は伸展位のままで股関節は軽度外旋している．短下肢装具を使用しているため rocker function はみられず，膝関節伸展位のまま立脚中期になる．立脚後期も下腿の前傾は少なく遊脚期となる．遊脚期になっても膝関節は伸展位のままであるため，下肢の振り出しを骨盤の引き上げで代償している．さらに下肢の外旋を強め，ぶん回し歩行となっている．歩行周期全般にわたり，左上肢と左下肢による支持が強いため，左に傾斜している．右上肢は肘関節軽度屈曲位のままである．

食事動作観察

食事動作を観察した．まず，右上肢にてテーブルの上のスプーンを把持する．そのとき肩関節・肘関節は軽度屈曲位である．その後，皿の上の食べ物をすくい，肩関節・肘関節の屈曲角度を強めて食べ物を口に近づける．しかし肩甲帯の挙上が起こり，食べ物が口から 15 cm 程度のところに近づいたら共同運動が強まり動作困難となった．

着目：歩行様式と自立レベル．上肢の状態．
思考：歩行動作は杖と装具を使用し，屋内自立レベルである．上肢は屈曲が強まると，共同運動が強くなる．歩行は自立レベルであるが，右下肢の支持性低下がみられる．さらに遊脚期においても，下肢伸筋共同運動によりぶん回し歩行が出現し応用歩行に不安が残る．
上肢機能において把持能力はあるが，共同運動のためコップを口に運ぶ動作が不可能である．

次のアクション：ここまでの問題構造の仮説を整理する．

問題構造の仮説を構成するための統合と解釈

ここまでの思考結果を統合し，仮説的問題構造を以下のようにまとめる（図3）．

「自宅復帰が困難」なのは「歩行動作困難」だからであり，それは「歩行の実用性が低下」しているためである．食事動作困難なのは「右上肢の運動障害，感覚障害，ROM制限」によるものであると考えられる．これらの機能障害は中枢性の麻痺による運動機能障害により生じていると推察される．

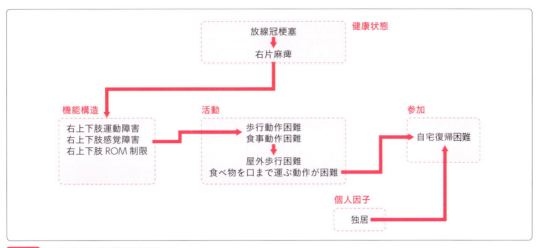

図3 本症例の問題構造の仮説

仮説を証明するために必要な検査・測定

仮説的問題構造をもとに実施すべき検査測定の項目を選択する（図4）．

健康状態における右片麻痺に関しては，主治医による脳画像診断と神経学的診察が必要となる．また理学療法士も Br. stage や画像所見により確認が可能となる．つまり片麻痺に関しては錐体路徴候による運動機能障害により判断できる．

次に「歩行動作が困難な原因」や「食事動作が困難な原因」を明らかにするための検査は，動作観察の結果を踏まえ上肢の感覚テスト，ROMテスト，GMTによりさらに詳しく片麻痺の残存機能検査を行う．

> **Reference** 片麻痺患者の短下肢装具
>
> 短下肢装具はアライメントの矯正と，歩行中の関節への回転力をコントロールするために使用する．注意点として，動いていた足関節の硬度や槌趾へと負の変化がみられることがあり，できる限り足関節の可動性を得ることができるものを選択する[1]．また槌趾に対しては，必要に応じ裸足で注意深い評価が必要となる[2]．

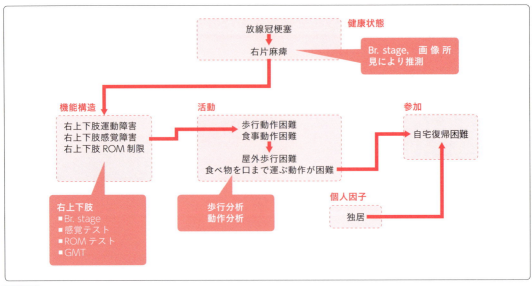

図4 仮説と仮説証明のための検査・測定項目

CBL2 仮説検証のために実施した検査・測定データから問題構造を分析し，解決策を提案する

情　報	理学療法士の思考
[片麻痺機能テスト] ◆ Br. stage：上肢Ⅲ，手指Ⅳ，下肢Ⅳ	**着目**：随意性と分離の回復状態． **思考**：上肢の検査で，肩関節前方挙上をすると90°付近まで挙上は可能であるが，共同運動により肘関節の屈曲が起こる．そのためstage Ⅲと判断するが，回復過程にあると思われる． **次の情報**：麻痺側に疼痛がないか検査する． ➡ 疼痛テスト
[疼痛テスト] ◆ PT「どこか痛みのある場所はありますか？」➡ 患者「特に痛みはないですが，腕と足が重い感じはあります」	**着目**：疼痛の有無． **思考**：上肢に疼痛はないため肩手症候群や亜脱臼はないと思われる． **次の情報**：ROM制限を把握する？ ➡ ROMテスト

ROMテスト
※単位=度

◆肩屈曲（Rt：140, Lt：170）外転（Rt：140, Lt：170）1st内旋（Rt：3, Lt：60）1st外旋（Rt：30, Lt：50），◆肘関節屈曲（full range可能）伸展（Rt：-5, Lt：0），◆手関節掌屈（Rt：90, Lt：90）背屈（Rt：60, Lt：70）橈屈・尺屈（full range可能）◆手指PIP・DIP屈曲（full range可能）PIP・DIP伸展（Rt：-10, Lt：0），◆下肢は全体的にfull range可能．制限がある場所．足関節背屈（Rt：5, Lt：20）

※passiveにて測定

着目：右肩関節屈曲（140），外転（140）．
思考：上肢は，肩関節以外は特に問題ない．passiveでの測定であるが，機能向上したときにADLにおいて問題ない可動範囲であると思われる．下肢においては右足関節背屈5°であり，歩行時の制限因子となる．
次の情報：中枢性麻痺による感覚異常はどの程度か把握する．　➡感覚テスト

感覚テスト

触覚
◆右上肢（3/10），右下肢（3/10），右体幹（3/10）

痛覚
◆右上肢（3/10），右下肢（3/10），右体幹（3/10）

着目：触覚・痛覚ともに重度鈍麻．
思考：粗大な触覚の伝導路は前脊髄視床路で，痛覚は外側脊髄視床路である．体性感覚受容器からの情報は視床に集まり，ニューロンを変えて大脳皮質にいく．このとき，放線冠を通るため感覚障害が生じていると推測した．
Clinical Rule：痛覚と温度覚の伝導路はともに外側脊髄視床路であるため，どちらかの検査により判断してよい．
次の思考：錐体路徴候と筋緊張の状態を確かめるために反射テストを行う．　➡反射テスト

反射テスト

深部反射
◆上腕二頭筋（Rt：++, Lt：+）上腕三頭筋（Rt：++, Lt：+）腕橈骨筋（Rt：++, Lt：+）胸筋（Rt：++, Lt：+）膝蓋腱（Rt：++, Lt：+）アキレス腱（Rt：++, Lt：+）膝クローヌス（Rt：-, Lt：-）足クローヌス（Rt：+, Lt：-）

病的反射
◆ホフマン（Rt：陰性, Lt：陰性）トレムナー（Rt：陰性, Lt：陰性）バビンスキー（Rt：陽性, Lt：陰性）

着目：右側の深部反射亢進・病的反射陽性．
思考：放線冠梗塞による錐体路障害により，深部反射の亢進と病的反射の出現が認められる．膝クローヌスは陰性で足クローヌスが陽性であるため，下肢は遠位部の筋緊張が高いことが伺える．
Clinical Rule：クローヌスは，深部反射が著明に亢進したのと同じ意義がある．
次の思考：筋緊張の度合いを筋緊張検査により把握する．　➡筋緊張テスト

14　脳血管障害―回復期

[筋緊張テスト] ※MAS

◆上腕二頭筋（Rt：2, Lt：0）上腕三頭筋（Rt：0, Lt：0）手関節掌屈筋群（Rt：1, Lt：0）手関節背屈筋群（Rt：0, Lt：0），◆大腿四頭筋（Rt：0, Lt：0）ハムストリングス（Rt：0, Lt：0）前脛骨筋（Rt：0, Lt：0）下腿三頭筋（Rt：2, Lt：0）

着目：手関節掌屈筋群が軽度亢進．上腕二頭筋と下腿三頭筋は中等度亢進．

思考：上腕二頭筋に中等度の亢進がみられるため，ADLの阻害因子となる．また下腿三頭筋にも中等度の亢進が認められるため，可動域の制限因子となり立位・歩行において装具による固定が必要と考えられる．

Clinical Rule：MASは上位運動ニューロン障害を生じる疾患にのみ使用し，筋緊張低下やパーキンソン病などの固縮に対する検査には用いることができない．

次のアクション：麻痺側の筋力を検査する．

➡筋力テスト

[筋力テスト] ※粗大筋力，単位＝kg

◆握力（Rt：18, Lt：28），◆背筋力（80）

着目：右側の握力低下．

思考：右側は利き手ではあるが，物をつかめる程度の握力はあるので問題ないと考える．

次の情報：ここまでの問題構造を整理する．

問題構造を整理するための統合と解釈

ここまでの結果を統合し，次の順番に問題構造を整理する．

1. 食事動作が困難な原因は？
2. 立脚期の支持性が低下している原因は？
3. 遊脚期の振り出しが困難な原因は？
4. 本症例の問題構造の全体像は？

1 食事動作が困難な原因は？

結論 食事動作が困難なのは，食べ物を口まで運ぶ動作が困難であるからである（図5）．

根拠 動作観察とBr. stageより共同運動が認められ，上記の症状が出現した．

思考 スプーンを把持する握力自体はあり，動作観察からもスプーンを把持することは可能であった．食べ物を口まで運ぼうとすると，共同運動が出現し動作困難となるためそう判断した．

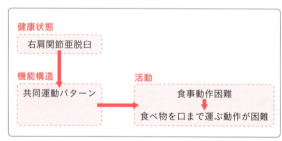

図5 食事動作が困難な原因

2 立脚期の支持性が低下している原因は？

結論 放線冠梗塞による運動機能障害と感覚障害により，右下肢での支持が不足している（図6）．

根拠 下肢 Br. stage Ⅳで，感覚テストでも重度鈍麻しており，動作観察からも確認できる．

思考 中枢性麻痺により感覚障害と運動障害を呈している．したがって，感覚入力の異常と筋による支持性が不十分であるため能力の低下が生じている．

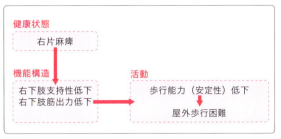

図6 立脚期の支持性低下の原因

3 遊脚期の振り出しが困難な原因は？

結論 右下肢の振り出しが不十分なのは，下肢の運動障害と立脚後期の機能が不十分であるからである（図7）．

根拠 下肢 Br. stage Ⅳであり，運動の分離が十分にできていない．さらに短下肢装具を装着していることにより rocker function が出現していないため，遊脚の準備が十分できていない．

思考 遊脚期の振り出しは，立脚期の腸腰筋の遠心性収縮を利用するため受動要素となる．そのため装具にて背屈作用が

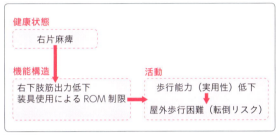

図7 遊脚期の振り出し困難な原因

できないと，遊脚期は能動要素となり振り出しに筋の作用が必要となる．したがって膝関節も伸展位であるため，つまずき予防のためにぶん回し歩行となっている．

4 本症例の問題構造の全体像は？

上記の1〜3を統合して以下のように全体像を整理する（図8）．

本症例が自宅復帰して独居が困難なのは，屋外歩行の実用性が低いことと，右手での食事が困難なためである．

歩行能力が低下しているのは，右片麻痺により右下肢の運動性や感覚の低下が原因であり，運動性の低下は分離が不十分なため下肢を共同運動パターンとして動かすためである．一方，食事動作が困難なのは，片麻痺により上肢の機能性が低下しているためであり，これは共同運動により上肢の協調動作が困難なためである．

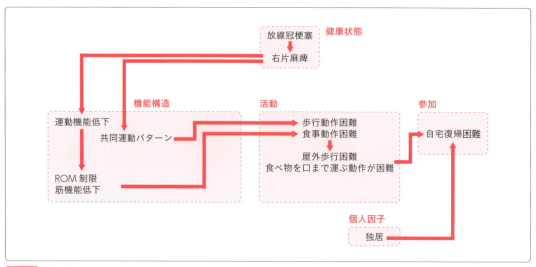

図8 本症例の問題構造の全体像

本症例の問題解決策の提案

ICF概念地図で主要な問題点を解決する理学療法の介入プランを，以下のように意思決定した（図9，表1）．

歩行において共同運動からの分離を行い，立脚期での筋収縮と振り出しの改善を目的とした運動を行う．

食事動作においては環境整備を行い，右上肢を使用しての食事動作を実際に行う．しかし上肢の共同運動が阻害因子となる．そのため麻痺筋の分離を促し，上肢の協調運動の向上も同時に行い動作獲得を目指す．

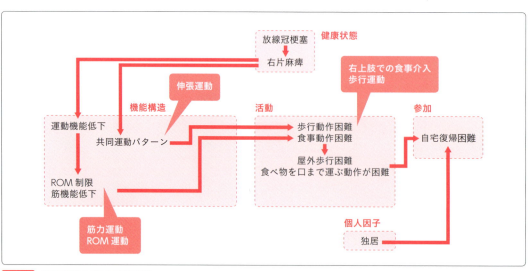

図9 問題構造に対する解決策

表1 本症例に対する理学療法の介入プラン

目的	方法	注意
麻痺筋の筋力回復	上下肢の分離を促しながら筋収縮を獲得	収縮による共同運動パターンに注意
痙縮筋の伸張性改善	上肢屈筋と下肢伸筋に対しての伸張運動	静的な伸張運動を行う
ROMの拡大	右肩関節と足関節を中心とした伸張と関節包内運動	感覚障害のため過伸長に注意する
動作獲得(食事)	食事の環境整備を行い右上肢での食事を実施	
動作獲得(歩行)	立脚期の収縮を促し感覚入力を行う.さらに遊脚期の振り出しの反復運動	

発展的学び アクティブラーニング課題

本症例の初期情報と追加情報を用いて以下の設問にトライしましょう.

検査・評価
1. 本症例に必要な形態測定の項目と部位を考え,学生同士で実際に行ってみましょう.
2. 優位半球損傷における高次脳機能検査は,一般的にどのような検査を行いますか?

運動療法
3. 痙縮に対する伸張運動の時間は何秒程度でしょう.生理学的メカニズムを考えながら秒数を設定してみましょう.
4. 右足関節背屈制限の原因を考え,改善させる方法を実際に行ってみましょう.
5. 本症例はBr. stage Ⅲ〜Ⅳです.回復過程を考慮し分離を促す方法を考えましょう.
6. 本症例はぶん回し歩行がみられるため歩行の安定性が低いです.歩行効率を向上させるため,体幹筋と股関節周囲筋に対するアプローチを考えましょう.

物理療法
7. 右上下肢の痙縮に有効な物理療法を選択してください.

ADL
8. 本症例の食事動作獲得のためにこのまま右手を使うか,それとも利き手交換を促すかを考えてみましょう.
9. 本症例が食事を右手で行うために必要な環境整備を考えましょう.

義肢装具
10. 本症例において麻痺筋の機能が向上した場合の下肢装具を選択しましょう.

●文献
1) 吉尾雅春ほか:装具療法.脳卒中理学療法の理論と技術,改訂第2版,原 寛美ほか編,メジカルビュー社,東京,310-322, 2016
2) 古田幸一ほか:脳卒中片麻痺患者の下肢機能の理学療法評価の考え方と評価指標.理学療法 34:319-326, 2017

(古田幸一)

15 脳血管障害―生活期

神経障害理学療法

■ 予習のためのエッセンス

◆脳卒中患者の生活期に必要なことは，転倒を防ぐことと，活動量を維持し家族・地域との交流を支援していくことです．活動には転倒のリスクが絶えず付きまとうため，安全で安楽な活動ができるような環境設定と動作指導が重要となります．

◆退院時には想定できなかった問題が生じたり，本人および介助者の加齢に伴う体力低下が生じたりすることで転倒・廃用・感染症に結びつき活動量の低下が生じます．さらに体力が低下することで介助量が増え，ますます活動量が低下する悪循環に陥ります．活動量が低下した患者の理学療法においては生活環境の再設定を行い，日々の運動量を段階的に増加させることで活動水準の向上を図ります．本人および家族の再教育も重要となります．

◆この症例では，動作の自立度・方法の評価，機能構造に関する評価（ROM テストや感覚テストなど），生活環境などの評価が行われています．また介入としては，動作練習や機能構造を向上させるための運動療法，環境整備などが行われています．

症例 脳梗塞発症後，自宅で転倒し介助量が増加した 75 歳の男性．

CBL1 初期段階での情報から問題の仮説を立て，仮説証明のための検査項目を決める

情 報

処方箋
診断名：脳梗塞後遺症．廃用症候群．左片麻痺．75 歳の男性で要介護 3 である．同居の妻・息子夫婦が介護をしており，在宅や通所による介護サービスは受けていない．

転倒後に活動量低下，介助量増加のため訪問リハビリテーションを開始してください．

理学療法士の思考

着目：脳梗塞後遺症，左片麻痺，転倒による廃用症候群．
思考：転倒に関連する問題構造を想起し ICF 概念図で表現する（図 1）．

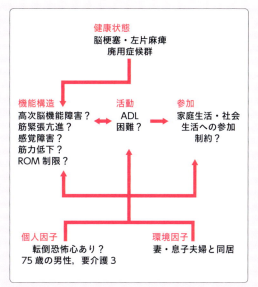

図1 仮説的問題構造

Clinical rule：左片麻痺患者の約4割に半側空間無視が出現する．視野全体が見えているのに，意識して注意を向けない限り，左側の物体に気づかない．注意障害を伴うことも多い[1]．

次の情報：ケアプランを作成した管轄地域のケアマネジャーから現病歴の情報を得る．

➡現病歴　Reference　p.156

【現病歴】

某年2月2日に脳梗塞を発症し，家人の通報にて急性期病院へ救急搬送．MRI検査にて脳梗塞と診断され，同日入院．翌日より理学療法・作業療法開始．

同年3月6日に動作能力向上を目的に回復期病院に転院．3ヵ月間のリハビリテーションを受ける．

同年6月5日に自宅退院．退院時は車椅子を使用し起居動作，移乗動作，トイレ動作が自立．麻痺側下肢にプラスチック型短下肢装具を装着し立位保持が可能．

同年12月11日，トイレでの移乗動作時に麻痺側下肢が車椅子に引っかかり転倒．骨折は無かったものの左股関節に荷重時痛が出

着目：トイレ移乗時の転倒．

思考：脳梗塞発症後，リハビリテーションによりトイレ動作自立まで回復した．しかし，転倒を経験した後，トイレ動作は介助が必要となった．転倒の詳細が不明であるが，本人の身体状況が変化し，家屋の環境が適切でない可能性がある．転倒前後のADL状況，退院時からの変化，また家族による介助状況について把握する必要がある．

Clinical rule：転倒に関して，内的（身体的）要因と外的（環境的）要因がある．その両面から転倒の原因と対策を検証する．

次の情報：転倒前後のADL状況，家族の介助状況，主訴とホープを確認する．　➡医療面接

現．痛みと転倒の恐怖心から1ヵ月間ベッド上での生活が主となり，起き上がり，立ち上がり，移乗，トイレ動作の能力が低下し介助量が増加．

本日（翌年1月15日）より週2回の訪問リハビリテーション開始となる．

[医療面接]

本人および家族より聴取した転倒前・後のADL状況．
◆寝返り：右上肢で手すりを把持し，自立して右側臥位へ寝返る．転倒前後で変化はない．
◆起き上がり：右側臥位から起き上がる．自立していたが転倒後に動作の失敗が多くなった．
◆座位保持：手すり把持にて自立．装具の装着は主に妻が介助し，装着中は手すりを把持することでバランスを維持．転倒前後で変化はない．
◆立ち上がり：自立していたが，時に体幹が右方向に傾き介助が必要．転倒後は介助量が増加した．
◆移乗：自立していたが，転倒後に介助が必要となった．以前は右上肢で手すりを把持し，下肢の踏み替えも可能で，着座時にゆっくりと座ることができていたが，最近はドスンと勢いよく座ってしまうことが増えていた．
◆移動およびトイレ動作：トイレまでの移動は居室を出て廊下を車椅子で移動する．便座への移乗は，転倒前は手すりを把持し立位で方向転換を行い，ズボンの上げ下げも自立．冬になり，移乗およびズボンの上げ下げに介助が必要となることが増加していた．転倒後，立位時に筋緊張が亢進し，介助量が増加した．
◆歩行：プラスチック装具と手すりを使用し，軽介助で歩行は可能であったが，冬場は

着目：転倒前後のADL状況，冬季の生活環境．

思考：転倒後に移乗・トイレ動作に介助が必要となった．受傷後，初めての冬を迎え転倒前から活動量が低下し，介助量が増えていた．冬季の室内外の温度変化による筋緊張の変化が転倒に影響している可能性がある．

本人も家族もトイレ動作の自立を願っている．この方向で理学療法を進めるべきと考える．

Clinical rule：転倒後に外傷がなくても痛みや恐怖心で動作が大きく変わる可能性がある．在宅では四季の温度変化で筋緊張が変化することも動作に影響を与える．

理学療法の方向性については，本人や家族の意向を考慮する．

次のアクション：ここまでの問題構造の仮説を整理する．

廊下や屋外が寒いため,歩くのを控えていた.転倒後は歩行困難となった.
◆家族の介助の状況：妻は装具や靴の着脱,更衣の介助を行っていた.息子の嫁は介助に協力的で,介助を手伝っていた.
◆主訴,ホープ：本人「自分でトイレに行きたい」妻「ベッドから起きて,トイレくらいは自立してほしい」息子夫婦「家に閉じこもっているので外出して同年代の方々と交流してほしい」

問題構造の仮説を構成するための統合と解釈

ここまでの思考結果を統合し,仮説問題構造を以下のようにまとめる（図2）.

「家庭生活への参加制約」の原因は「基本動作,トイレ動作の自立が困難」によるものと判断した.「基本動作,トイレ動作の自立が困難」となった原因は,1ヵ月前の転倒による痛みと恐怖心からベッド上安静の期間があり,運動機能の不使用が進み廃用症候群により動作能力が低下したためと考えられる.例えば,麻痺側の筋緊張亢進や非麻痺側の筋力低下などの機能低下である.一方で,そもそもの転倒の原因としては,冬季に入り室内外の温度変化による筋緊張の変化と,歩行時間の減少による全身的な身体機能の低下が考えられる.

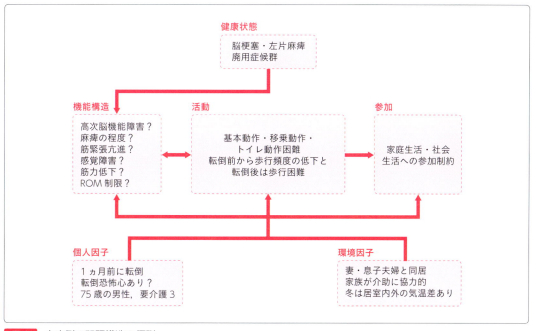

図2 本症例の問題構造の仮説

仮説を証明するために必要な検査・測定

仮説的問題構造を基に実施すべき検査と測定の項目を選択する（図3）．

まずは，基本動作を制限している原因の仮説の精度を高めるため，姿勢・動作観察およびその際の筋緊張の変化を確認する．その後，現在のADL能力（介助量）を確認する．また，転倒恐怖心がADLにどの程度影響を与えているのか，動作観察と心理状況の把握を行う．そして最後に仮説の最終確認のために，運動および知覚麻痺の程度などの片麻痺機能評価を行う．一方，福祉用具（ベッド，車椅子）についても，現在の本人の状況と合致しているかどうか判断する．

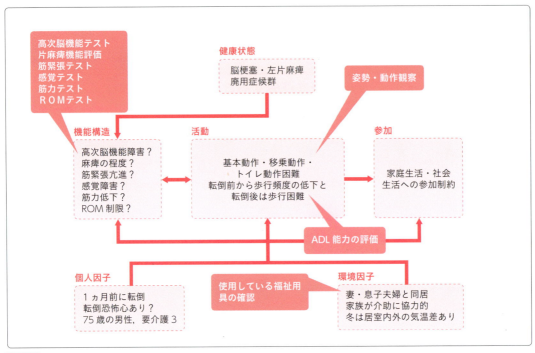

図3 仮説と仮説証明のための検査・測定項目

> **Reference** 介護保険とケアマネジャー
>
> 医療保険を利用した病院での治療後，在宅生活において介護保険を利用して介護サービス，リハビリテーションサービス，福祉用具のレンタルが受けられる．ケアマネジャーは，介護を必要とする人が各種サービスを受けられるように，主治医や利用者からの情報・意見を基にサービス計画（ケアプラン）の作成やサービス業者との調整を行う専門職である．

CBL2 仮説証明のために実施した検査・測定データから問題構造を分析し，解決策を提案する

情　報

姿勢観察と安静時筋緊張状態

ベッド上臥位

　左上・下肢の筋緊張は軽度亢進しており，左肘関節軽度屈曲，前腕回外，手関節掌屈，手指屈曲位．下肢は股関節軽度外転位，足関節底屈位．

端座位

　右上肢は手すりを把持している．頭頸部は軽度伸展位，体幹軽度屈曲位，骨盤後傾位で円背姿勢．体幹は右側へ傾斜．左肩甲骨挙上，左肘関節屈曲，左前腕回外，左手関節掌屈の肢位をとり，臥位時に比べ左肘関節屈曲角度が増し，左上肢の筋緊張が亢進．右下肢は床面に対し足底接地しているが，左足関節は底屈位で踵が床面に接していない．装具装着にて足底接地が可能である．

立位（図4）

　右上肢は手すりを把持している．頭部は下を向き，頸部は屈曲している．体幹は右側へ傾斜し，左肩甲骨挙上．端座位時よりも左肘関節屈曲，左手関節掌屈角度が増しており左上肢の筋緊張が著明．下肢は左骨盤挙上位，左股関節軽度屈曲・軽度内転位で右荷重優位の姿勢．左下肢にはプラスチック装具を装着しており，足底接地している．臥位，端座位時よりも左下肢の筋緊張が亢進している．装具がなければ内反尖足になり体重負荷は困難．

車椅子座位

　車椅子は普通型を使用．右上肢はアームレストを把持している．左肩甲骨挙上，左肘関節屈曲，左前腕回外，左手関節掌屈となっており，左肘頭部がアームレストに接触してい

理学療法士の思考

着目：姿勢変化に伴う各関節の角度変化と筋緊張変化．特に立位．

思考：抗重力姿勢になるほど筋緊張は亢進する傾向にある．立位では上肢の屈筋の筋緊張が亢進し，下肢では伸筋の筋緊張が亢進している．また下肢においては足の底屈・内反の緊張亢進により装具がなければ立位保持は困難である．筋緊張の亢進は画一的な姿勢を強要し，バランス反応を限定的なものとし，それぞれの肢位での動的で機能的な動作を制限する．

Clinical rule：一般に身体の重心が高くなるほど，また支持基底面が狭くなるほど，高度な姿勢制御が要求されるため，協調的な筋活動が障害される脳卒中患者においては筋緊張が亢進する傾向にある．

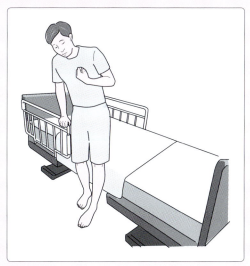

図4 立位姿勢

次の情報：それでは動作時の筋緊張はどうだろうか？　→動作観察

る．体幹は右側へ傾斜し右荷重優位の姿勢である．左膝関節屈曲位でフットプレートに左下肢を乗せている．骨盤後傾位で仙骨座りである．

[動作観察]

起き上がり動作（図5）

軽介助．左下肢の膝下より右下肢を滑り込ませ足を組む．右下肢によって両股関節を屈曲しながらベッド端から足部を出して，頸部および体幹を回旋屈曲し片肘立ち位の姿勢をとろうとするが，片肘立ち位の姿勢になる前に左肩甲帯が後退してしまい，片肘立ち位の保持が難しい．左肩甲帯が後退しないよう軽介助が必要である．片肘立ち位からは，右肘関節伸展運動にて起き上がりが可能である．

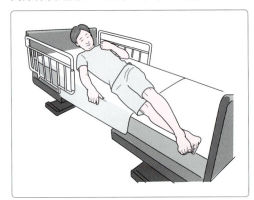

図5　起き上がり動作

立ち上がり動作（図6）

装具装着し中等度介助．右上肢はベッド柵を把持し，体幹を前方へ倒すことなく，引っ張るようにして立ち上がろうとする．この際，患者は足元を見て，頸部は屈曲している．重心が前方移動しないまま，左膝関節を伸展してしまい，尻餅をつくようにベッドへ座ってしまう．立ち上がり時に体幹前傾の介助を行うと，怖いと訴え抵抗してしまう．起き上がり時に比べ左肩甲帯後退，左肘関節屈曲，左前腕回外，左手関節掌屈の角度が増している．装具がなければ内反尖足になり体重負荷は困難．

着目：起き上がり〜移乗動作の自立度と筋緊張の変化．

思考：起き上がりにおいては，肩甲帯の後退が動作を困難にしている．立ち上がりにおいては，前伸展相で下肢の伸筋緊張が亢進し重心が前方移動できない．移乗動作やトイレ動作においても，下肢の伸筋緊張が亢進し，方向転換や更衣動作を困難としている．転倒への恐怖心および原始反射（緊張性頸反射，緊張性迷路反射，陽性支持反応）の影響により筋緊張が亢進していると考えられる．

Clinical rule：一般的に起き上がりには寝返り動作が伴う．頸部体幹の屈曲・回旋，上肢の内転と肩甲帯の外転が必要である．立ち上がり動作は体幹を前傾していく前伸展相で股関節・膝関節の屈曲を伴う．

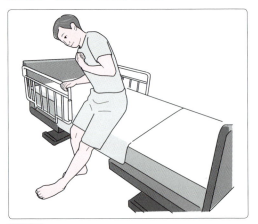

図6　立ち上がり動作

次の情報：注意障害の有無を確認する．

➡注意障害の検査

移乗動作

装具装着し中等度介助．立位時に股関節屈曲位のまま膝関節伸展するため体重支持が十分に行えない．右下肢の踏み替えができず方向転換に介助が必要である．このとき，左下肢への体重支持を誘導すると怖いと訴え，抵抗が強くなる．

トイレ動作

装具装着し中等度介助．車椅子を右上・下肢で操作しトイレまで移動はできる．足駆動するため，仙骨座りになっている．トイレ移乗では立ち上がりと同様，体幹の前傾，足の踏み替えが行えないため中等度の介助が必要である．立位時は左下肢の突っ張りが強く左下肢が内転してしまうため，ズボンの上げ下げの介助も行いづらくなっている．

注意障害の検査

- TMT-A：71.2秒
- TMT-B：219.5秒

着目：60歳代平均値と同程度．
思考：テスト上では著明な注意障害がみられない．ADLを含め判断する必要がある．
　注意障害に関する紙面上の評価結果と日常生活上の注意は一致しないことがある．
Clinical rule：TMTの年代別構成比平均所要時間を参考にする． **Reference** p.165
次の情報：日常生活での動作の実行状況と自立度を確認したい． ➡ FIM

FIM

総合78/126点（運動44/91点，認知34/35点）：食事7，整容3，清拭2，更衣（上半身）3，更衣（下半身）3，トイレ動作2，排尿管理6，排便管理6，移乗（ベッド・椅子・車椅子）3，移乗（トイレ）2，移乗（浴槽・シャワー）2，移動（車椅子）4，移動（階段）1，理解7，表出7，社会的交流6，問題解決7，記憶7

＊減点理由
・整容：麻痺の手洗いに要介助．
・清拭：会陰部，両下肢の清拭に要介助．

着目：認知項目と運動項目の自立度．
思考：認知項目に問題はない．運動項目で介助が必要であるが，注意障害が原因と考えられるような活動制限はない．体幹の前傾と重心移動の困難さおよび下肢の支持機能低下によりADL能力が低下している．筋緊張亢進や筋力低下が影響していると思われる．
Clinical rule：「しているADL」を評価し，家族の介助量を把握する．
次の情報：片麻痺の総合的な機能レベルの評価を行いたい． ➡ SIAS

- 更衣（上半身）：かぶりシャツにおいて麻痺側の袖を通すのに介助が必要.
- 更衣（下半身）：靴下と靴の着脱に介助が必要.
- トイレ動作：ズボンの上げ下ろしに介助が必要.
- 移乗（ベッド・椅子・車椅子・トイレ）：立位後，身体を回転させる動作に介助が必要.
- 移乗（浴槽・シャワー）：立ち上がり時，身体の回転と着座に対して介助を必要とする.
- 移動（車椅子）：方向転換時に介助者による微調整が必要なため4点.
- 移動（階段）：未実施.

SIAS

◆麻痺側運動機能：Knee-Mouth test 2点，Finger-Function test 2点，Hip-Flexion test 2点，Knee-Extension test 3点，Foot-Pat test 2点

◆筋緊張：上腕二頭筋腱反射1点（1A），上腕三頭筋腱反射1点（1A），膝蓋腱反射1点（1A），アキレス腱反射2点，上肢筋緊張1点（1A），下肢筋緊張1点（1A）

◆感覚機能：触覚：右上肢3点，左上肢1点，右下肢3点，左下肢1点，位置覚：右上肢3点，左上肢2点，右下肢3点，左下肢1点

◆関節可動域（ROM）：上肢2点，下肢2点，（評価項目を含め各関節に著明なROM制限はなし）

◆疼痛：3点

◆体幹機能：腹筋力1点，垂直性2点

◆視空間認知：1回目3点，2回目3点

◆言語機能：3点

◆非麻痺側機能：大腿四頭筋力2点，握力2点

着目：筋緊張，筋力低下，感覚機能低下.

思考：筋緊張の亢進と体幹筋群の筋力低下，感覚機能低下が認められる．関節可動域，高次脳機能に著明な障害がみられないが，元々の感覚機能低下に加え，活動量低下による筋力低下，転倒恐怖心による動作時筋緊張の亢進が動作能力の低下に結びついている．

Clinical rule：麻痺側機能だけでなく，握力などの非麻痺側機能も評価し，多面的に脳卒中患者の機能障害を把握する．

Reference p.166

次の情報：動作制限や転倒に自宅環境がどのように影響しているかを確認したい．

➡環境状況

環境状況
- ベッド：2点柵．昇降機能なし．
- 車椅子：普通型車椅子．アームレストの跳ね上げ機能・フットレストのスイングアウト機能がない．
- 手すり：トイレ，浴室に設置済み．

着目：ベッドの昇降機能がない．アームレストの跳ね上げ機能・フットレストのスイングアウト機能がない．

思考：現状の立ち上がりや移乗動作能力では，ベッドの昇降機能がないため，動作時の介助量が多くなっている．アームレストの跳ね上げ機能・フットレストのスイングアウト機能がある車椅子を用いることで介助量の軽減が期待できる．

Clinical rule：姿勢保持能力や動作能力を見極め，本人に合う福祉用具を選定する．安全，安楽に行える方法を選択する．介助者の負担軽減も考慮すべきである．

次のアクション：ここまでの問題構造を整理する．

問題構造を整理するための統合と解釈

ここまでの結果を統合し，次の順番に問題構造を整理する．

1. 起き上がりが困難な原因は？
2. 立ち上がり，移乗動作が困難な原因は？
3. 各動作の介助量が増加した原因は？
4. 転倒の原因は？
5. 本症例の問題構造の全体像は？

1 起き上がりが困難な原因は？

結論 起き上がりが困難なのは，腹筋群の筋力低下と動作時筋緊張亢進による左肩甲帯の後退が原因と思われる（図7）．

根拠 動作観察にて，体幹を屈曲位に保ちながら片肘立ち位をとろうとするも"左肩甲帯が後退してしまう"ことが観察された．SIAS体幹機能検査の腹筋力が1点という結果であった．

思考 片肘立ち位までの起き上がり時には腹筋群の筋力を使い，体幹と左肩甲帯を前方へ

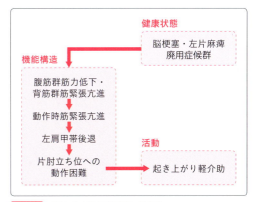

図7 起き上がりが困難な原因

持ってくる必要がある．しかし転倒後に活動量が低下し廃用が進み，腹筋群の筋力低下が生じた．同時にベッド上臥位時間の延長により背筋群の筋緊張が亢進し，動作時の筋緊張をより亢進させてしまったことが起き上がり困難な原因と判断した．

2 立ち上がり，移乗動作が困難な原因は？

結論 立ち上がり動作が困難なのは，体幹前傾が行えないからである．移乗動作が困難なのは，左下肢での体重支持が十分に行えないからである（図8）．

根拠 立ち上がり，移乗動作ともに動作観察で上記の動作困難が観察された．

思考 立ち上がり時は，体幹前傾が行えないままベッド柵を引っ張るようにして立ち上がろうとするため，左上・下肢の筋緊張が亢進してしまう．体幹前傾を促すと転倒への恐怖を訴え，左上・下肢の筋緊張が余計に亢進してしまう．重心が前方移動していない状態で膝関節伸展運動を行うため尻餅をつくようにベッドへ座ってしまう．移乗動作では，左股関節が屈曲位で下肢への体重支持が十分に行えないため右下肢の踏み替え動作ができない．立ち上がり時の体幹前傾不十分・立位時左下肢の体重支持困難の原因として，転倒への恐怖心が関与していると推察できる．

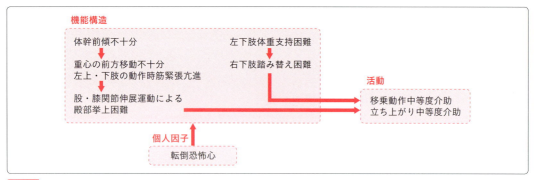

図8 立ち上がり，移乗動作が困難な原因

3 各動作の介助量が増加した原因は？

結論 本人の転倒後の動作能力と福祉用具が合っていない（図9）．

根拠 ベッドに昇降機能がない．車椅子は普通型を使用している．車椅子駆動中に仙骨座りになる．

思考 ベッドに昇降機能がないため，本人の動作能力に合わない座面の高さからの立ち上がりが筋緊張亢進につながっている可能性がある．車椅子は普通型のためアームレストの跳ね上げやフットレストのスイングアウト機能がない．そのため移乗動作時

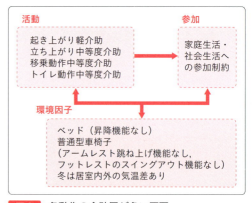

図9 各動作の介助量が多い原因

の介助量が増加していると判断できる．車椅子駆動時に仙骨座りとなってしまうのは，車椅子の座面が本人に適していないと考えられる．これらは転倒前から機能との乖離があったからかもしれない．

4 転倒の原因は？

結論 気温変化による筋緊張変化と活動量低下からくる機能低下を引き起こしたことが転倒を招いた（図10）.

根拠 気温低下により筋緊張が亢進し，廊下での歩行練習を控えていた．転倒前から筋緊張の亢進により移乗動作やトイレ動作で動きにくさを感じていた.

思考 季節が冬になり，室内外の気温差が大きく寒い場所では筋緊張が亢進する．廊下の手すりを使用しての歩行運動は控えており，活動量の低下が機能・動作能力の低下を招いたと推察する．そのため移乗動作時の筋緊張が亢進し，足の踏み替えがうまくいかず車椅子のフットプレートに引っかかり転倒したと考えられる.

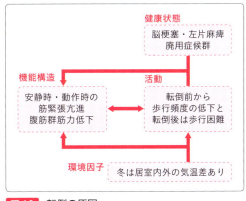

図10　転倒の原因

5 本症例の問題構造の全体像は？

上記1～4を統合して以下のように全体像を整理する（図11）.

本症例が自分でトイレに行けないのは起き上がり，立ち上がり，移乗動作が困難だからである.

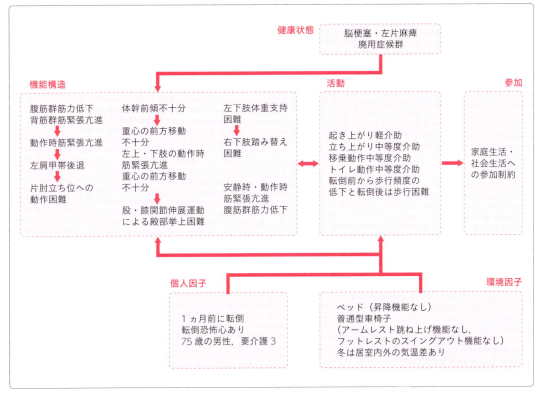

図11　問題構造の全体像

転倒により立ち上がり動作や移乗動作時に転倒恐怖心があり動作時筋緊張亢進のため介助量が増えている．室内外の気温差の関係で，寒い場所では筋緊張が亢進してしまうため活動量が低下し廃用が進み，筋力低下が起きたため起き上がり動作が困難となっている．転倒は発症後初めての冬を迎え寒さで運動量が低下していたことがきっかけと考えられる．

本症例の問題解決策の提案

ICF概念地図で主要な問題点を解決する理学療法介入プランを，以下のように意思決定した（図12，表1）．

転倒恐怖心の軽減による動作能力向上を図る．立ち上がり運動を行うときに，体幹の前傾による重心移動が少なくても立ち上がれるようにベッドの高さを高めに設定にする．段階的に座面を低くしていきながら，体幹前傾を促していく．立ち上がり時の過剰な筋緊張亢進を防止したうえで，立位で麻痺側への体重移動運動を段階的に行い，麻痺側への荷重を再学習する．腹筋群の低下に対しては動作の中で筋活動を高め強化を図る．

福祉用具の再選定（下記）を行い介助量の軽減を目指す．要介護度の介護給付も考慮し，社会参加を目的に介護サービスなども提案していく．

・ベッド：2点柵（起き上がり側の柵をL字柵に変更）（図13）．昇降機能があるものに変更する．
・車椅子：普通型車椅子であるが，アームレストの跳ね上げ機能とフットレストのスイングアウト

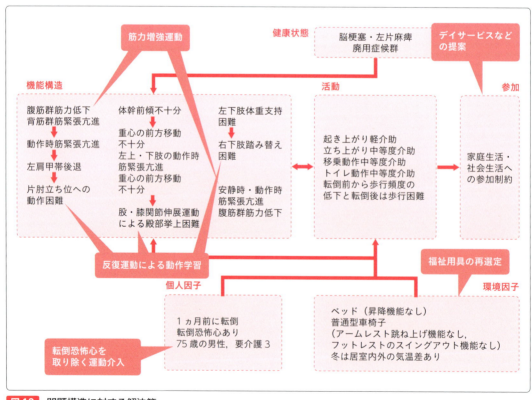

図12 問題構造に対する解決策

表1 本症例に対する理学療法の介入プラン

目的	方法	注意点
動作時筋緊張亢進の抑制と恐怖心の緩和	ベッド高を段階的に調整しての立ち上がりや立位の反復練習	本人が極力恐怖を感じない設定で実施
福祉用具の再選定による介助量の軽減と活動量の向上	ベッド，車椅子を本人の状況に合わせて選定．ポータブルトイレを提案	要介護3のため支給限度額を考慮し福祉用具を再選定する．ポータブルトイレは本人，家族の受け入れ状況を確認し必要かどうか判断していく
社会参加	デイサービスなどの介護サービス施設を利用することを提案	施設の見学，体験を提案する．経済状況に対する配慮が必要
筋力増強による各動作能力の向上	本人と家族で行える筋力増強につながる運動を提案	

機能がついているものに変更．自走できるよう本人の体格に合わせたものを選定．自走時に仙骨座りにならないように，下肢駆動に対応し大腿部が非対称のクッションも選定する．

・トイレ：冬季の温度差による筋緊張亢進を避けるため居室へのポータブルトイレの提案を行う．設置に抵抗を示される場合があり，本人と家族の受け入れ状況を慎重に判断する必要がある．

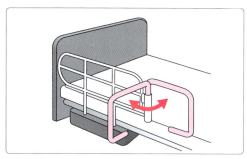

図13 L字型ベッド柵

・介護サービス：デイサービスなどを提案する．ケアマネジャーと連携を取りながら施設を見学・体験したうえで決定することを勧める．自己負担金が発生し，介護給付費限度額を超える可能性があり，慎重に判断する必要がある．

・移乗動作時のマニュアル作成：立ち上がり時のベッドの高さなど，毎回同じ環境で実施できるよう可視化する．

> **Reference TMT**
>
> TMT[2]は注意障害の検査でAとBの2種類がある．
>
> ・TMT-A：ランダムに配置されている1～25までの数字を順番に線で結ぶ課題で，選択性（注意をその作業に向けることができる）を検査する．75～84歳の平均所要時間は73.3±26.3秒[3]．
>
> ・TMT-B：1～13までの数字と「あ」から「し」までの仮名がランダムに配置されており，1→あ→2→い→3…といったように数字と仮名を交互に線で結ぶ課題で，注意の分配性（2つの作業を同時にできる），転換性（2つの情報処理を交互に行う）を検査する．75～84歳の平均所要時間は222.1±87.6秒[3]．

> **Reference** SIAS[4)]

SIASは，脳卒中患者の多面的な機能障害を見落としなく評価できるように作成されている．9種の機能障害（麻痺側運動機能，筋緊張，感覚機能，関節可動域，疼痛，体幹機能，視空間認知，言語機能，非麻痺側運動機能）に分類される22項目からなり，各項目とも3あるいは5点満点で評価する．

本症例の評価
- Knee-Mouth test：2点（手が乳頭の位置に届く）
- Finger-Function test：2点（全指の分離運動可能だが屈曲伸展が不十分）
- Hip-Flexion test：2点（足部がかろうじて床から離れる）
- Knee-Extension test：3点（重力に抗して膝関節伸展が十分にできるが中等度のぎこちなさあり）
- Foot-pat test：2点（足関節背屈が不十分ながら行え，前足部を床から離せる）
- 腱反射：1点（1A）（中等度に亢進している），2点（軽度亢進している）
- 上下肢筋緊張：1点（1A）（中等度に亢進している）
- 触覚：3点（正常），1点（重度感覚鈍麻）
- 位置覚：3点（正常），2点（中等度の動きで正しく方向がわかる），1点（動いていることはわかるが正しい方向がわからない）
- 関節可動域（ROM）：上肢2点（他動的肩関節外転150°可能），下肢2点（他動的足関節背屈10°可能）
- 疼痛：3点（問題なし）
- 体幹機能：腹筋力1点（抵抗がなければ座位をとれる），垂直性2点（指示すれば垂直位に座れる）
- 視空間認知：3点（中央からのずれが2cmより小さい）
- 言語機能：3点（失語の所見なし）
- 非麻痺側大腿四頭筋力：2点〔軽度の筋力低下（MMTで4レベル）〕
- 非麻痺側握力：2点（10～25kg）

> **発展的学び** アクティブ・ラーニング課題

本症例の初期情報と追加情報を用いて以下の設問にトライしましょう．

> **検査・評価**

1. 麻痺の程度を評価するブルンストロームステージとSIASの検査を実際に学生同士で実施してみましょう．
2. 患者の姿勢，動作観察を行うときにはさまざまな角度から上・下肢の位置や動きを観察しなければなりません．その理由を考えてみましょう．

> **運動療法**

3. 転倒恐怖心を軽減していくためには，どのように動作練習を進めていけばよいか考えてみましょう．
4. 本症例の場合，腹筋群の活動を高める動作として，どのような活動が実施できるか考えてみましょう．
5. 片麻痺の起き上がり動作に，どのようなパターンがあるか考えてみましょう．

ADL

6. 本症例の福祉用具を選定する際，どのようなベッド，どのような車椅子が最適だと考えますか？
7. 家族の介助量を軽減できるような環境設定を考えてみましょう．

義肢装具

8. 本症例の在宅生活において，プラスチック短下肢装具の使用はどのような利点がありますか．また欠点についても考えてみましょう．

● 文 献

1) 尾上尚志ほか：神経系の構造と機能．病気がみえる vol.7 脳・神経，医療情報科学研究所編，メディックメディア，東京，30，2011
2) 網本 和ほか：高次脳機能検査．脳卒中の理学療法の理論と技術，改訂第2版，原 寛美ほか編，メジカルビュー社，東京，235，2016
3) Hashimoto R, et al：Effect of age and education on the Trail Making Test and determination of normative data for Japanese elderly people：the Tajiri Project. Psychiatry Clin Neurosci 60：422-428, 2006
4) 里宇明元：評価方法．脳卒中患者の機能評価—SIAS と FIM の実際，千野直一編著，シュプリンガー・フェアラーク東京，東京，17-28，1997

（浅田啓嗣・岡田啓太）

16 パーキンソン病

神経障害理学療法

■ 予習のためのエッセンス

◆ パーキンソン病とは，中脳黒質や脳幹部などの神経細胞の脱落・変性により，神経伝達物質であるドパミンが減少し，運動機能障害が出現する神経変性疾患です．有病率は，人口10万人に対し100〜150人程度であり，主に50歳以降で発症します．

◆ パーキンソン病は，安静時振戦，筋固縮，無動，姿勢反射障害の「四大徴候」に加え，歩行障害や構音障害，嚥下障害，自律神経症状である便秘や起立性低血圧，夜間頻尿などを伴い，抑うつ症状や不安，認知機能低下などの精神症状が存在する進行性の神経難病です．

◆ パーキンソン病の場合，担当患者が用いている薬の種類，投薬時間，投薬による合併症（wearing off，on-off，ジスキネジア症状など）を知ることが不可欠です．

◆ 理学療法としては，四肢・体幹のROM運動，筋ストレッチ，バランス向上運動，姿勢矯正運動を行う必要があります．また歩行障害には，目印や号令を用いた視覚的・聴覚的刺激（Cue：運動のきっかけ）を用いることで動作改善を得ることができます．

症例 転倒リスクの高い70歳代の女性．

CBL1 初期段階での情報から問題の仮説を立て，仮説証明のための検査項目を決める

情報

処方箋
診断名：パーキンソン病．70歳代の女性，主婦．
　転倒のリスクが非常に高いため，自宅での安全な移動能力の獲得を目的に理学療法を開始してください．

理学療法士の思考

着目：パーキンソン病．70歳代の女性．
思考：パーキンソン病の典型的な問題構造を想起しICF概念図で表現する（図1）．

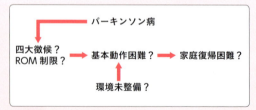

図1 仮説的問題構造

Clinical Rule：パーキンソン病で起こる機能障害は，安静時振戦，筋固縮，無動，姿勢反射障害，ROM制限．

次の情報：これから行う理学療法のリスク管理のために疾患の進行状況や合併症の確認を

現病歴・既往歴

　数年前より徐々につまずきなどが出現．今年の2月頃より歩行困難となった．4月には自宅にて転倒を繰り返し，近隣の本院受診．パーキンソン病と診断され，薬物療法の調整とリハビリテーション目的で入院となる．本日（入院3日後）より理学療法開始．

　現在の状況に影響を与えるような既往および合併症はない．

医療面接

◆PT「今何にお困りですか？」➡患者「歩きづらい．すぐに転んでしまう」
◆PT「家のどこで転びますか？」➡患者「浴室やトイレに行くときによく転びます」
◆PT「リハビリテーションに要望はありますか？」➡患者「家で転ばないようになりたい」，家族「トイレと入浴は自分でやってほしい」

姿勢・動作観察

座位姿勢
　仙骨座位で骨盤は後傾し脊柱後弯，頸部は伸展である．また脊柱は左凸に側弯している．上肢は屈曲位であり，右股関節は外旋している．

起立動作
　動作の始まりは緩慢である．ゆっくり踵を後方に引き，体幹を前屈し重心を足底にのせる．その後，ゆっくりと全身を伸展するが，脊柱・股・膝関節は完全には伸展しないまま起立動作は終了した．

立位姿勢
　頸部伸展，体幹前屈位で脊柱は左凸をして

する．　➡現病歴・既往歴

着目：これまでの経過．
思考：合併症はないが，頻繁に転倒しており，理学療法の実施においては転倒に十分注意が必要である．
Clinical Rule：パーキンソン病患者の理学療法においては評価や治療中の転倒に注意が必要である．
次の情報：現在の生活障害のおおまかな構造を把握するため，生活状況について問診する．
➡医療面接

着目：本人・家族の主訴と希望．
思考：現在，家庭生活を困難なのは，入浴や排泄時の転倒のためであろう．この移動動作における転倒の問題を解決しなければ自宅への退院は困難かもしれない．
Clinical Rule：排泄行為はADLの中で最も回数が多い行為であるため，排泄動作の制限は，本人にも家族にも負担となる．
次の情報：次に，転倒の原因を調べるために，移動動作を観察する．　➡姿勢・動作観察

着目：歩行の状況．
思考：転倒の原因となる歩行上の問題は，すくみ足，小刻み歩行，すり足歩行および方向転換困難にあると思われる．

　すくみ足・方向転換困難は，パーキンソン病の四大徴候である無動および姿勢調節障害によるものと推測される．無動により左右への重心移動が困難な場合，全体重を片方の足底に移すことができないため，もう片方の下肢を浮かすことができない．つまり一歩目を出すことが困難になる．一方，姿勢調節障害は片脚だけでバランスをとることを困難とする．片脚だけで立位を保持できなければ，もう片方の下肢を浮かすことができない．つま

いる．上肢は大腿前面に手を置くため屈曲位である．骨盤後傾位，両股関節，両膝関節屈曲位である．重心は後方にあるように見える．

歩行（杖歩行：T字杖）

近位監視での杖歩行（3動作そろえ型）．

歩行開始時に体幹前傾，股関節屈曲位となり重心が前方へ傾く．すくみ足がみられ，一歩目がなかなか出ない．立脚初期において両足関節背屈が少なく，歩行周期中，常に両股関節・膝関節が屈曲位である．立脚中期～終期までに両股関節の伸展がみられず，片脚支持期の短縮がみられ，小刻み歩行となり，前方への推進力が低下している．立脚終期では足趾の蹴り出しがみられず，遊脚期における足関節背屈も低下しているため，すり足歩行を呈している．

り，この場合も一歩目を出すことは困難になる．

Clinical Rule：無動や姿勢調節障害は片脚だけの立位保持を困難とする．

思考：小刻み歩行・すり足歩行の原因は，すくみ足の問題に加えて，股・膝・足関節のROM制限や筋力低下にあると推測される．無動と姿勢調節障害は片脚だけの姿勢保持を困難にするため，対側の遊脚時間は短くなり，小刻み歩行やすり足歩行を起こす．それに加え，ROM制限や筋力低下は，身体の平衡をとるための俊敏な関節運動を阻害するため，さらに片脚だけの姿勢保持を困難にする．

Clinical Rule：ROM制限や筋力低下は身体の平衡をとるための俊敏な関節運動を阻害する．

思考：パーキンソン病の場合，運動のきっかけ（Cue）である感覚刺激を適切に用いることですくみ足などを改善することが可能である．本症例においてはCueが有効に用いられていない可能性がある．

Clinical Rule：感覚刺激を適切に用いることですくみ足などを改善できる可能性がある．

次のアクション：ここまでの問題構造の仮説を整理する．

問題構造の仮説を構成するための統合と解釈

ここまでの思考結果を統合し，仮説的問題構造を以下のようにまとめる（図2）．

「家庭復帰が困難」なのは「自立した排泄や入浴が困難」だからであり，それは「自宅内での移動が困難」であるからである．自宅内移動，つまり歩行を困難にしているのは，すくみ足・小刻み歩行・すり足歩行・方向転換困難によるものである．これらの現象の原因は，パーキンソン病に由来する無動・姿勢調節障害，またROM制限や筋力低下などの廃用症候群，さらには生活環境の未整備によるものと思われる．

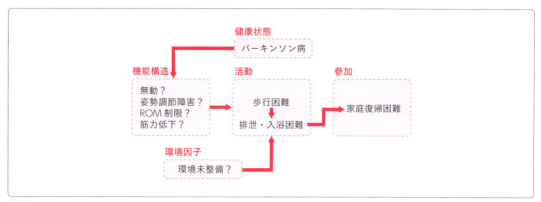

図2 本症例の問題構造の仮説

仮説を証明するために必要な検査・測定

　仮説的問題構造を基に実施すべき検査と測定の項目を選択する（図3）．

　パーキンソン病患者に介入する際には，この疾患の進行状況，服用している薬とその服用時間，副作用の影響を理解することが必要である．

　次に「自宅内で歩行中の転倒が多い原因」を明らかにするための検査としては，まずは無動の影響を確認するためにCueを与えて問題動作の改善具合を確認する．姿勢調節障害の影響の確認にはバランス評価が重要で，functional reach test，timed up and go test などの定量的なテストを行う．また，パーキンソン病の特徴でもある運動の過小や固縮の影響によるROM制限や筋力低下などの廃用症候群についても検査が必要である．さらには環境整備による転倒防止効果についても確認が必要であろう．

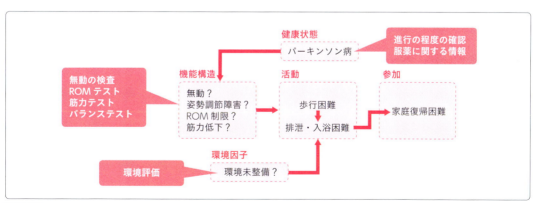

図3 仮説と仮説証明のための検査・測定項目

CBL2 仮説証明のために実施した検査・測定データから問題構造を分析し，解決策を提案する

情報 / 理学療法士の思考

Hoehn&Yahr 分類
- ステージⅢ　Reference　p.177

着目：ステージ．
思考：本症例は，ADL は自立して行えるが転倒しやすい状況にある．
次の情報：転倒の時間帯と服薬時間に関係はあるか？ ➡服薬状況

服薬状況
- 薬剤：レボドパ（L-ドーパ製剤）
- 問診：薬の効果が急に切れたりすることはない．転倒する時間は一定ではない．

着目：wearing off 現象，on-off 現象．
思考：上記のような副作用は出現しておらず，転倒影響はないと判断した．
Clinical Rule：パーキンソン病においては服薬が患者の ADL に大きな影響を与える可能性があるため，その把握は重要である．
次の情報：それでは何が転倒のしやすさに影響を与えているのか？ ROM 制限の評価の前に筋緊張を調べる．➡筋緊張テスト

筋緊張テスト　※被動性検査
- 股関節屈筋群，膝関節屈筋群，足関節底屈筋群に鉛管様の緊張亢進を認める．

着目：屈筋の筋緊張．
思考：股・膝関節屈筋，足底屈筋の筋緊張亢進は，全身的な屈曲姿勢を作り，さらには関節拘縮を起こす可能性がある．
Clinical Rule：パーキンソン病においては屈筋の緊張が優位に亢進し屈曲拘縮を起こしやすい．
次の情報：屈筋の筋緊張亢進のために屈曲拘縮を起こしているのでは？ ➡ROM テスト

ROM テスト　※単位＝度
- 体幹伸展（−10）回旋（Rt. 5, Lt. 5），◆股関節屈曲（Rt. 80, Lt. 90）伸展（Rt. −5, Lt −10），◆膝関節屈曲（Rt. 120, Lt. 120）伸展（Rt. −15, Lt. −10），◆足関節背屈（Rt. 5, Lt. 10）底屈（Rt. 30, Lt. 30）

着目：足関節背屈の可動範囲．
思考：足関節背屈の可動範囲は保たれていた．このことから ROM は転倒の直接的な原因とはならないと判断した．
　しかし，股・膝関節の拘縮は立位や歩行時のバランスを保つための方略の幅を狭めてしまう．例えば，股関節おけるバランス方略を

用いる場合，重心が前方に偏移すると即座に股関節を伸展して重心を支持基底面内に戻そうとするが，股関節の伸展制限があればその方略は使うことができない．したがって，このような拘縮は間接的には転倒の原因と考えることができる．

Clinical Rule：① ROM テストの結果は参考 ROM ではなく，動作に必要な ROM を検討する．② ROM 制限はバランスを保つための方略の幅を狭める．

次の情報：ROM 制限は転倒傾向に間接的に関与していた．筋力はどうか？

➡筋力テスト

[筋力テスト] ※ MMT に準じた粗大筋力
- 股周囲筋（左右とも 4），◆膝周囲筋（左右とも 4），◆足周囲筋（左右とも 4）

着目：足関節背屈筋の筋力．

思考：筋力も転倒の直接的な原因とはならないと判断した．しかし，下肢全体の筋力の弱化は立位や歩行時のバランスを保つための方略の幅を狭めると考えられる．

Clinical Rule：筋力低下はバランスを保つための方略の幅を狭める．

次の情報：ROM も筋力は転倒傾向に関節的に関与していた．それでは実際のバランス能力はどうか？ ➡バランステスト

[バランステスト]
- functional reach test：12 cm
- timed up and go test：26 秒
- 開眼片脚立ちテスト：1 秒

着目：開眼片脚立ちテスト．

思考：すべてのバランステストでバランス能力の低下が確認できた．特に開眼片脚立ちのデータは，すくみ足，小刻み歩行，すり足歩行の原因を裏づけている．つまり，片脚に重心をすべて移すことができないため，もう片方の下肢を遊脚できない．これらは，パーキンソン病の四大徴候である姿勢調節障害によるものと推測される．

Clinical Rule：開眼片脚立ちテストは 30 秒以上，functional reach test（70 〜 97 歳の女性）は 26.7 ± 8.9 cm，time up and go test は 20 秒以内が標準値である．

次の情報：次に，すくみ足や小刻み歩行に対する無動の影響を Cue の有無で確認する．
➡ **Cue の付与による動態検査**

Cue の付与による動態検査
　床に一定の間隔で運動のきっかけとなる線（Cue）を引いた．その線を用いない歩行では，すくみ足と小刻み歩行が出現した．それに対し，Cue を用いた場合には異常歩行はみられにくくなった．また，斜めに引いた線を用いると方向転換も容易になった．

着目：Cue の効果．
思考：運動のきっかけとなる Cue を用いたことですくみ足などが改善したことから，無動の存在が明らかとなった．このことにより，転倒の原因となっていたすくみ足は無動によって引き起こされていることが証明できた．**Reference** p.177
次の情報：それでは，本症例の住環境と転倒の関係はどうだろう？　➡ **住環境**

住環境
◆ 1 階和室を寝室として使用．寝室からトイレまで 6 m で手すりなし．廊下とトイレに 30 mm の段差あり．トイレ内には手すりあり➡廊下では頻繁に転倒しているが，廊下とトイレの間およびトイレ内での転倒はほとんどない．
◆ 寝室から浴室まで 13 m で手すりなし．廊下と脱衣所に段差なし．脱衣所および浴室内にも手すりなし➡脱衣所および浴室では頻繁に転倒している．浴槽に入るまたぎ動作も困難である．

着目：転倒環境．
思考：段差や敷居など Cue の機能を有する環境では転倒しにくい傾向にあった．これに対して，平らで手すりのない廊下や脱衣所，浴室では転倒が頻発している．これらのことから，Cue となる環境および支持基底面を広げるような手すりの設置などの環境が未整備であると思われる．

Clinical Rule：段差や敷居，床の模様などは Cue の機能を有する．一方，手すりは支持基底面を広げる機能を有し転倒のリスクを下げる．

次のアクション：ここまでの問題構造を整理する．

問題構造を整理するための統合と解釈

　ここまでの結果を統合し，次の順番に問題構造を整理する．

1. 排泄や入浴が困難な原因は？
2. 自宅内での転倒が多い原因は？
3. 本症例の問題構造の全体像は？

1　排泄や入浴が困難な原因は？
結論　排泄や入浴が困難なのは自宅内移動（歩行）が困難なためである．それは，寝室からトイレ

や浴室への移動の際に，たびたび転倒するからである（図4）．

根拠 医療面接での「すぐに転んでしまう」「寝室から移動の際に転ぶ」という訴え．

思考 排泄や入浴が困難なのはその行為自体の問題ではなく，その行為を行う環境への移動，つまり歩行が困難なためである．歩行が困難なのは，その際に転倒するからである．動作中の安全性はその動作の自立度に大きな影響を与える．

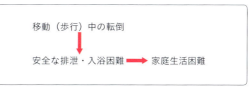

図4　家庭生活困難な原因

2 自宅内での転倒が多い原因は？

結論 自宅内で転倒が多い原因は，パーキンソン病に由来する無動・姿勢調節障害，また廃用症候群によるバランス機能の低下により，歩行時において片脚立位保持を困難とし，それにより下肢の振り出しを困難としているからである．また，Cue を含む環境の未整備があるからである（図5）．

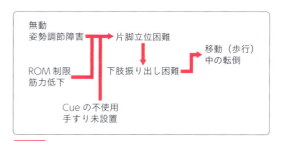

図5　歩行中の転倒の原因

根拠 片脚立ちテストは1秒であった．またすくみ足は Cue の使用で改善された．さらに ROM 制限や筋力低下などの廃用症候群が存在した．手すりがない場所で転倒が頻発していた．

思考 まず転倒とは支持基底面から重心が外れてしまう状態である．歩行においては重心を前方に移動させなければならないが，その際，前方に外れた重心を支えるための新しい支持基底面が準備されていなければ前方に転倒することになる．新しい支持基底面は片方の下肢を一歩前に出すことで作られるが，そのためには，対側の下肢に全重心が移動しその下肢でしっかりバランスをとる必要がある．

パーキンソン病で無動によって片方に下肢への重心移動が起こらないことから，対側下肢の振り出しが困難となる．歩行のための前方への重心移動が開始されていた場合，重心は支持基底面から前方に外れ，それを支える一歩が振り出せないと転倒することになる．小刻み歩行も方向転換困難も同様のメカニズムで転倒を起こす．症例においてもこのようなメカニズムで転倒を起こしていると推測される．

本症例ではさらに無動を解除するための Cue が使われておらず，また支持基底面を広げるような手すりもないことから，転倒リスクはさらに高まっている．

3 本症例の問題構造の全体像は？

上記の1，2を統合して以下のように全体像を整理する（図6）．

本症例が自宅復帰を遂行できないのは，排泄や入浴が自立していないからである．排泄や入浴が困難なのは，寝室からトイレや浴室への移動時に転倒するからである．転倒するのは，無動や姿勢調節障害，また廃用症候群によるバランス機能の低下や環境が十分に整備されていないからである．

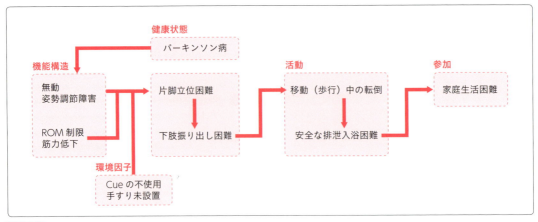

図6 本症例の問題構造の全体像

本症例の問題解決策の提案

　ICF概念地図で主要な問題点を解決する理学療法の介入プランを，以下のように意思決定した（**図7，表1**）．

　パーキンソン病症状である無動には運動のきっかけ（Cue）として床に引かれた線などで視覚的刺激を加える．また姿勢調節障害には，リーチ動作による重心移動練習や姿勢鏡を利用した姿勢矯正練習を行う．

　ROM制限や筋力低下などの廃用症候群にはROM運動や筋力増強運を行う．また日頃の運動量の減少を改善するため通所リハビリテーションなどを利用し運動量を増加させる．

　歩行に関しては，横歩き，足挙げなどの応用歩行や歩幅を意識し，歩行リズムを合わせることで小刻み歩行やすくみ足歩行の改善を目指す．

　自宅復帰に向け，住宅改修や介護保険制度を利用したサービス提供のアドバイスを行う．住宅改修では廊下や脱衣所，浴室に手すりを取り付け移動能力の向上および転倒への恐怖心を軽減する．

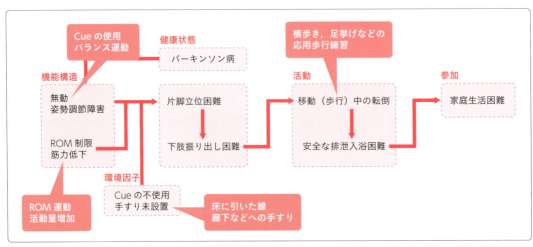

図7 問題構造に対する解決策

表1 本症例に対する理学療法の介入プラン

目的	方法	注意点・禁忌
関節拘縮・筋力低下の改善および予防	ROM運動や筋力増強運動，通所サービスを用いて活動量増加	愛護的なストレッチと関節運動
バランスの改善	リーチ動作による重心移動練習，姿勢鏡を用いた姿勢矯正練習	転倒
すくみ足・小刻み歩行の改善	Cueの使用（床へ線を引くなど）	転倒
廊下・脱衣所・浴室での転倒防止	廊下や脱衣所，浴室に手すりを設置	症状の進行を想定した早期の環境整備プラン
移動能力の改善	横歩き，足挙げなどの応用歩行練習	転倒

また，介護保険制度下の介入として，デイサービスを利用することで他者との交流を図り，日中の独居時間を減らす調整を行う．

Reference Hoehn & Yahr の重症度分類（表2）

パーキンソン病の評価では，1967年に発表されたHoehn & Yahrの重症度分類[1]が多く用いられている．

stage Ⅰ～Ⅴまでの5段階に分類され，潜行性に発症し，ゆるやかに進行していくパーキンソン病では，重症度判定をすることで大まかな身体状況を知ることが必要となる．

stage Ⅰ～Ⅱでは，リハビリテーションを実施する機会は少ないが，姿勢機能の低下が生じる前に介入することがポイントとなる．

表2 Hoehn & Yahr の重症度分類

stage Ⅰ	一側性障害のみ．機能障害は軽度，またはなし
stage Ⅱ	両側性障害．姿勢保持障害はなく，日常生活や仕事では多少の不自由さがあるが介助を必要としない
stage Ⅲ	姿勢反射障害がみられる．身体機能や活動はある程度制限されるも，職種によっては仕事が可能．1人で生活することができ，機能障害は軽度または中等度である
stage Ⅳ	重度機能障害．立位保持や歩行はかろうじて介助なしで可能だが，日常生活は高度に障害され，労働能力も失われる
stage Ⅴ	介助なしでは寝たきり，または車椅子での生活になる

Reference Cue（運動のきっかけ）と矛盾動作[2]

パーキンソン病ではすくみ足のように運動の開始が困難である．このような場合に目標物（Cue：きっかけ）が前方にあると突然，スムーズに歩き始める．このような現象を逆説あるいは矛盾性運動（kinesie paradoxale）という．Cueには視覚的なものや聴覚的なものがある．例えば，小声症に対してカラオケのマイクなどを持たせると大きな声で歌うことができる．これもCueが作用していると思われる．パーキンソン病の寡動に対してCueが有効である機序としては，内発的に随意運動を起こす中枢の障害に対して，感覚入力を用いることにより小脳―運動前野の外発的な随意運動中枢が作用していると考えられている．

> **発展的学び** アクティブ・ラーニング課題

本症例の初期情報と追加情報を用いて以下の設問にトライしましょう．

検査・評価
1. パーキンソン病特有の運動症状（小刻み歩行，すくみ足歩行）について考えてください．どのような歩き方になるか，実演して学生同士で確認し合いましょう．
2. 本症例のバランス能力テストの測定方法を実際に行ってみましょう．
3. Hoehn & Yahr 重症度分類について確認しましょう．パーキンソン病統一スケールであるUPDRS の概要について調べましょう．

運動療法
4. 本症例の ROM 運動を実際に行ってみましょう．
5. 本症例に静的ストレッチを行う場合の方法を考えましょう．
6. 本症例に姿勢鏡を使用した視覚的フィードバックを用いる場合，どこで姿勢鏡を使うのか，どのような姿勢で行うのか，どのくらいの頻度で使用していけばよいのかを考えましょう．また，なぜ姿勢鏡が有効なのか，使用目的を考えてください．
7. 本症例が歩行練習をする場合，リズムに合わせた歩幅や足の挙げ方を意識させるため，どのような口頭指示がよいか考えましょう．

内服療法
8. パーキンソン病薬にはどのような薬があるか調べましょう．また副作用も調べましょう．

住宅改修
9. 本症例における自宅内移動を円滑にする手すりの位置を考えましょう．

介護保険
10. 介護保険制度下によるサービスにはどのようなものがあるか考えましょう．

●引用文献

1) Hoehn MM, et al：Parkinsonism：onset, progression and mortality. Neurology 17：427-442, 1967
2) 郷　貴大ほか：歩行障害．障害別・ケースで学ぶ理学療法臨床思考，嶋田智明編，文光堂，東京，482，2007

●参考文献

- 立野勝彦ほか：神経筋疾患．リハビリテーション医学テキスト，改訂第4版，三上真弘監，出江紳一ほか編，南江堂，東京，204-207，2016

（内山田悟朗）

神経障害理学療法

17 脊髄小脳変性症

■ 予習のためのエッセンス

◆ 脊髄小脳変性症は小脳，脊髄を主病変とする進行性の神経疾患であり，遺伝性と非遺伝性に大別されます．

◆ 主症状は運動失調であり，その他にも錐体外路徴候や自律神経症状など多彩な症状を合併します．

◆ 脊髄小脳変性症は進行性疾患であり，リハビリテーションでは病型の特徴や主症状を把握し，基本動作能力，ADL 能力の維持や病状進行に応じた環境設定が重要となります．

◆ 医師から処方を受けた理学療法士は，対象患者の病型，身体症状や状態，ADL 状況を検査したりして，まずはこれから行っていく理学療法の方向性を決定します．そして治療へと進みます．

◆ 脊髄小脳変性症の非遺伝性病型で比較的中年以降に発症する皮質性小脳萎縮症の場合は，進行による重症度の変化により運動失調，筋力低下，筋緊張低下，企図振戦，眼振，構音障害などの機能構造障害が起こります．

◆ これらの機能構造障害により ADL，IADL 全般に支障をきたします．

◆ 理学療法士としては，進行性疾患であることを念頭に置き，病状進行による身体状況変化に応じながら，運動失調にはフレンケル体操や弾性緊迫帯を試み，運動療法ではバランス練習や筋力増強，動作練習，さらには家屋環境整備などを行いながら ADL の維持を図ります．

症例 最近，歩行時にふらつきが出現してきた 63 歳の男性．

CBL1 初期段階での情報から問題の仮説を立て，仮説証明のための検査項目を決める

情報

処方箋

診断名：皮質性小脳萎縮症．63 歳の男性，パート職．

歩行能力の維持，改善を図り，活動性の低下を防ぐことを目標に理学療法を開始してください．なお転倒に十分注意してください．

理学療法士の思考

着目：皮質性小脳萎縮症．63 歳の男性，パート職．

思考：皮質性小脳萎縮症の典型的な問題構造を想起し ICF 概念図で表現する（図1）．

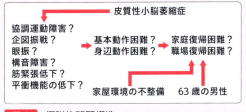

図1 仮説的問題構造

Clinical Rule：皮質性小脳萎縮症は進行性疾患であり，協調運動障害，平衡機能障害，企図振戦，眼振，構音障害，筋緊張低下が機能障害として生じる．

次の情報：進行性疾患であることを念頭に，どのような経過で今に至るかを確認したい．
➡ 現病歴

[現病歴]

2年前に大学病院にて皮質性小脳萎縮症と診断される．外来通院をしながら服薬管理にて自立した在宅生活を送っていた．1ヵ月ほど前から歩行時のふらつきが強くなり，今月より外来にて理学療法を開始．

着目：発症後2年経過，歩行時のふらつき．

思考：発症からの経過がわかった．画像を確認し，萎縮は小脳に限局しているのか，萎縮はどの程度かを把握し，機能検査を絞り込みたい．また，歩行時のふらつきは病状進行に伴い協調運動障害や平衡機能障害，筋緊張低下などの小脳症状が増悪したことが要因ではないかと考える．

Clinical Rule：皮質性小脳萎縮症の特徴は，小脳に限局され小脳性運動失調症状を呈することである．また進行が遅く生命予後は良好である．

次の情報：これから行う理学療法評価，治療のために萎縮している部位・程度を確認したい．➡ 画像情報

[画像情報]

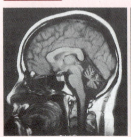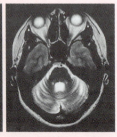

図2 MRI画像

「三森康世，大下智彦：脊髄小脳変性症，神経内科学テキスト（江藤文夫，飯島 節編），改訂第4版，p.185，2017，南江堂」より許諾を得て転載．

着目：萎縮している部位と程度の確認（図2）[1]．

思考：小脳の萎縮のみ認められ，その他周辺組織の萎縮は認められない．やはり，小脳症状が主症状として出現していると考え，理学療法評価，治療を進めよう．

Clinical Rule：基本的に皮質性小脳萎縮症は小脳にのみ萎縮が生じ，錐体路徴候や錐体外路徴候を伴わないことが特徴である．脊髄小脳変性症に対する理学療法では病型分類，画像所見での萎縮部位や程度の把握が評価・治療を行ううえで重要となる．

次の情報：皮質性小脳萎縮症の病態特徴から身体症状は多岐にわたる．現状，何に困って

問診

- PT「今何にお困りですか？」➡患者「家の中でも外でも歩いているときにふらついて転びそうになり，通勤や生活全般で不安」
- PT「仕事で歩くことはありますか？」➡患者「仕事は電話対応なので座っていることが多いです．職場までは徒歩で1kmほどの距離です」
- PT「今までに転んだことはありますか？」➡患者「転びそうになったことはあるが，転んだことはないです」
- その他に得た情報：妻とは4年前に死別し，今は1人暮らしで子供もいない．持ち家で一戸1階建て，手すりなどの設置はない．

動作観察

歩行動作を観察した．

歩隔が広く，動揺性のある不安定な歩様だが酩酊歩行とまではいかない．不安定性による全身の緊張亢進がみられ，バランスを保つために両上肢をやや外転位で保持しながらゆっくりと歩行している．方向転換時はさらに動作がゆっくりとなり，転換側にバランスを崩しそうになる．

いるかを把握し，理学療法を展開していく．

➡問診

着目：通勤や生活全般での歩行時のふらつき．
思考：通勤や生活全般における移動手段は歩行であり，歩行能力の低下は就労困難，在宅生活困難，さらには活動性の低下を招きかねない．今後を踏まえると歩行能力の維持は必須と思われる．歩行時のふらつきは皮質性小脳萎縮症由来の小脳症状により生じていると思われる．
次の情報：歩行動作において，どの程度のふらつきが出現しているのか確認する．

➡動作観察

着目：不安定な歩行と方向転換．
思考：このような歩様の原因は協調運動障害，全身の筋力低下，平衡機能の低下，眼振によりバランスを崩し転倒の危険性があるからと思われる．また，方向転換時に動作が遅くなることも同様の理由であると思われる．歩隔を広げることにより支持基底面の拡大，両上肢を外転位に保持することで平衡機能の低下を補い，全身に力を入れることで体幹の動揺を抑え，転倒しないようバランスを保ちながら歩行していると思われる．

Clinical Rule：主な小脳症状は協調運動障害，筋緊張低下，筋力低下，平衡機能の低下，眼振，構音障害が挙げられる．

協調運動障害とは運動失調や変換運動障害，共同運動障害，測定障害などの徴候を示す．

次のアクション：ここまでの問題構造の仮説を整理する．

問題構造の仮説を構成するための統合と解釈

　ここまでの試行結果を統合し，仮説的問題構造を以下のようにまとめる（図3）．
　「通勤や生活全般に不安」を感じているのは「歩行時のふらつきによる転倒の不安」があるからで，歩行時にふらつくのは「協調運動障害，筋力低下，筋緊張低下，平衡機能の低下，眼振」の小脳症状による要因と，小脳症状が複合的に絡み合い，その結果バランス能力が低下していることが要因であると推測される．これらの機能障害は，皮質性小脳萎縮症の病状進行により徐々に障害されていると思われる．

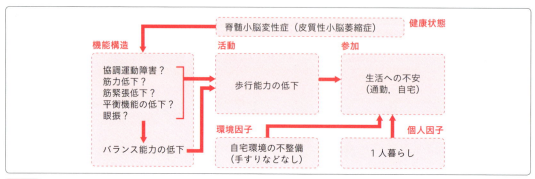

図3 本症例の問題構造の仮説

仮説を証明するために必要な検査・測定

　仮説的問題構造を基に実施すべき検査と測定の項目を選択する（図4）．
　健康状態における脊髄小脳変性症の分類である皮質性小脳萎縮症と診断するのは医師である．しかし，皮質性小脳萎縮症と診断されても小脳以外の周辺組織に萎縮が生じ，小脳症状以外の症状が生じている可能性がある．小脳症状以外の症状としては，自律神経症状，錐体外路徴候，錐体路徴候，感覚障害，末梢神経障害，認知機能障害などが挙げられる．そこで理学療法士として小脳症状以外の症状が出現していないかスクリーニング的に検査することが重要である．

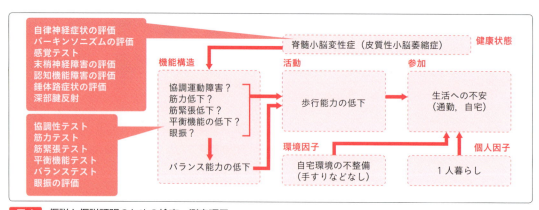

図4 仮説と仮説証明のための検査・測定項目

次に「歩行時にふらつく原因」を明らかにするためのテストとしては，動作観察の結果を踏まえて，協調性テスト，筋力テスト，筋緊張テスト，平衡機能テスト，眼振の有無，バランステスト，ADLテストなどに関する評価を選択する．

> **Reference** 難病指定での分類
>
> 脊髄小脳変性症は遺伝性と孤発性とに大別される．本症の皮質性小脳萎縮症は孤発性であり，他に多系統萎縮症も含まれ皮質性小脳萎縮症より発症頻度が高い．その多系統萎縮症は，厚生労働省の指定難病分類では脊髄小脳変性症に含まれず独立して扱われている．

CBL2 仮説証明のために実施した検査・測定データから問題構造を分析し，解決策を提案する

情報

協調性テスト
- 鼻指鼻試験：左右とも測定過大，指先にわずかな振戦があり，目的物に近づくと強く出現．
- 踵膝試験：左右とも運動の分解，測定過小，わずかに企図振戦が出現．
- 共同運動障害検査：背臥位からの起き上がりで脚を高く上げる動作はみられず．
- 線引き試験：左右とも測定過大．
- 手回内・回外試験：左右不規則な動きとなる．
- foot pat：左右とも底背屈運動がゆっくりである．
- 時間測定異常：左右とも手を握る動作が遅れる．

平衡機能テスト
- 四つ這い位：安定．
- 端座位：静的保持では上肢の支持なしで体幹の動揺あり，動的保持では保護伸展反応が出現するも側方，後方に易転倒性である．
- 立位：静的，動的ともに体幹動揺がみられ，わずかにステップ反応が出現．

理学療法士の思考

着目：運動失調，測定障害，変換運動障害，時間測定異常の検査で協調性異常が示唆され，共同運動障害は正常．

思考：下肢の運動失調，変換運動障害が歩行動作へ悪影響を与えているであろう．

Clinical Rule：鼻指鼻試験，踵膝試験は運動失調の検査であり，線引き試験は測定障害の検査である．また，手回内・回外試験，foot patは変換運動障害をみる検査法である．

次の情報：協調性テストを踏まえ，バランス機能はどうだろうか？ ➡平衡機能テスト

着目：端座位，立位ともに体幹動揺が出現．

思考：端座位，立位で体幹動揺が出現していることから転倒の危険性があると判断．また，端座位，立位より高度な歩行動作ではさらに転倒の危険性は高いと思われる．

Clinical Rule：皮質性小脳萎縮症は，体幹失調と歩行失調が主体で，上肢の失調は軽度

に両上肢をやや外転位で保持しながらゆっくりと歩行している．また，方向転換時はさらに動作がゆっくりとなり方向転換側にバランスを崩しそうになることが観察されたため，そう判断した．

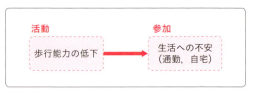

図5　生活に不安を感じている原因

2　歩行時にふらつく原因は？

結論　歩行時のふらつきは運動失調，変換運動障害，体幹動揺によってバランス能力が低下していることが原因である（図6）．

根拠　協調性テスト，平衡機能テスト，バランステストにおいて異常がみられる．

思考　皮質性小脳萎縮症ではさまざまな小脳症状が同時に現れる．本症例でも協調性テストでは，下肢の運動失調や変換運動障害が

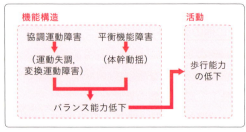

図6　ふらつきの原因

みられ，また平衡機能テストでは端座位，立位で体幹動揺がみられた．その要因によりバランス能力が低下し，歩行時のふらつきが出現していると判断した．

3　本症例の問題構造の全体像は？

上記の1，2を統合して以下のように全体像を整理する（図7）．

本症例が日常の生活において不安を感じているのは，歩行時にふらつき転倒してしまいそうになるからである．その原因は皮質性小脳萎縮症由来による協調運動障害や平衡機能障害の影響でバランス能力が低下し，歩行時にふらつきが生じているからである．

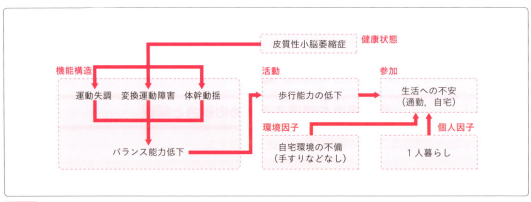

図7　歩行時にふらつく原因

本症例の問題解決策の提案

ICF概念地図で主要な問題点を解決する理学療法の介入プランを，以下のように意思決定した（図8，表1）．

運動失調に対して弾性緊迫帯を着用することで症状を抑制し，着用状態で動作練習を行い動作能力の維持・改善を図る．また，筋力増強運動も実施し，運動失調などの症状軽減や活動性の低下により生じる廃用症候群防止を目指す．

バランス能力の低下に対しては，座位，立位などの各姿勢でバランス運動を行い，バランス能力の維持・改善を図ることで基本動作能力の低下を防ぐ．また，歩行バランスの維持・改善，そして廃用症候群の防止を目的に歩行練習も行う．

手すり設置の検討は，皮質性小脳萎縮症が進行性疾患であることを念頭に，在宅生活が少しでも長く維持できるよう早めに対策をする必要がある．

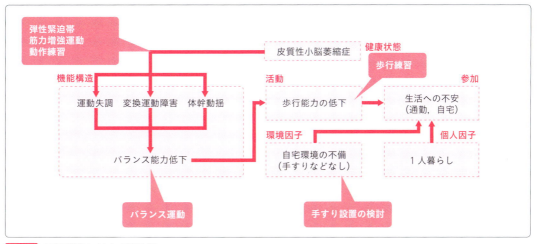

図8 問題構造に対する解決策

表1 本症例に対する理学療法の介入プラン

目的	方法	注意点・禁忌
運動失調の軽減	弾性緊迫帯着用	緊迫帯を外した後の効果は一過性
運動失調の軽減と廃用症候群防止	筋力増強運動	
各動作能力の維持・改善	弾性緊迫帯を着用しての各動作練習	転倒・転落
歩行能力の維持・改善	弾性緊迫帯を着用しての歩行練習	転倒
バランス能力の維持	バランス運動	転倒・転落など
今後のADL能力保持	手すり設置の検討	保険・福祉制度の有効利用

> **発展的学び** アクティブ・ラーニング課題

本症例の初期情報と追加情報を用いて以下の設問にトライしましょう．

検査・評価
1. 協調性テストについて調べ，実際に学生同士で協調性テストの練習を行ってみましょう．
2. 筋緊張について調べ，実際に学生同士で筋緊張テストを行ってみましょう．
3. バランステストについて調べ，実際に学生同士でバランステストを行ってみましょう．

運動療法
4. 実際に学生同士で弾性緊迫帯を巻いていろいろな動作を行い，その感想を共有しましょう．
5. 本症例に筋力増強運動を行う場合，どの筋を対象とするか考えてください．その理由も考えましょう．
6. 本症例に歩行練習を行う際の介助手はどこに添えるべきか考えてください．その理由も考えましょう．
7. 本症例にバランス練習を行う場合，どの動作のバランス練習を行うか考えてください．その理由も考えましょう．

ADL
8. 本症例の場合，玄関での靴の脱着に時間を要します．どのように動作のアドバイスを行えば安全かつ効率的に行えるか考えてください．
9. 本症例が在宅生活で安全に生活を送るには，どこにどのような手すりがあればよいか考えてください．その理由も考えましょう．

環境設定
10. 本症例が在宅で少しでも長く生活を送るために必要となる，もしくは便利な介護用品を調べてみましょう．

● 文 献
1) 三森康世ほか：脊髄小脳変性症．神経内科学テキスト，改訂第4版，江藤文夫ほか編，南江堂，東京，185, 2017
2) 松澤 正ほか：第12章 筋トーヌス検査．理学療法評価学，改訂第5版，金原出版，東京，175, 2016

（和地辰紀）

18 筋ジストロフィー

神経障害理学療法

■ 予習のためのエッセンス

◆ 筋ジストロフィーとは，進行性・遺伝性の多くの筋疾患の総称です．
◆ その中でもデュシェンヌ型筋ジストロフィーでは，幼児期に転倒などの徴候を示すことで気づかれ，年齢とともに歩行不能になり，車椅子生活を経て寝たきりに移行します．
◆ 医師から処方を受けた理学療法士は，対象患者の身体状態や社会的背景を問診したり評価したりして，まずはこれから行っていく理学療法の方向性を決定し，治療へと進みます．
◆ デュシェンヌ型筋ジストロフィーの場合，患者が低年齢である場合には，本人への告知がどのように行われているのか，もしくはこれからどのように告知していくのかに注意しなくてはなりません．
◆ また，病態の進行により全身の筋力低下・筋萎縮➡動作困難➡筋・腱の短縮・関節拘縮の悪循環が生じます．
◆ 理学療法としては，可能な限り進行を遅らせ，歩行期間を長く保持することが大切です．

症例 歩行不安定なデュシェンヌ型筋ジストロフィーの7歳の男児．

CBL1 初期段階での情報から問題の仮説を立て，仮説証明のための検査項目を決める

情報

処方箋
診断名：デュシェンヌ型筋ジストロフィー．7歳の男児，小学校2年生（普通級）．
　現状維持を目的に理学療法を開始してください．運動制限はありませんが，疲労に注意してください．

理学療法士の思考

着目：デュシェンヌ型筋ジストロフィー．7歳の男児，小学校2年生．
思考：デュシェンヌ型筋ジストロフィーの典型的な問題構造を想起しICF概念図で表現する（図1）．

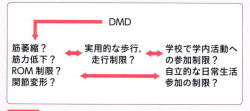

図1 仮説的問題構造

Clinical Rule：デュシェンヌ型筋ジストロフィーでは筋の萎縮変性は近位筋から生じ，歩行や走行に障害が現れやすい．

次の情報：ここまでの現病歴，患児への告知がどうなっているのか，すでにどのような検査や治療がされているのか知りたい．
➡現病歴・他部門情報

現病歴

　周産期異常なく，普通分娩，3,540ｇで出生．定頸4ヵ月，座位7ヵ月，はいはい10ヵ月，つかまり立ち11ヵ月，処女歩行は14ヵ月と運動発達には特に遅れもなかったが，3歳の終わりから足を痛がることがあった．また幼稚園で転倒することが増えたこと，少し身体を揺らして歩くことを担任に指摘され近医を受診，近親者（母の姉の子）にデュシェンヌ型筋ジストロフィー患者がいたことから専門病院を紹介され，そこで5歳のときデュシェンヌ型筋ジストロフィーと診断された．

着目：告知済みであれば，本人からの問診も可能だが，予後に関する言及には十分注意する．検査結果はデュシェンヌ型筋ジストロフィーの特徴を示している．

思考：筋の変性はすでに生じており，現病歴のエピソードからも歩行能力が低下し始めている可能性が高い．

Clinical Rule：高クレアチンキナーゼ（CKの高値）はデュシェンヌ型筋ジストロフィーの特徴の一つ．

次の情報：実際に患者の動作を見て，ここまでの経緯も含めて聴取する． ➡動作観察

他部門情報

◆ Dr.より：病名，服薬やリハビリテーションが必要なことは小学校入学時に本人に告知済み．だが，予後に関しては伝えていない．筋電図検査の結果，低電位，最大振幅の低下など筋原性の所見を認めた．また定期的な血液検査の結果，血清CKが高値を示している．心機能検査については未実施．現在はプレドニゾロン（ステロイド）の連日内服中．ステロイド内服による体重増加に注意．

動作観察

　理学療法室入室の様子を観察．患児は母親と一緒に独歩で来室．両下肢を少し外転させて，つま先を少し下に向けて歩く．体幹を少し左右に揺らす不安定な歩容を示す．

着目：不安定な歩行．

思考：現在，本症例は歩行期の状態であり，筋力低下による足関節の背屈不足やROM制限の可能性，骨盤周囲筋群の筋力低下による固定性の不足が歩行の不安定性に影響を与えているのではないか？

Clinical Rule：動揺性歩行は筋ジストロフィーなど筋原性疾患でみられ，近位筋（骨盤・股関節周囲筋）の筋力低下が原因である．

次の情報：本人や保護者の訴えも確認する．
➡問診

着目：患児は学童であり，友達と同じ生活を送れないことが一番の主訴のようだ．
思考：学校側とも情報を共有して，できる限り患児の学校生活を充実させてあげたい．そのためには現在の状況を把握するためのより詳細な評価が必要である．
Clinical Rule：デュシェンヌ型筋ジストロフィーでは現在どのステージにいるのかによって予想される問題が異なる．
次のアクション：ここまでの問題構造の仮説を整理する．

問診
- PT「今何か学校で困っていることはある？」➡患児「学校の体育に参加させてもらえないのが残念．今度運動会があって，どうしても出たい」，母「学校からどの程度運動が可能なのか情報提供してほしいと言われている．それがないと参加できないようだ」
- PT「学校でよく転ぶ？」➡患児「ほとんど転ばないよ！」，母「手すりを持つなど本人なりに工夫しているようだが，たまに転倒すると担任の先生から言われた」
- その他に得た情報：父親と妹（4歳）と4人暮らし．

問題構造の仮説を構成するための統合と解釈

　ここまでの思考結果を統合し，仮説的問題構造を以下のようにまとめる（**図2**）．
　「学校での学内活動（体育・運動会）への参加制限」が問題となるのは本症例が普通学校に通う学童であるからであり，その原因と考えられるのは「実用的な歩行・走行が困難になっている」からである．この歩行・走行能力の障害は筋萎縮に伴う筋力低下やROM制限，関節変形などによるものであると推測される．また，デュシェンヌ型筋ジストロフィーは上肢機能にも症状を呈する．その場合，自宅での日常生活にも制限が出る可能性を考える必要がある．

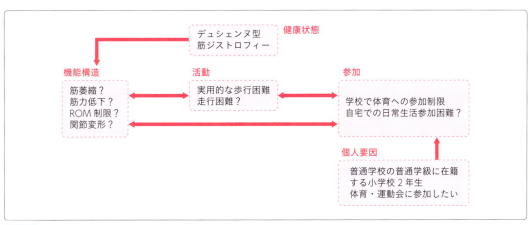

図2 本症例の問題構造の仮説

仮説を証明するために必要な検査・測定

　仮説的問題構造を基に実施すべき検査と測定の項目を選択する（図3）．

　まずは本症例が現在どのようなステージにいるのか，デュシェンヌ型筋ジストロフィーの機能障害度や上肢機能障害度分類を用いて評価する．それ以外には観察された歩行動作より筋力低下やROM制限の可能性が考えられたので，全身の筋力測定やROM測定，筋萎縮を確認するための周径測定を挙げた．また，保護者への問診より，小学校の担任から情報提供してほしいという話があったが，両親・担任よりどのような点を特に不安に思っているのか聴取し，本症例がより学校生活に参加できるよう，ゆくゆくはこちらからも情報提供していく必要がある．

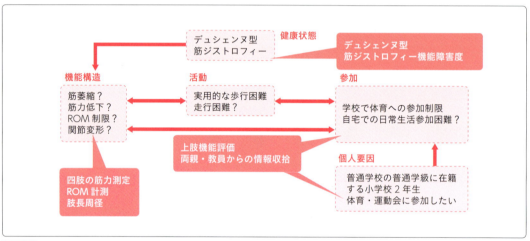

図3　仮説と仮説証明のための検査・測定項目

Reference　デュシェンヌ型筋ジストロフィーとは？

　筋ジストロフィーとは，骨格筋の変性・壊死を主病変とし，筋力低下や筋萎縮をきたす疾患である．中でもデュシェンヌ型筋ジストロフィーは筋ジストロフィー症の中で最も頻度が高く，全体の約60％を占めるといわれている．本症の約1/3は遺伝子の突然変異による発症を認め，残りの2/3は母親がデュシェンヌ型筋ジストロフィー疾患の遺伝子を持つ保因者であることによる．デュシェンヌ型筋ジストロフィーはX連鎖性劣性遺伝（伴性劣性遺伝）のため，ほとんど男児のみに発症する．女性は保因者となるが，基本的には発症しない．デュシェンヌ型筋ジストロフィーの原因遺伝子はX染色体短腕（Xp21）にあるといわれており，この遺伝子が産生する蛋白はジストロフィンと呼ばれている．ジストロフィン蛋白は筋線維を包む筋膜を結びつける役割をしており，これが欠けると筋膜が構成されなくなり，筋細胞が破棄され，最終的に筋萎縮や筋力低下をきたす．

> **Reference** デュシェンヌ型筋ジストロフィーの継時的変化（予後）
>
> 　図4[1]にはデュシェンヌ型筋ジストロフィーの典型的経過を示す．デュシェンヌ型筋ジストロフィーではまず3～5歳でつまずきやすい，走るのが遅い，転びやすいなどの初発症状がみられる．早期では急激に尻餅をつくように座る，床上からの立ち上がりに反動をつける，つま先歩行など健常児とは若干異なる動作や姿勢が目につくようになる．症状が徐々に進行するにつれ，階段昇降を嫌がる，膝を支えながら上るといった特徴，動揺性走行をするようになる．7～8歳頃になると頸部筋，肩甲帯筋，骨盤・股関節周囲筋の筋力低下が顕在化し，翼状肩甲，腰椎前弯，内反尖足，腓腹筋の仮性肥大（図5A）[1]が認められ，左右非対称な立位姿勢（図5B）[1]をとる．日常生活では動揺性歩行（図5C）[1]，頻回の転倒，階段昇降困難，登はん性起立（Gower's sign）（図5D）[1]陽性となる．
>
> 　その後，9～15歳には下肢機能全廃，いわゆる歩行不能となり，車椅子生活，四つ這い生活を余儀なくされる．さらに座位時間が長くなるにつれ脊柱変形が出現しやすくなる．変形が重度になるにつれ心肺機能に影響を及ぼす．17～18歳頃には座位保持も困難になり，臥床生活が始まる．
>
> 　以前まではデュシェンヌ型筋ジストロフィーは20歳前後に呼吸器合併症や心筋症，感染症の合併症で死亡するというのが定説であったが，人工呼吸器の導入や薬物治療の進歩により，30歳以降まで延命が図れたという報告がある．

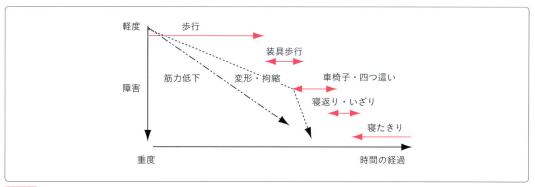

図4　典型的な障害の継時的変化
（文献1より引用）

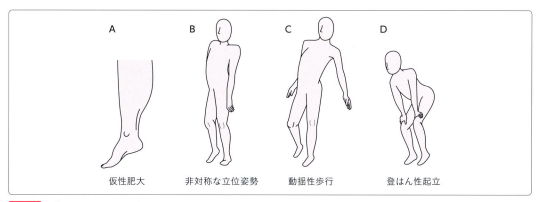

図5　デュシェンヌ型筋ジストロフィーの特徴
（文献1より引用）

Reference デュシェンヌ型筋ジストロフィーで障害されやすい筋

デュシェンヌ型筋ジストロフィーの筋力低下・筋萎縮は近位筋である骨盤・股関節周囲筋から始まり，遠位筋へと進行していく（図6）[2]．またデュシェンヌ型筋ジストロフィーでは全身の筋力低下が一様に起こるのではなく，障害とともにある程度の序列に従って低下する．拮抗筋および左右においても筋力の不均衡を生じる．上肢筋の筋力低下は下肢筋より3〜5年ほど遅れるため，まずは歩行能力の低下から，次いで食事や更衣動作に代表される身辺処理能力に影響が及ぶ．

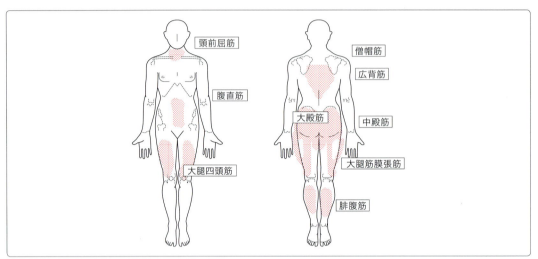

図6 デュシェンヌ型筋ジストロフィーにおける筋力低下が初発する部位
（文献2より引用）

CBL2 仮説証明のために実施した検査・測定データから問題構造を分析し，解決策を提案する

情報

【機能障害度分類】（表1）[3]
- PT「学校の階段って手すりがなくても登れる？」→患児「普段は手すりも持つけど，なくても大丈夫」

理学療法士の思考

着目：手の介助なしで階段昇降可能．
思考：筋ジストロフィー機能障害度の厚生省分類（表1）[3]によると，手の介助なしでの階段昇降可はステージⅠのaである．

表1 筋ジストロフィー機能障害度の厚生省分類（新分類）

ステージⅠ	階段昇降可能 a—手の介助なし b—手の膝おさえ	ステージⅣ	歩行可能 a—独歩で5m以上 b—一人では歩けないが物につかまれば歩ける （5m以上） 　1）歩行器　2）手すり　3）手びき
ステージⅡ	階段昇降可能 a—片手手すり b—片手手すり膝手 c—両手手すり	ステージⅤ	起立歩行は不能であるが，四つ這いは可能
		ステージⅥ	四つ這いも不能であるが，いざり行は可能
ステージⅢ	椅子から起立可能	ステージⅦ	いざり行も不能であるが，座位の保持は可能
		ステージⅧ	座位の保持も不可能であり，常時臥床状態

（文献3より引用）

■ 理学療法室の5段の階段は手すりを使わず昇降可能.

上肢機能障害度分類 (表2)[4,5)]

- ◆ PT「両手をバンザイできる？」➡患児「大丈夫」
- ◆ PT「じゃあ今度はこのペットボトル（500 mL）を右手に持って同じようにバンザイできる？」➡患児「大丈夫（先ほどに比べてやや手が下がりプルプル震えるが，肩より上まで挙上可）」

表2 （新）上肢機能障害度分類

1. 500 g以上の重量を利き手にもって前方へ直上挙手する
2. 500 g以上の重量を利き手にもって前方 90°まで挙上する
3. 重量なしで利き手を前方へ直上へ挙上する
4. 重量なしで利き手を前方 90°まで挙上する
5. 重量なしで肘関節 90°以上屈曲する
6. 机上で肘伸展により手の水平前方へ移動する
7. 机上で体幹の反動を利用し肘伸展により手を水平前方へ移動する
8. 机上で体幹の反動を利用し肘伸展を行ったのち手の運動で水平前方へ移動する
9. 机上で手の運動のみで水平前方へ移動する
10. 優位な手でコピー用紙（葉書サイズ：10×14.8 cm）をひっくりかえすことができる
11. 優位な手でコース立方体（2.7×2.7×2.7 cm）を母指対立位で握ることができる
12. 優位な手でコース立方体（2.7×2.7×2.7 cm）を母指対立位で握ることができないが，手指の動きがある
13. 手指が全く動かない

注；10〜13について
・優位な手とは，左右の手を比較し，運動可能であり，連続および持続的に運動可能であり，日常生活において使用している手とする
・stage 10は，コピー用紙を裏返す

（文献4, 5より引用）

ROMテスト　　※単位＝度

- ◆ 足背屈（膝屈曲）（Rt. 15, Lt. 15）
- ◆ 足背屈（膝伸展）（Rt. 0, Lt. −5）
- ■ 足関節以外は正常.

次の情報：上肢機能の方はどうだろう？
➡ 上肢機能障害度分類

着目：500 gの重りを持っても利き手（右）をバンザイできる.

思考：筋ジストロフィー上肢機能障害度分類（表2）[4,5)]によると，500 g以上の重量を利き手に持って前方へ直上挙上できるのはstage 1である．しかし，真上への挙上はすでに困難で，上肢も筋力低下が生じ始めていると考えられる．

次の情報：ROMを正確に測定すべきである．
➡ ROMテスト

着目：足関節のROMは両側とも制限され始めており，特に右よりも左が制限されている．

思考：歩行時にみられた足関節の背屈不足は筋力低下だけではなかったようだ．

Clinical Rule：デュシェンヌ型筋ジストロフィーは下肢のアライメントが良好であれば筋力が低くてもある程度支持性が保たれるので，可動性を維持することが重要である．

次の情報：筋力はどうであろうか？
➡ 筋力テスト

筋力テスト ※MMT

◆肩屈曲（Rt. 4, Lt. 4）伸展（Rt. 4, Lt. 4）外転（Rt. 4, Lt. 4），◆肘屈曲（Rt. 4, Lt. 4）伸展（Rt. 4, Lt.4），◆手掌屈（Rt. 5, Lt. 5）背屈（Rt. 5, Lt. 5），◆股屈曲（Rt. 4, Lt. 4）伸展（Rt. 4, Lt. 4）内転（Rt. 2, Lt. 2）外転（Rt. 3, Lt. 3），◆膝屈曲（Rt. 4, Lt. 4）伸展（Rt. 4, Lt. 4），◆足背屈（Rt. 4, Lt. 4）底屈（Rt. 4, Lt. 4），◆体幹屈曲（3）伸展（4）

着目：手関節以外は全体的にわずかな筋力低下がみられるが，特に股関節内・外転，体幹屈曲は筋力低下が大きい．

思考：上肢に比べると下肢，体幹の筋力低下がみられ，それは遠位よりも近位に著明である．筋力低下もみられるということは，周径にも変化があるのではないか？

Clinical Rule：デュシェンヌ型筋ジストロフィーの筋力低下は上・下肢の近位部，抗重力筋から始まる．

次の情報：大腿・下腿の周径には左右差や変化があるだろうか？　➡周径測定

周径測定 ※単位＝cm

◆大腿周径（膝上15 cm）（Rt. 29, Lt. 28）
◆下腿最大膨隆部（Rt. 26.5, Lt. 26.5）

着目：大腿周径はわずかな左右差あり．下腿周径では左右差はないが，やや太い．

思考：まだ目立つほどではないが，下腿は仮性肥大がみられる．

Clinical Rule：仮性肥大はデュシェンヌ型筋ジストロフィーで高頻度に下腿にみられる特徴．脂肪や結合組織の増加による．

次の情報：理学療法の介入プランを立案するために必要なその他の情報を母親から得る．

➡その他の情報収集

その他の情報収集

◆母より：自宅での日常生活は今のところ困っていないが，2年生に進学してからより頻繁に疲れやすくなっており，帰宅してから足のマッサージを求めることが多い．以前はスーパーやおもちゃ屋などへ連れて行くと走り回っていたが，最近はほとんど走る様子は見られない．学校へは車で送迎し，できるだけ疲れないようにしている．小学校からは，「疲れすぎないようにというのが，どの程度の運動レベルかわからないから体育や運動会へ参加させることに抵抗がある」と言われてしまった．教室移動を含む校内の生活は担任の先生が気にかけてくれるレベルで事足りている．

着目：学校での様子と進行状況．

思考：運動に対して疲労感を感じてきている．徐々に症状が進行していることがうかがえるが，教師の気遣いで学校生活は何とか問題なく送れている．

Clinical Rule：デュシェンヌ型筋ジストロフィーでは学校生活について頻繁に情報を得ることが必要である．

次のアクション：ここまでの問題構造を整理する．

問題構造を整理するための統合と解釈

ここまでの結果を統合し，次の順番に問題構造を整理する．

1. 学校での体育・行事参加が困難な原因は？
2. 実用的な歩行，走行が困難な原因は？
3. 本症例の問題構造の全体像は？

1　学校での体育・行事参加が困難な原因は？

結論　学校での体育・行事参加が困難な原因は実用的な歩行が困難であること，学校との情報共有が不十分であるためである．

根拠　動作観察より歩行が不安定であったこと，情報収集の中で，担任から「疲れすぎないようにというのが，どの程度の運動レベルかわからないから体育や運動会へ参加させることに抵抗がある」という指摘が母親へあったこと．

思考　歩行能力以外は目下のところ問題がないとの話もあり，学校生活で最も障害になっているのは歩行能力低下と適切な運動量を学校と情報共有できていないことに由来すると判断した．

2　実用的な歩行，走行が困難な原因は？

結論　近位筋の筋力低下（体幹・股関節周囲），足関節背屈のROM制限，易疲労のためである．

根拠　足関節背屈のROM制限，股関節内・外転，体幹屈曲の筋力低下．

思考　最初の動作観察にて見られていたのは歩行時の両下肢外転，足関節の背屈不足，体幹を少し左右に揺らす不安定な歩容であった．その後の検査・測定から体幹・股関節周囲筋の筋力低下，足関節背屈のROM制限を確認したことよりこのように判断した．

3　本症例の問題構造の全体像は？

上記の1，2を統合して以下のように全体像を整理する（図7）．

本症例が体育や運動会などの学内活動に参加できないのは，実用的な歩行・走行が困難であり，デュシェンヌ型筋ジストロフィーに対する理解不足，適切な運動量に関する情報が共有されていないためである．実用的な歩行が困難であるのは，足関節のROM制限や体幹・股関節周囲筋の筋力低下に由来し，その筋力低下はデュシェンヌ型筋ジストロフィー特有の筋の変性による筋萎縮に起因するものである．一方，ROM制限や拘縮は筋力低下による筋の不均衡に由来すると考えられる．

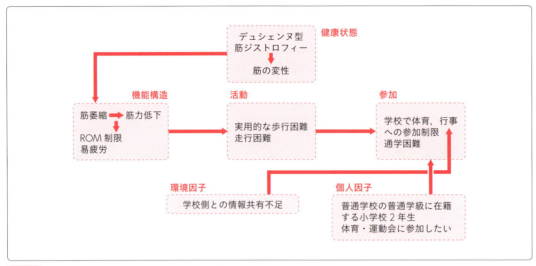

図7　本症例の問題構造の全体像

本症例の問題解決策の提案

　ICF概念地図で主要な問題点を解決する理学療法の介入プランを，以下のように意思決定した（図8，表3）．

　病態運動学的に，筋萎縮，筋力低下は遺伝子異常による筋の変性に起因するものであり，理学療法で解決することは困難である．しかし筋力の維持は重要であり，ガイドラインにもMMT 3以上の筋に対して筋力強化運動は可能とされている[6]．ただし，筋力強化を目指した運動は過用の防止が前提である．本症例は進級してから疲労を訴えることが多くなったと母親が述べていることから，行事など運動量が多くなる場合に備えて車椅子の導入や，装具・サポーターの使用を検討することも必要である．また保護者・教員と情報共有を行い，運動量が過剰にならない範囲で体育の授

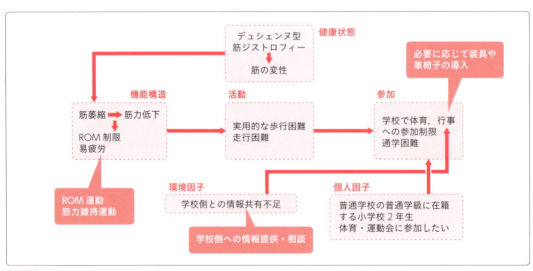

図8　本症例の問題解決策の提案

業・運動会などの学校行事に参加する場面を保証するために，内容や競技などを検討することが重要となる．

デュシェンヌ型筋ジストロフィーは下肢のアライメントが良好であれば，筋力が低くても（MMT3レベル）ある程度支持性が保たれるとされている．それゆえROM制限の進行を食い止めるためのROM運動が重要な治療となる．本症例は現在，足関節のROMにわずかな左右差しか出現していないが，これが全身的な左右差に波及していくので注意が必要である．

表3 本症例に対する理学療法の介入プラン

目的	方法	注意点・禁忌
ROM維持	ROM運動	患児の表情を見ながら，ゆっくり時間をかけて実施する
筋力維持	MMT3までは筋力強化運動を実施	瞬発的な筋収縮にならないようにする
易疲労性緩和	場面に応じた装具・車椅子の導入	過保護になりすぎないようにする
関係各所との情報共有	面談，訪問，書面でのやりとりなど	

発展的学び　アクティブ・ラーニング課題

本症例の初期情報と追加情報を用いて以下の設問にトライしましょう．

検査・評価
1. 本症例のROM制限が強くなり，筋力テストの姿勢が取れなくなったとき，どのような計測方法があるでしょうか？
2. 姿勢制限があったときの筋力測定の方法で，実際に学生同士で測ってみましょう．

運動療法
3. 本症例のように子供の場合，遊びの中でストレッチを行うことがあります．どのような設定がよいと思いますか？
4. 本症例に筋力増強運動を行う場合も，遊びの中で行うことがあります．どのような設定の中で遊ばせるとよいと思いますか？

物理療法
5. 疲労を訴える本症例のROM運動の前にどのような物理療法を提供すべきでしょうか？　また，提供すべきではない物理療法とは何でしょうか？　理由も考えてください．

ADL
6. 本症例が運動会に参加する場合，どのような配慮があるとよいでしょうか？　また，どのような競技なら参加できると思いますか？
7. 本症例の場合，今後，学校内移動自立をより長く継続させるためにどのようなことを学校側に配慮してもらうとよいでしょうか？
8. 夏休みなどの長期休暇はどうしても筋力低下が生じやすくなってしまいます．どのような自主トレーニングプログラムを指導するとよいでしょうか？

義肢装具
9. 本症例の装具療法を考えましょう．

● 文献

1) 上杉雅之：筋ジストロフィー症．ケースで学ぶ理学療法臨床思考，嶋田智明ほか編，文光堂，東京，443-456，2006
2) 廣田美江ほか：動揺性歩行を呈するDuchenne型筋ジストロフィーの8歳の男児．続 障害別・ケースで学ぶ理学療法臨床思考，嶋田智明ほか編，文光堂，東京，130-148，2009
3) 神野 進ほか：厚生労働省精神・神経疾患研究開発費，筋ジストロフィーの集学的治療と均てん化に関する研究，筋ジストロフィーのリハビリテーションマニュアル，2011．http://www.carecuremd.jp/images/pdf/reha_manual.pdf（2019年7月18日閲覧）
4) 麻所奈緒子ほか：Duchenne型筋ジストロフィーの手指の機能分類に関する研究－第2報－．平成17－19年度厚生労働省精神・神経疾患研究委託費（17指－9）総括研究報告書，263-268，2008
5) 麻所奈緒子ほか：Duchenne型筋ジストロフィーの上肢機能障害度分類に関する研究－再重度患者の新しい手指機能の評価法．総合リハ37：347-356，2009
6) 「デュシェンヌ型筋ジストロフィー診療ガイドライン」作成委員会編：デュシェンヌ型筋ジストロフィー診療ガイドライン2014，日本神経学会，日本小児神経学会，国立精神・神経医療研究センター監，南江堂，東京，2014

（古谷槇子）

19 筋萎縮性側索硬化症

神経障害理学療法

■ 予習のためのエッセンス

◆ 筋萎縮性側索硬化症（ALS）は，大脳皮質運動野から脊髄に至る上位運動ニューロンおよび脊髄前角細胞から各筋に至る下位運動ニューロンの変性により起こる進行性神経変性疾患です．根本的な原因は不明であり，一般的には非対称性な四肢遠位部からの筋力低下が出現し，筋萎縮，呼吸機能障害，嚥下機能障害，コミュニケーション機能障害など，全身に症状を呈します．

◆ 病状の進行は比較的早く，人工呼吸器を用いなければ呼吸筋麻痺，咳嗽力低下による誤嚥性肺炎などにより3〜5年で死に至ることが多い疾患です[1]．そのため理学療法処方時には，病名告知，予後説明と自己決定内容を確認し，患者のデマンドに寄り添いながら，細やかな生活動作の観察，環境把握を中心に評価を行うとよいでしょう．評価そのものが筋疲労，疼痛，筋の引きつりなどを引き起こすこともあるので留意しながら理学療法プログラムを進めていくことが重要です．

症例　上肢の機能障害から ALS を発症した 59 歳の男性．

CBL1 初期段階での情報から問題の仮説を立て，仮説証明のための検査項目を決める

情報

【処方箋】
診断名：ALS．59歳，男性．
　違和感を覚えてから1年10ヵ月経過．今回の入院は確定診断をつけることとなりますが，ROM制限，筋力低下，活動制限の評価と機能維持・向上を目的とした理学療法を行ってください．

理学療法士の思考

着目：ALS，59歳の男性．右上肢に違和感を覚えてから1年10ヵ月経過．今回の入院で確定診断を受ける．

思考：ALSという診断名から，その特徴的な病態，一般的な経過を理解することは必須である．ALSの典型的な問題構造を想起しICF概念図で表現する（図1）．

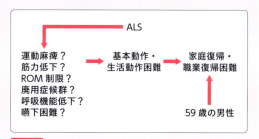

図1　仮説的問題構造

次の情報：初発部位は，活動制限の評価と維持されている機能の仮説構築とその後の理学

療法展開に重要な情報のため現病歴から確認する．　➡️現病歴

現病歴

某年2月頃より右上肢の脱力，プルリングを開けることができないことで異常を自覚する．同年8月頃より左手の脱力が出現し，更衣時にシャツのボタンのはめづらさを強く感じるようになった．清掃業であったが同年12月頃より用具を握ること，作業をすることが困難となった．翌年春頃より歩きにくさを自覚，近医整形外科医院を受診するも異常を指摘されず，11月神経内科を受診し，運動ニューロン疾患が疑われたため，専門医を紹介され11月下旬に外来受診．12月4日精査入院した．今回の入院は確定診断をつけることが目的である．

着目：初発部位．
思考：初発症状は多様であるが，初発部位により上肢型，下肢型，球麻痺型，また少数ではあるが呼吸障害型などにわけられる．本症例は上肢が初発部位であり，その後，下肢へ進行したことがわかる．
Clinical Rule：初発部位は生活面での使用頻度が減り廃用性を引き起こしやすくなるので注意が必要である．
次の情報：今回の入院は確定診断と病名告知が目的であるため，確定診断の結果を確認する．　➡️確定診断とインフォームドコンセント

確定診断とインフォームドコンセント

医師から本人および義姉に確定診断としてALSと伝えられた．病気の概要と進行性であり数年で寝たきりになることが予想され，呼吸器症状，嚥下障害などが出現することが説明された．根治的治療法は現時点ではなく，今後の医療処置として，病態進行を遅らせる目的でリルゾールの内服を開始すること，人工呼吸器，胃瘻などの説明がなされた．また介護保険および特定疾患の申請手続きを進めることとした．しかしこの時点で本人の疾患に対する理解は難しく，呼吸筋麻痺，嚥下困難が進行した場合に関しては，今回の入院中には詰めない方針とした．

本人から，退院後は自宅から通院しやすい病院への紹介希望があった．

着目：確定診断および告知内容．
思考：病名告知による精神的ショックはもちろん，日々の生活の中で自らが気づく心身機能，活動制限などの繰り返す喪失体験に伴う心理変化に対し，チームによる丁寧なサポートが継続的に必要である．
Clinical Rule：確定診断と病名告知が入院目的の場合，確定診断の内容，本人の受け取り方を医療チームとして確認，共有する．
次の情報：医療面接から，特にADL場面・社会生活場面の病状経過を把握したうえ，全体像をつかむつもりで評価を行う．転倒は，不安に伴う活動性の低下を引き起こす可能性があるため，現況把握が必要である．転倒の有無をはじめ生活環境の把握，予防的介入などが必要である．　➡️医療面接

医療面接

◆PT「今お困りのことは何ですか？」➡️患者「仕事終わりには歩けなくなる．連続で

着目：在宅環境，社会環境の確認．
思考：現時点で平地歩行は可能であるが，耐久性に乏しく，今後も歩行能力が徐々に低下

300 m くらいしか歩けない」「台所やトイレなどで中腰の姿勢がとれない」「転倒はありませんが，足が上がらず，つまずくことはあります」
◆PT「ご自宅の環境を教えていただけますか？」➡患者「現在，アパートの3階に1人（独身）で住んでいる．エレベーターはない．両方に手すりがついているため，それを利用して何とか上り下りしている」

[歩行観察]
　左初期接地時，足関節に軽度の内反位が認められ，足底接地．荷重応答期では膝屈曲位支持が困難であった．
　左遊脚期では足クリアランスが不十分であり，つま先を床に擦る様子が観察できた．
　階段動作では手すりを用いても左支持期で不安定感による恐怖心が強かった．

[スクリーニング]　※日本語改訂 ALSFRS-R
◆言語3，唾液4，嚥下3，書字3，摂食動作（胃瘻なし）3，身支度と身体の清潔3，ベッドでの体位変換とシーツかけ3，歩行4，階段昇降2，呼吸困難4，起坐呼吸4，呼吸不全4（40/48点）

することが予想できる．
　またこの在宅環境では，階段昇降による外出が平地歩行よりも早く困難になることが考えられる．チームアプローチとして生活環境整備が必要となる時期である．独居であることは，今後本人の医療介入判断の重要な視点になる．
次の情報：現在の移動能力の状態を把握するために，歩行を観察する．　➡歩行観察

着目：歩容．
思考：歩行自体は可能であるが，筋力低下により左立脚期で支持性が不安定であり，また足関節の背屈筋力の低下，ROM制限，痙縮によって左遊脚期でつま先のクリアランスが不良と思われる．進行性であることを考慮すると，転倒の危険性がさらに高まることが予測される．
次の情報：その他の動作や行為の状況を把握するためにスクリーニングを行う．
➡スクリーニング

着目：動作の自立度．
思考：現在，階段昇降には不安はあるものの，他の動作や行為は可能である．しかし，今後低下することが予測される．
Clinical Rule：ALSFRS-R は12項目で構成され，それぞれの項目の最高点は4点で，全体の満点は48点である．
次のアクション：ここまでの問題構造の仮説を整理する．

問題構造の仮説を構成するための統合と解釈

　ここまでの思考過程を統合する前にICFを用いて仮説的問題構造を整理する．
　ALSは，運動神経系の変性による進行性の筋萎縮と筋力低下を主症状とする．その意味では，仮説的問題構造における機能障害は前に示した**図1**のようになるであろう．その結果として，機

能障害から活動制限，参加制限に矢印が向くことは一般的な思考の流れである．しかしながらALSは，個人差は大きいが原則的に進行性であり，一時的な理学療法効果を認める報告[2]もあるが，本症例の病名告知でもあるように，数年で寝たきりになることが予測される疾患である．仮説的問題構造は一方向性で成り立っているのではなく，常に俯瞰的に機能障害，活動制限および可能な活動を把握し包括的に思考する必要がある．

現時点での本症例の参加制約は「復職および自宅復帰困難」である．復職および自宅復帰困難の原因は「巧緻動作を中心とした生活動作困難」と「歩行・階段昇降など移動能力低下」である．生活動作や移動能力の制限は，ALSの主症状である筋萎縮と筋力低下に由来するものと考えられる．また，本症例を取り巻く環境も活動制限に大きく影響していると思われる（図2）．

今後，筋萎縮と筋力低下が進行すると「できるADL」はさらに制限されるであろう．活動制限は日常的運動量を減少させ廃用症候群として運動機能や呼吸機能をさらに低下させ，その機能障害はさらなる活動制限を引き起こすことが予想される．また，進行に伴う活動制限は，本症例にとっての参加制約を変化させ，参加制約の変化は問題となる活動制限の内容を変化させる．一方，進行に伴いこれまでは問題なかった環境状況も阻害因子となる可能性がある．

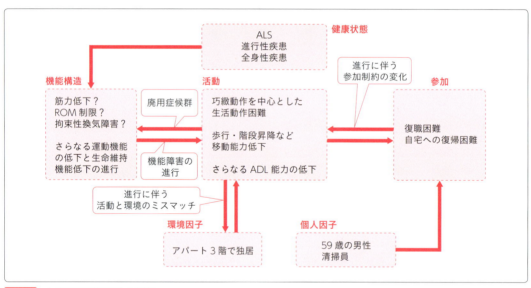

図2 本症例の問題構造の仮説

仮説を証明するために必要な検査・測定

仮説的問題構造を基に実施すべき検査測定の項目を選択する（図3）．

ALS患者に介入する際には，常に進行状況を把握することが非常に重要となる．そのためにも現在の筋萎縮や筋力低下，神経学的な機能状態および呼吸機能の状態を正確に検査する必要がある．また，進行に伴って低下するADL能力を補うためには適切な環境整備が必要となるため，環境評価も不可欠である．

検査項目は，まず外観を観察することから始め，生命にかかわる呼吸機能，運動機能および神経機能の状態を把握できるものを選択する．

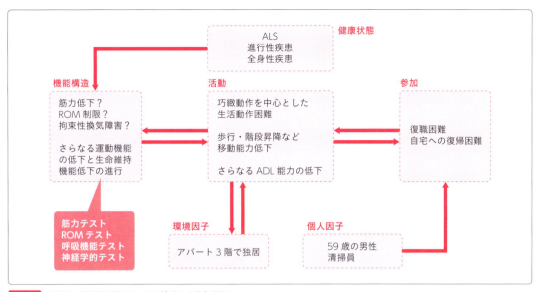

図3 仮説と仮説証明のための検査・測定項目

> **Reference** ALSの概要
>
> ALSは，主に随意筋を支配する運動神経系が変性し，筋萎縮と筋力低下を主症状とする．比較的速い速度で慢性的に進行し，かつ全身が障害される．治療法が確立されておらず，多くは呼吸筋麻痺，誤嚥による呼吸不全などにより死に至ることが多い疾患である．進行性全身性という疾患特性上，機能障害への介入による回復は大きくは期待できない．心身機能の維持，活動状況およびその制限・参加そしてQOL維持向上に対し，予後を踏まえた予防的・予測的・包括的な理学療法介入を検討しなければならない．

> **Reference** ALSの機能障害
>
> ALSは上位・下位の運動ニューロンが障害されるため，出現する徴候をそれぞれ分けて理解するとよい．
>
> 上位運動ニューロン障害では，痙縮，深部腱反射亢進，病的反射の出現が認められる．下位運動ニューロン障害では，筋力低下，筋萎縮，線維束攣縮が認められる．球麻痺症状は，舌の萎縮，構音障害，摂食嚥下障害が現れる．呼吸筋麻痺も進行性に現れ，拘束性換気障害を呈する．

> **CBL2** 仮説証明のために実施した検査・測定データから問題構造を分析し，解決策を提案する

情報 | 理学療法士の思考

身体測定と観察
- 身長 155.8 cm，体重 55.1 kg，BMI 22.7

上肢
両上肢に遠位優位の筋萎縮（下位運動ニューロン徴候）が認められた．特に母指球筋は右手に比べ左手で萎縮しており指尖つまみ，指腹つまみは困難であった．日常生活では箸の使用やタオル絞りに困難さを感じていた．握力は右 18 kg／左 7 kg．

下肢
左前脛骨筋の筋力低下（MMT4/5）を認めた．また下肢遠位筋の MMT 検査時に「筋のつり」の訴え（上位運動ニューロン徴候）があった．立位保持は可能であった．

着目：体格・四肢の筋萎縮とおおまかな運動能力．
思考：現病歴から初発症状は手指から発症し，巧緻動作が困難であったことがわかる．また現在は四肢を中心に筋力低下が進行している．
Clinical Rule：上位運動ニューロン症状，下位運動ニューロン症状，球麻痺症状に分け確認する．

疲労，呼吸苦を観察しながら実施する．検査を終えた当日に，疲労の増強，筋痛などの過負荷症状が出現することもある．また病名告知時や急激な身体機能の低下の際には，不安や動揺，うつ状態を呈することもあり，検査そのものが負担となることもある．一度に行おうとせず，評価方法の工夫，生活場面における観察を優先すべきときもある．

次の情報：検査による疲労なども考慮[3]しながら，おおまかに全身の筋力低下を確認する．
➡ MMT

MMT（右／左）
- 頸部屈曲(5/5) 伸展(5/5)，◆肩屈曲(5/4)，
- ◆肘屈曲(5/4) 伸展(5/4)，◆手掌屈(5/4) 背屈(5/4)，◆股屈曲(4/3) 伸展(4/3)，
- ◆膝伸展(4/3) 屈曲(4/3)，◆足背屈(4/3) 底屈(4/4)

着目：筋力．
思考：中枢側より末梢側で，また右側より左側で筋力低下が著しい．特に左下肢で顕著である．
次の情報：次に ROM を確認する．
➡ ROM テスト

ROM テスト（右／左） ※単位＝度
肩甲帯・肩関節・手指に軽度 ROM 制限あり．
足関節背屈（10/0）

着目：足関節の ROM 制限．
思考：左足関節の背屈筋力が 3 のため，廃用性に左足関節の背屈に ROM 制限を生じたと思われる．

次の情報：神経症状について確認を行う．
➡神経学的テスト

神経学的テスト
深部腱反射：四肢ですべて 2+．
感覚障害：なし．
筋線維束攣縮：なし．

着目：深部腱反射．
思考：痙縮が出現しており，これは上位運動ニューロン徴候と解釈できる．
次の情報：次に現在の呼吸機能，嚥下機能について確認する．
➡呼吸機能・球麻痺に関するテスト

呼吸機能・球麻痺に関するテスト
◆呼吸機能：VC 2.56 L，％VC 76.6．胸部運動はやや不良な状態であった．会話の最中では話しづらそうな状況も認めたが，本人は自覚がない様子であった．嚥下障害の自覚はなく，機能は保たれていた．
◆構音障害：吃音若干あり（自覚なし）．
◆嚥下障害：自覚なし．
◆舌萎縮：なし．

着目：％VC．
思考：％VC は 80％を下回っており，拘束性換気障害を呈していることがわかった．構音障害，嚥下障害も自覚所見としては認められなかった．
次のアクション：ここまでの問題構造を整理する．

問題構造を整理するための統合と解釈

ここまでの結果を統合し，次の順番に問題構造を整理する．

1. 復職・自宅復帰が困難な原因は？
2. 歩行・階段昇降が困難な原因は？
3. 巧緻動作が困難な原因は？
4. これからさらに自立した生活が困難となる原因は？
5. 本症例の問題構造の全体像は？

1 復職・自宅復帰が困難な原因は？

結論　復職・自宅復帰が困難なのは，移動動作や巧緻動作が困難だからである（図4）．
根拠　動作観察および ALSFRS-R の結果．
思考　本症例の職業は清掃員であるため，長時間の歩行や巧緻動作を行う必要がある．したがって，それら動作制限は復職を困難とする．ALS は筋萎縮による筋力低下が進行性であるため，今後，基本的な動作能力はさらに低下し，復職あるいは家庭復帰を困難とする．また，本症例は独身のため，さらに自宅復帰を困難とする．

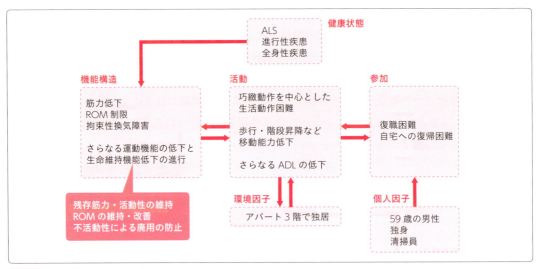

図8 問題構造に対する解決策

表1 本症例に対する理学療法介入のプラン

目的	方法	注意点・禁忌
残存筋力・活動性の維持	残存機能・能力を中心に動作を中心とした介入	過用性
不活動性による廃用の防止	生活場面での活動量確保	転倒の危険性
ROM の維持・改善	全身の関節運動・筋の伸張	筋緊張・疼痛に留意して愛護的に実施

表2 筋力低下からみた生活場面における主な初発症状

上肢型	箸が使いづらい，ボタンの付け外し・ネクタイの着脱がしにくい，ペットボトルのキャップが開けづらい，ものを持ちづらい・落とす，整容動作がつらい
下肢型	つまずきやすい，階段昇降がつらい，走りにくい
球麻痺型	食べ物や唾液を飲み込みにくい，むせやすい，言葉が不明瞭，舌を動かしづらい

Reference ALSに現れにくい症状

ALSは進行に伴い，ほぼ全身にその症状が現れるが，多くの患者では早期には出現しない徴候として，知感覚障害，眼球運動障害，膀胱直腸障害，褥瘡が挙げられる．近年の人工呼吸器管理下における病期延長により外眼筋麻痺，自律神経障害なども生じることが報告されている．

Reference ALSの経過と主たる理学療法介入（図9）

ALSは筋萎縮，筋力低下が比較的速い速度で全身に進行する．とはいえ個人差が大きく，その初発症状，病状は大きく異なる．日常生活が自立している時期から基本動作・ADLへの直接的な運動療法はもちろん進行状況を予測しつつ個々人の職場環境・生活環境を含めた環境整備に並行して介入し，生活動作の自立，QOLの維持に努めなくてはならない．時間軸として重症度の進行に伴い，療養環境整備介入への必要性は相対的に高まっていく．

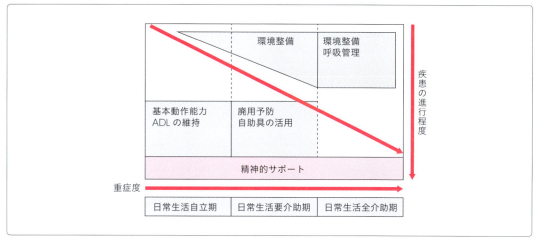

図9 ALSの経過と主たる理学療法介入

Reference ALS重症度分類

ALSの重症度分類を**表3**[5]に示す．確定診断後，疾患の経過を把握するとともに，その進行状況に応じ，難病医療費助成制度，介護保険制度など各種保険・医療・福祉サービスを導入し患者・療養者を支えていくことが重要である．

表3 ALS重症度分類

1. 家事・就労はおおむね可能
2. 家事・就労は困難だが，日常生活（身の回りのこと）はおおむね自立
3. 自力で食事，排泄，移動のいずれか一つ以上ができず，日常生活に介助を要する
4. 呼吸困難・痰の喀出困難，あるいは嚥下障害がある
5. 気管切開，非経口的栄養摂取（経管栄養，中心静脈栄養など），人工呼吸器使用

（文献5より引用）

発展的学び アクティブ・ラーニング課題

本症例の初期情報と追加情報を用いて以下の設問にトライしましょう．

検査・評価
1. 本症例の評価を行う場合，注意しなければいけない点を整理してみましょう．

運動療法
2. 過用が生じると，どのような症状が出現するのか部位別に整理してみましょう．
3. 呼吸機能を考えると，どの身体部位の可動性を維持すべきか考えてください．

ADL
4. 入浴場面の情報はありませんでしたが，進行に応じ，どのような自助具が必要か考えてみましょう．

義肢装具
5. 進行を考え将来的に導入が予測される装具，自助具などを考えてください．

社会資源
6. 環境制御機器，生活支援工学機器にはどのようなものがあるか調べてみましょう．
7. 本疾患は介護保険法で定める特定疾病です．他にどのような疾患がありますか．また介護保険の給付を受けることができる対象者を調べてみましょう．

● 文 献

1) Hardiman O, et al：Clinical diagnosis and management of amyotrophic lateral sclerosis. Nat Rev Neurol 7：639-649, 2011
2) 菊地　豊ほか：筋萎縮性側索硬化症の歩行障害に対するアプローチ．MED REHABIL（171）：47-55, 2014
3) Bennett RL, et al：Overwork weakness in partially denervated skeletal muscle. Clin Orthop 12：22-29, 1958
4) 神経変性疾患領域における基盤的調査研究班：神経変性疾患に関する調査研究班対象8疾患の重症度一覧表．国立病院機構松江医療センター．http://plaza.umin.ac.jp/neuro2/pdffiles/8sikan_itiran.pdf（2019年2月1日閲覧）
5) 寄本恵輔：筋萎縮性側索硬化症患者に対する呼吸理学療法の新しい考え方と実践．IRYO 60：156-161, 2006

（中田正司）

神経障害理学療法

20 多発性硬化症

■ 予習のためのエッセンス

◆ 多発性硬化症（multiple sclerosis：MS）では，中枢神経系の白質に炎症性の脱髄が起こります．若年成人，女性に多く，自己免疫的な機序が病態に関与していると考えられています．病巣は中枢神経系白質の至るところに発生し，病巣に由来する症状が重なり合って出現します（空間的多発）．症状に再発や寛解があります（時間的多発）．空間的多発と時間的多発を繰り返しながら全体として徐々に増悪していくことがほとんどです．通常，中枢神経系のみが侵され末梢神経系は障害されません．ウートフ現象（Uhthoff's phenomenon），レルミット徴候（Lhermitte sign），有痛性強直性攣縮（painful tonic spasm）などは比較的特徴的な症状です．病巣の分布部位と程度，またその経過により多様な障害像を呈します．

◆ 多発性硬化症の治療は，①急性増悪期の症状改善，②再発予防（進行抑制），③後遺症に対する対症療法の3つに大きく分かれます．急性増悪期の症状改善にはステロイドパルス療法を行います．再発予防（進行抑制）にはインターフェロンβが投与されます．後遺症に対する対症療法には薬物治療のほか，理学療法などのリハビリテーションが行われます．

◆ 医師から処方を受けた理学療法士は，対象患者の病巣を把握し障害像を予測します．症状に個人差が大きく，理学療法の定型化は難しいため，障害像や背景因子に対応した介入を行います．その際，易疲労性を考慮した適切な運動量を設定し，対象患者のQOLを高める理学療法を行うことが重要です．

症例 多発性硬化症により活動制限をきたした30歳の女性．

CBL1 初期段階での情報から問題の仮説を立て，仮説証明のための検査項目を決める

情報

処方箋
診断名：多発性硬化症．30歳の女性，既婚，会社員．

某年8月21日右上・下肢の脱力により入院．翌日，構音障害出現．同日のMRI検査にて，左大脳脚・左内包後部・第4脳室周囲に散在性の高信号域（T2強調画像）を認めた．MRI検査，髄液検査の所見から多発性硬化症と診断．翌日よりステロイドパルス療法開

理学療法士の思考

着目：多発性硬化症，30歳の女性，既婚，会社員．
思考：多発性硬化症の典型的な問題構造を想起しICF概念図で表現する（図1）．

始.1クールで症状改善したため,本日より理学療法開始してください.なお,疲労や体温上昇に十分注意してください.

Reference p.217

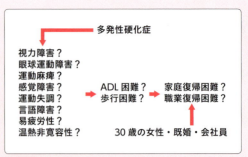

図1 仮説的問題構造

Clinical Rule：多発性硬化症における機能障害は，大脳・小脳・脳幹・脳神経（特に視神経）・脊髄における脱髄病変に影響されるため，視力障害・眼球運動障害・運動麻痺・感覚障害・運動失調・言語障害・易疲労性・温熱非寛容性など多彩な症状を呈する．

次の情報：MRI検査など画像所見より病巣の分布部位と程度を把握し，予測される主な症状を想定したい． ➡画像情報

[画像情報]

MRI検査（T2強調画像）にて，左大脳脚・左内包後部・第4脳室周囲に散在性の高信号域あり．

着目：病巣部位（左大脳脚，左内包後部，第4脳室周囲），散在性，信号強度．

思考：MRI検査が示す病巣部位より，運動麻痺，運動失調，感覚障害，言語障害などが示唆される．

Clinical Rule：多発性硬化症急性期であるため，T2高信号病変は炎症や浮腫，脱髄を反映する．これにより障害部位を特定し，症状を想定可能．

次の情報：次に本症例を観察し，示唆された症状の有無をおおまかに確認する．

➡観察・問診

[観察・問診]

不安そうな表情であるが，今後の理学療法の進め方を真剣な表情で聞き，退院に向けて意欲的な発言があった．意識清明であり，精神症状，認知機能障害は認められない．発語は断綴性言語である．視力障害や眼球運動障害は観察されない．軽度の右片麻痺，運動失

着目：理学療法への意欲，意識清明，精神症状，認知機能障害，視力障害，眼球運動障害，片麻痺，運動失調，排尿障害．

思考：ステロイドパルス療法により症状は改善傾向にある様子．理学療法に対して意欲が高いため，過用性筋力低下や体温上昇による症状悪化に注意が必要．現時点では精神症状，

調あり．排尿障害を示唆するものはみられない．

現病歴

某年8月2日，右眼の急激な視力低下を自覚し，某眼科受診．右球後視神経炎と診断され，加療し症状改善．同年8月21日，右上・下肢の脱力により当院に入院．翌日には構音障害が出現．同日のMRI検査にて，左大脳脚・左内包後部・第4脳室周囲に散在性の高信号域（T2強調画像）を認め，髄液検査の所見などから多発性硬化症と診断された．翌日よりステロイドパルス療法開始．1クールで症状改善している．

問診

◆ PT「今何にお困りですか？」 ➡ 患者「右手と右足に力が入らなくて歩きにくい」「ちょっと話しにくい」

◆ PT「どんなお仕事をされていましたか？」 ➡ 患者「事務職で，パソコンを使う仕事が多いです」

◆ PT「通勤時間はどのくらいですか？」 ➡ 患者「自宅から1時間くらいです．電車に乗るのは40分くらいです」

■その他に得た情報：夫（32歳），義父（70歳），義母（65歳）と4人暮らし．自宅は2階建て二世帯住宅．1階に義父母，2階に本症例夫婦が居住．会社員の夫は残業が多く，帰宅

認知機能障害の傾向はない．視力障害や眼球運動障害，神経因性膀胱の可能性は低いだろう．画像情報より得られた病巣が示唆する運動麻痺，小脳症状が出現している．

Clinical Rule：急性増悪期の症状改善にはステロイドパルス療法を施行．多発性硬化症の臨床経過➡再発寛解型，二次性進行型，一次性進行型． **Reference** p.217

次の情報：現時点で出現している症状の確認は後の機能検査でまとめて測定する．まずは，現病歴から経過を確認する．➡現病歴

着目：急激な視力低下，球後視神経炎，右上・下肢の脱力，構音障害，MRI検査，髄液検査． **Reference** p.218

思考：多発性硬化症初発であるが，ステロイドパルス療法の感度が良く，急性増悪期は脱している．まずは症状寛解を目標とし，理学療法最高到達レベルを入院前の生活状況に設定したい．そのため，本症例の家族状況，家屋環境，職業状況の把握が必要である．

次の情報：本症例の主訴，入院前の生活状況，社会的情報を確認する．➡問診

着目：右上・下肢の運動障害，言語障害，事務職，パソコン作業，通勤1時間（電車40分，徒歩20分），夫の帰宅時間は不規則，二世帯住宅の2階，義父母と生活は別．

思考：入院前の生活状況への復帰を目標としている．本症例が自宅復帰および職業復帰した場合を想定し，まずは現状の姿勢・動作を確認する．

次の情報：座位姿勢や歩行動作について観察する．➡姿勢・動作観察

時間は不規則．また，出張も多い．義父はパーキンソン病により外出には介助が必要．義母は義父の介護が中心の生活．家事はそれぞれの世帯が独立して行っていた．

姿勢・動作観察

端座位は安定しており，運動失調の影響はない．立位は後方に不安定かつ若干左側荷重であり，支持基底は左右拡大傾向であった．歩行は自立しているが，支持基底は広く前後左右へのふらつきが若干みられた．また，右足底のクリアランス不足が時々みられた．歩行に影響するような視力障害はみられない．

着目：端座位は安定．立位は後方不安定かつ左側荷重であり，支持基底は左右拡大．歩行は自立だが，支持基底の拡大，前後左右へのふらつきあり．右足底クリアランス低下あり．視力障害なし．

思考：立位・歩行時に運動麻痺，運動失調の影響が出現しているが，軽度〜中等度であり，神経学的回復は十分に期待できる．

Clinical Rule：再発寛解型では，病初期には回復しやすい．

次のアクション：ここまでの問題構造の仮説を整理する．

問題構造の仮説を構成するための統合と解釈

ここまでの思考結果を統合し，仮説的問題構造を以下のようにまとめる（図2）．

「家庭復帰困難」の原因として考えられるのは，本症例自身の活動制限である「ADLの制限」「歩行障害」であり，さらに環境因子である「夫（会社員，帰宅は不規則）と2人暮らし」「二世帯住宅2階（1階義父母）」「義父は要介護状態」も考慮され得る事柄である．同様に「職業復帰困難」

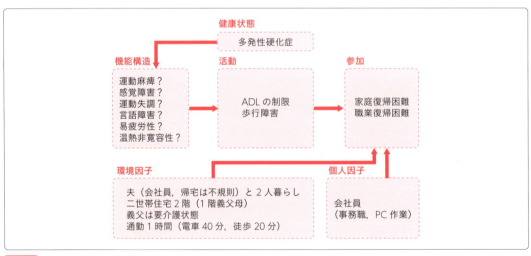

図2 本症例の問題構造の仮説

の原因は，「歩行障害」「通勤1時間（電車40分，徒歩20分）」「会社員（事務職，パソコン作業）」が挙げられる．さらに，活動制限である「ADLの制限」「歩行障害」の原因は，「運動麻痺，感覚障害，運動失調，言語障害，易疲労性，温熱非寛容性」など，多発性硬化症由来の多彩な機能障害が顕在化しているものと考えられる．　Reference　p.218

仮説を証明するために必要な検査・測定

仮説的問題構造を基に実施すべき検査と測定の項目を選択する（図3）．

画像所見から示唆された症状が顕在化しているのか確認する必要がある．つまり，機能障害である「運動麻痺」「感覚障害」「運動失調」「言語障害」については各々に対応した検査・測定を行い，客観的情報を得たい．活動制限では，「ADLの制限」については現在のADLを確認し，「歩行障害」については歩行分析を行う必要がある．「易疲労性」については，運動前後での筋力検査（いわゆるstrength）で評価するか，もしくは運動耐久性（いわゆるendurance）で評価を行いたい．「温熱非寛容性」については，単独の評価ではなく，各々の検査・測定を施行する中で症状出現の有無を常に観察しておく．

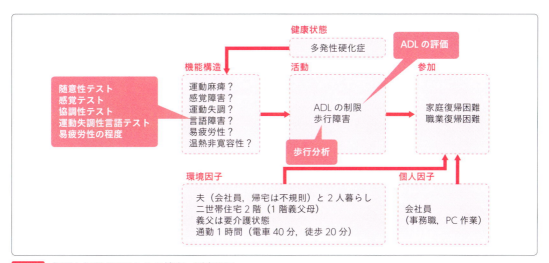

図3　仮説と仮説証明のための検査・測定項目

Reference　ステロイドパルス療法

多発性硬化症の急性増悪期では，ステロイドパルス療法が広く行われており，多くのランダム化比較試験で神経症候の回復を促す効果が確認されている．500 mg/日以上を3〜5日間使用することが推奨されている[1]．

Reference　多発性硬化症の自然経過からみた病型分類

多発性硬化症は，再発寛解型多発性硬化症（RRMS）と，一次性進行型多発性硬化症（PPMS）に分類される．再発寛解型の約半数は15〜20年の経過で二次性進行型多発性硬化症（SPMS）へ移行する[2]．

> **Reference** 球後視神経炎
>
> 多発性硬化症では，視神経の脱髄により球後視神経炎（視力障害）を呈することが多い．多発性硬化症の初発症状としては最多である．これは，視神経の髄鞘は中枢神経系と同じオリゴデンドログリア細胞で構成されているためである[3]．

> **Reference** 易疲労性
>
> 疲労・倦怠感は多発性硬化症で最も多くみられ，日常生活に支障をきたす重要な症状である．原因として，中枢性神経機能障害や治療薬（ステロイド薬，インターフェロンβなど）の影響，睡眠障害，うつ，暑さ，湿度が誘因として挙げられる[4]．

> **Reference** ウートフ現象
>
> 体温の上昇に伴い，一過性に神経症状が出現あるいは増悪することがあり，これをウートフ現象（Uhthoff's phenomenon）という．脱髄による神経伝導障害および体温上昇によるイオンチャネルの異常によって生ずる[5]．予防には，高体温を誘発する環境を避けることが重要である．

CBL2 仮説証明のために実施した検査・測定データから問題構造を分析し，解決策を提案する

情 報

理学療法士の思考

【随意性テスト】
◆右片麻痺：上・下肢に軽度の連合反応あり．ややぎこちなさはあるが，分離運動は十分可能．

着目：軽度の連合反応，分離運動可能．
思考：右上・下肢の運動麻痺は軽度である．
Clinical Rule：分離運動の可否は，運動麻痺の程度を表す．
次の情報：感覚はどうだろうか？
➡感覚テスト

【感覚テスト】
◆右上・下肢：表在感覚正常，深部感覚正常．

着目：表在感覚正常，深部感覚正常．
思考：右上下肢に感覚障害はないようだ．
Clinical Rule：感覚テストは左右差をみる．
次の情報：運動失調はどうだろうか？
➡協調性テスト

協調性テスト

◆右上肢：指鼻指試験により軽度の測定異常あり．
◆右下肢：踵膝試験により，左下肢に比べゆっくりであるが正確に可能．

着目：右上肢は軽度測定異常．右下肢はやや動作緩慢であるが正確に可能．
思考：右上・下肢に軽度の運動失調がある．
Clinical Rule：測定異常の有無，程度，時間内（回数）正確性などをみる．
次の情報：言語障害はどうだろうか？
➡運動失調性言語テスト

運動失調性言語テスト

◆断綴性言語であるが，聞き取りにくさはない．

着目：断綴性言語．聞き取りは可能．
思考：意思疎通は十分に図れそうだ．
Clinical Rule：断綴性言語は，発語に必要な喉頭筋群などの協調性運動が障害された結果である．
次の情報：易疲労性の程度はどうだろうか？
➡易疲労性の程度

易疲労性の程度

◆リハビリテーション室内において，見守り歩行10m程度で疲労を訴えた．

着目：見守り歩行10mで疲労．
思考：運動耐久性はまだ不十分．理学療法を行う際には過負荷に注意が必要だ．
Clinical Rule：過負荷は過用性筋力低下の原因となる．
次の情報：ADLはどうだろうか？
➡ADL評価

ADL評価

◆食事：右上肢に軽度運動失調があるためスプーンを使用し自立．
◆整容，更衣動作，排泄：自立．
◆入浴：一般浴で介助．
◆移動：病棟内は車椅子にて自走可能（身辺処理範囲内）．リハビリテーション室内は見守りにて歩行（10m程度）．

着目：身の回り動作，移動形態．
思考：院内では車椅子を使用し身辺処理はほぼ自立している．歩行は見守りで可能だが，易疲労性の影響により日常の生活手段として用いるには実用性に乏しい．
次の情報：歩行の様子はどうだろうか？
➡歩行分析

歩行分析

◆監視下で独歩．歩隔の広がりに伴い支持基底は若干左右に拡大している．右上・下肢の軽度運動麻痺および軽度運動失調の影響と考えられる前後左右への若干のふらつき，お

着目：監視下で独歩．若干のふらつき，クリアランス不足．
思考：見守りで歩行可能である．易疲労性および転倒リスクを考慮しながら実用性を獲得したい．

よび右遊脚期における右足底のクリアランス不足が時々みられる．

次のアクション：ここまでの問題構造を整理する．

問題構造を整理するための統合と解釈

ここまでの結果を統合し，次の順番に問題構造を整理する．

1. 家庭復帰が困難な原因は？
2. 職業復帰が困難な原因は？
3. 日常生活活動制限の原因は？
4. 歩行障害の原因は？
5. 本症例の問題構造の全体像は？

1 家庭復帰が困難な原因は？

結論 家庭復帰が困難なのは，本症例の易疲労性に加え，ADLの制限および歩行障害が存在し，かつ自宅退院後に援助が可能な人的資源の乏しさ，また家屋構造に起因する（図4）．

根拠 機能構造（随意性テスト，協調性テスト，運動失調性言語テスト，易疲労性の程度），活動（ADL評価，歩行分析），環境因子の結果．

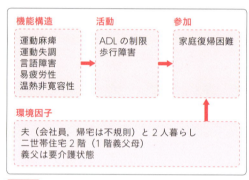

図4　家庭復帰が困難な原因

思考 易疲労性の程度，ADL評価，歩行分析の結果から，10m程度の見守り歩行なら可能であるが，家屋構造（二世帯住宅2階）を考慮すると外出には困難が伴うことが容易に想像できる．また，家屋内はつたい歩きなどで移動が可能であっても，労作である家事動作を行うことは困難であろう．また，夫や義父母の援助も期待できないため家庭復帰は困難であるとした．

2 職業復帰が困難な原因は？

結論 職業復帰が困難なのは，本症例の易疲労性および歩行障害，さらに通勤状況や職業形態に起因する（図5）．

根拠 機能構造（随意性テスト，協調性テスト，運動失調性言語テスト，易疲労性の程度），活動（ADL評価，歩行分析），環境因子，個人因子の結果．

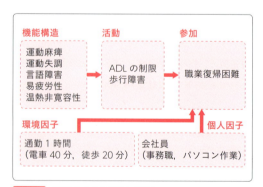

図5　職業復帰が困難な原因

思考 易疲労性の程度，ADL評価，歩行分析の結果から，10m程度の見守り歩行なら可能であるが，片道1時間という通勤状況を

鑑みると職業復帰は困難を極める．さらに業務内容がパソコン作業の多い事務職ということであったが，機能構造の結果から，上肢の変換運動や電話対応が仕事に支障のない状況までは達していないと判断した．

3 日常生活活動制限の原因は？

結論 日常生活活動の制限は，多発性硬化症由来の多彩な機能障害の顕在化による（図6）．

根拠 機能構造（随意性テスト，協調性テスト，運動失調性言語テスト，易疲労性の程度）の結果．

思考 多発性硬化症由来の機能障害により日常生活活動の制限が引き起こされている．院内の日常生活活動は，車椅子を使用し身辺処理は自立しているが，活動領域を拡大していく状態にはまだ達していない．

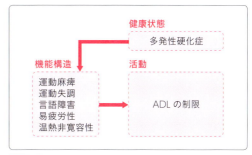

図6 日常生活活動制限の原因

4 歩行障害の原因は？

結論 歩行障害の原因は，多発性硬化症由来の多彩な機能障害の顕在化による（図7）．

根拠 機能構造（随意性テスト，協調性テスト，運動失調性言語テスト，易疲労性の程度）の結果．

思考 見守りで歩行可能であるが，易疲労性の影響で運動耐久性は10m程度である．歩様は機能構造の影響を受けている．

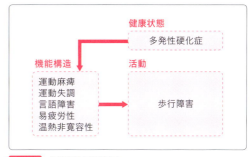

図7 歩行障害の原因

5 本症例の問題構造の全体像は？

上記の1〜4を統合して以下のように全体像を整理する（図8）．

まず，本症例の家庭復帰が困難なのは，本人の易疲労性に加え，日常生活活動の制限および歩行障害が存在し，かつ自宅退院後に援助が可能な人的資源の乏しさ，さらに家屋構造に起因する．10m程度の見守り歩行なら可能であるが，家屋構造（二世帯住宅2階）を考慮すると外出には困難が伴うことが容易に想像できる．また，家屋内はつたい歩きなどで移動が可能であっても，労作である家事動作を行うことは困難であろう．加えて，夫や義父母の援助も期待できないため家庭復帰は困難であると考えた．

職業復帰困難に関しては，易疲労性，歩行障害，さらに通勤状況や職業形態に起因する．片道1時間という通勤状況を鑑みると職業復帰は困難を極める．さらに業務内容がパソコン作業の多い事務職ということであり，上肢の変換運動や電話対応が業務に支障のない状況までは達していないと判断し，職業復帰は困難であると考えた．

本症例の院内の日常生活活動は，車椅子を使用し身辺処理は自立可能な状態である．しかし，易疲労性を考慮した場合，活動領域を拡大していく状態にはまだ達していない．日常生活活動の制限や歩行障害は，多発性硬化症由来の多彩な機能障害により引き起こされていると考えられた．

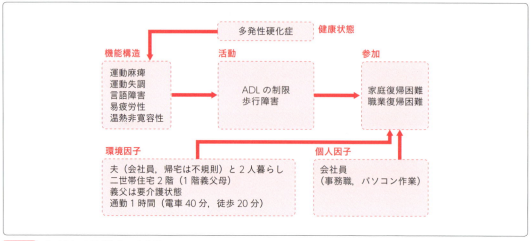

図8 本症例の問題構造の全体像

本症例の問題解決策の提案

　ICF概念地図で主要な問題点を解決する理学療法の介入プランを，以下のように意思決定した（図9，表1）．

　多発性硬化症では症状に個人差が大きく，理学療法の定型化は難しい．そのため，障害像や背景因子に対応した介入を行う必要がある．本症例の場合，目標は入院前の生活状況であるため，各症状に対応した理学療法が検討される．その際，易疲労性を考慮した適切な運動量を設定することが重要である．退院や仕事復帰を急ぐあまり，無理をして過負荷な運動を行ってしまう場合も少なくない．運動の促進と抑止に常に気を配りながら理学療法を進めていきたい．また，心理的問題（再

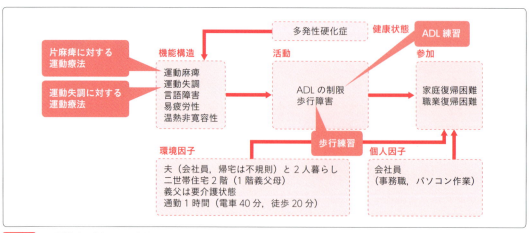

図9 問題構造に対する解決策

表1 本症例に対する理学療法の介入プラン

目的	方法	注意点・禁忌
運動麻痺の改善	片麻痺に対する運動療法に準ずる	①易疲労性
運動失調の改善	運動失調に対する運動療法に準ずる	②過負荷
歩行獲得	歩行練習	③温熱非寛容性
ADL自立	ADL練習	④不安への配慮

発への不安,日常生活への不安,仕事への不安など)に関しても注意を払う必要がある.心理的安定は理学療法を進めるうえでの一助となるため,十分な配慮を検討したい.

発展的学び アクティブ・ラーニング課題

本症例の初期情報と追加情報を用いて以下の設問にトライしましょう.

検査・評価
1. 協調性テストを実際に行い,判定基準を確認しましょう.
2. 本症例の疲労について,いろいろな評価方法を考えてみましょう.

運動療法
3. 本症例の易疲労性を考えたとき,運動療法に適した時間帯を考えてみましょう.
4. 本症例に運動負荷を与える際の,負荷量と頻度の関係について考えてみましょう.
5. 本症例の温熱非寛容性を考えたとき,どのような環境で運動療法を行うのがよいか考えてみましょう.
6. 本症例に自主練習を指導する際,注意すべき内容を考えてみましょう.

物理療法
7. 本症例に施行可能な物理療法にはどんな種類があるでしょうか?

ADL
8. 本症例が入浴の際に注意することは何か,考えてみましょう.
9. 本症例の家屋構造について,検討が必要な課題を挙げてみましょう.

義肢装具
10. 本症例に装具や杖を導入する必要性について検討してみましょう.

●文献

1) 「多発性硬化症・視神経脊髄炎診療ガイドライン」作成委員会編:急性増悪期の治療(初発を含む).多発性硬化症・視神経脊髄炎診療ガイドライン2017,日本神経学会監,医学書院,東京,174-178,2017
2) 「多発性硬化症・視神経脊髄炎診療ガイドライン」作成委員会編:経過・予後.多発性硬化症・視神経脊髄炎診療ガイドライン2017,日本神経学会監,医学書院,東京,116-117,2017
3) 医療情報科学研究所編:多発性硬化症.病気がみえる vol.7 脳・神経,メディックメディア,東京,260-265,2011
4) 「多発性硬化症・視神経脊髄炎診療ガイドライン」作成委員会編:対症療法.多発性硬化症・視神経脊髄炎診療ガイドライン2017,日本神経学会監,医学書院,東京,276,2017
5) 「多発性硬化症・視神経脊髄炎診療ガイドライン」作成委員会編:症状.多発性硬化症・視神経脊髄炎診療ガイドライン2017,日本神経学会監,医学書院,東京,65-66,2017

(小堺秀樹)

神経障害理学療法

21 ギランバレー症候群

■ 予習のためのエッセンス

◆ ギランバレー症候群は，四肢遠位優位の弛緩性麻痺と感覚障害を伴う疾患です．感冒症状や消化器症状などの前駆症状の後，四肢に起こった麻痺は急速に全身に広がります．呼吸筋へ麻痺が波及した場合には人工呼吸器の管理が必要となります．最も麻痺が進んだ時期を極期と呼びます．その後，徐々に麻痺は回復し，一般的に予後は良好とされます．病理学的には，主として末梢運動神経の脱髄変性を認めます．本疾患に対する神経内科的治療には，免疫療法である血漿交換療法や免疫グロブリン大量静注療法があります．

◆ 医師から処方を受けた理学療法士は，対象者の身体状態や社会的背景を問診し，身体状況を検査することで，まずはこれから行っていく理学療法の方向性を決定します．そして治療へと進みます．

◆ ギランバレー症候群では，主たる機能構造障害として，①筋力低下，②軽度の感覚障害，③廃用による ROM 制限などが起こります．これらの機能構造障害により，急性期にはほぼすべての ADL や IADL に制限をきたします．麻痺の回復に伴って ADL や IADL も徐々に自立へと向かいます．理学療法としては，急性期では ROM 制限などの廃用症候群を予防するために，ROM 運動などを行います．回復期には麻痺の回復程度に合わせて，筋力増強運動や ADL 練習を行います．

> **症例** 職場復帰を目標とした 55 歳の男性．

CBL1 初期段階での情報から問題の仮説を立て，仮説証明のための検査項目を決める

情 報

処方箋
診断名：ギランバレー症候群．55 歳の男性．
　某年 3 月 9 日に発症．感冒症状を経て，同 19 日に歩行不能となり他院に緊急入院．その後，リハビリテーション目的で本院へ転院．本日（5 月 2 日）より，復職を目的として理学療法を開始してください．

理学療法士の思考

着目：ギランバレー症候群．55 歳の男性．
思考：ギランバレー症候群の典型的な問題構造を想起し ICF 概念図で表現する（図1）．

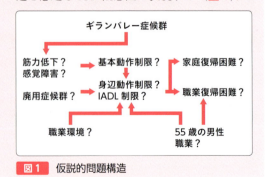

図1　仮説的問題構造

[現病歴]

　某年3月9日から感冒症状と下痢を経て，同19日に歩行不能となった．A医療機関に緊急入院し，その後，呼吸筋麻痺により人工呼吸器管理となった．極期を脱したため5月1日に当院へ入院となった．本院への入院時には車椅子を使用し，移乗は介助して可能で，歩行はできなかった．A医療機関では理学療法は行われていない．

[医療面接]

◆ PT「今どの程度動けますか？」➡患者「歩くことはできない．トイレもご飯も手伝ってもらっている」

◆ PT「今，何が一番心配ですか？」➡患者「家族を養っていかなければならないが，仕事に戻れるか，とても不安です」

◆ PT「お仕事は何をされていますか？」➡患者「公立高校で事務職を行っています」「力仕事ではありませんが，通勤やパソコン仕事については不安です」

■その他に得た情報：家族は妻（無職），娘（大学生），息子（高校生）．通勤手段は徒歩と電車である．駅にはエスカレータがある．平地歩行は必須要件である．発症から1年間の休職の予定．

Clinical Rule：ギランバレー症候群では機能障害として筋力低下・感覚障害・ROM制限がADLを制限する．

次の情報：これから行う理学療法の方向性を意思決定するために，これまでの経過を確認する．　➡現病歴

着目：歩行不能．3月20日〜5月1日まで理学療法の関与はない．

思考：歩行は不能であったことから麻痺の回復は不十分と思われる．また発症から約40日間は理学療法を受けていないことから，ADL制限の原因はギランバレー症候群による運動麻痺と廃用症候群である可能性がある．それを踏まえて目標である復職を困難にしている原因を明確にすべきである．

Clinical Rule：急性期で不動の時期があった場合，廃用症候群が存在する可能性が高い．

次の情報：動作観察の前に，仕事の内容や現在の悩みや不安を把握する．　➡医療面接

着目：歩行困難，身辺動作も介助が必要．職業は事務職で，通勤やパソコン仕事に不安．

思考：下肢だけでなく上肢機能の障害もありそうである．下肢機能の障害は通勤を，上肢機能障害は事務仕事を困難にしていると思われる

Clinical Rule：患者が中・壮年の場合，復職が目標となる場合が多い．

次の情報：復職を困難としている基本動作制限や機能障害の仮説を立てるために，動作の実行状況の確認を行う．　➡FIM

FIM

- セルフケア ➡ 食事，整容，更衣（上衣，下衣），トイレ：3点
- 排泄コントロール ➡ 排尿，排便管理：4点
- 移乗動作 ➡ ベッド，椅子，車椅子：3点，トイレ：3点，浴槽，シャワー：2点
- 移動 ➡ 歩行：2点，車椅子：4点，階段：1点
- その他の項目は7点（83/126）

着目：食事，歩行などの減点項目．
思考：下肢だけでなく上肢機能に障害があるのは確実である．それらが将来，通勤や事務仕事を困難にすると推測される．検査や測定の実施に向けて，減点項目に該当する動作の観察を行い，それらを困難としている機能障害を明確にすべきであろう．
Clinical Rule：動作観察の前にADLやIADLのスクリーニングを行うことで動作観察する項目を絞りやすくなる．
次の情報：食事動作および移乗，歩行動作を観察することで問題なる上肢・下肢機能障害を推測する．　➡ 動作観察

動作観察

- 食事動作：座位保持は可能．上肢の挙上は可能であるが，箸の扱いは困難である．スプーンに変えると容易に食べることができた．
- 移乗動作：起立の前伸展相（屈曲相）は可能．一方，伸展相は人的介助あるいは手すりなどの物的介助が必要であった．上方への重心移動が困難なようにみえる．方向転換は可能であるが，その際，膝折れがみられた．
- 歩行動作：平行棒内で観察した．立脚相では膝折れがみられ，遊脚相では，つま先のつまずきがみられた．平行棒内を3往復ほど歩行したが，症例は「ひどく疲れた」と訴えた．

着目：上肢の巧緻動作の困難さ，歩行における膝折れとつまずき．
思考：現在の上肢機能ではパソコン操作などの事務仕事は困難そうである．また下肢機能も同様に通勤は困難そうである．

上肢については，箸では困難であった食事動作はスプーンで容易になったことから，手指の動きに関係する筋力・感覚・ROMに障害が存在すると推測される．下肢については，起立の伸展相や歩行の立脚相での膝折れは下肢伸筋の筋力低下のサインである．一方，歩行の遊脚相での足趾のつまずきは足背屈筋の筋力低下や背屈ROMの制限の存在が考えられる．

また，本症例の疲労の訴えから，全身的な体力の低下あるいは麻痺筋の易疲労性が疑われる．

Clinical Rule：①下肢の伸筋の筋力低下は，起立の伸展相，歩行の立脚相を困難とする．一方，屈筋の筋力低下は，歩行の遊脚相を困難とする．②上肢の各部には役割があり，手指は対象物を操作する効果器であり，肩はその効果器のおおまかな方向を決め，肘は身体と効果器との距離を調整し，前腕と手関節は

効果器の向きを調整する．

次のアクション：ここまでの問題構造の仮説を整理する．

問題構造の仮説を構成するための統合と解釈

　ここまでの思考結果を統合し，仮説的問題構造を以下のようにまとめる（図2）．

　「職業復帰が困難」なのは「通勤や事務仕事が困難」だからである．通勤が困難な原因は，「長距離歩行が困難」なためである．長距離歩行困難なのは，下肢筋の筋力低下，感覚障害，あるいはROM制限によるものと推測される．また，パソコン操作などの事務仕事が困難なのは上肢筋，特に手指の運動に関与する筋の感覚障害，あるいはROM制限によるものと推測される．これらの機能障害はギランバレー症候群の病態自体に由来するものとその経過中に起こった廃用症候群によるものが原因と思われる．

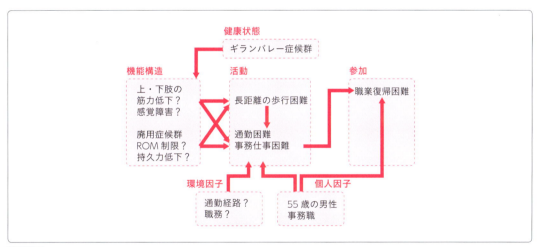

図2　本症例の問題構造の仮説

仮説を証明するために必要な検査・測定

　仮説的問題構造の「？」がついた項目に関する情報を得ることで本症例の確定的な問題構造を把握することができる．それを基に実施すべき検査と測定の項目を選択する（図3）．

　長距離歩行を困難にしている原因については，主に大腿四頭筋や前脛骨筋の筋力テスト，下肢の関節覚および足底の感覚テスト，足関節のROMテスト，そして持久力（筋および全身持久力）テストを行い明確にする．一方，パソコン操作などの事務仕事が困難な原因については，主に手指の筋力テスト，上肢の関節覚および表在感覚テスト，手関節および手指のROMテストを行い明確にする．なお筋力については，脱神経支配による筋力低下なのか，あるいは廃用症候群によるものかを明確にするために周径測定を行う．筋力は筋断面積に比例する．したがって，廃用症候群による

筋萎縮が筋力低下の原因である場合，周径の値は減少する．それに対して脱神経支配のみが原因の場合には，筋力低下は出現するが周径の値は不変であることが多い．

また，通勤経路や具体的にどのような職務があるのかについて聞き取りを行い，理学療法の介入プランの立案に有益な情報とすることが多い．

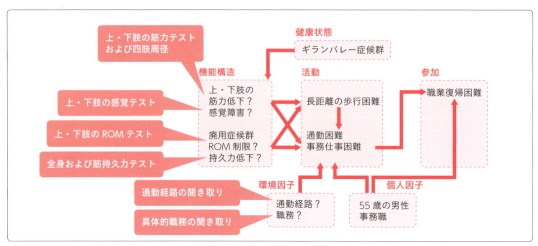

図3 仮説と仮説証明のための検査・測定項目

Reference 予後不良推定因子

ギランバレー症候群は一般に回復する疾患であるが，後遺症を残す場合もある．予後不良推定因子[1]には以下のようなものがある．60歳以上の高齢者，呼吸筋麻痺，筋力低下が速く発症4日以内に臥床状態となった場合，筋電図でM波の振幅が正常の20％未満，発症から治療開始まで2週間以上の場合などである．

CBL2 仮説証明のために実施した検査・測定データから問題構造を分析し，解決策を提案する

情報

筋力テスト ※MMT

◆肩（全方向5），◆肘屈曲（Rt. 4, Lt. 4）伸展（Rt. 4, Lt. 4），◆前腕回外（Rt. 4, Lt. 4）回内（Rt. 4, Lt. 4），◆手底屈（Rt. 3, Lt. 3）背屈（Rt. 4, Lt. 4）橈屈（Rt. 3, Lt. 3）掌屈（Rt. 3, Lt. 3），◆股（全方向5），◆膝屈曲（Rt. 3, Lt. 3），伸展（Rt. 3, Lt. 3），◆足背屈（Rt. 2, Lt. 2）底屈（Rt. 3, Lt. 3），◆体

理学療法士の思考

着目：上肢は手関節の筋力低下および握力低下．下肢は膝および足関節の筋力低下

思考：上肢を用いた事務仕事では手指の巧緻性と適度な筋力が必要であるが，手関節の固定性の低下はその両方を障害する．もちろん，手関節の固定性が十分であっても手指の筋力低下は事務仕事を直接的に困難とする．今回のデータはそれを裏づけるものである．

幹屈曲（4）頸部（全方向4），◆握力（Rt. 5 kg, Lt. 6 kg）

下肢においては，膝伸展筋の筋力低下は歩行の立脚相での支持性を障害する．また足底屈筋の筋力低下も膝の支持性を障害する．一方，足背屈筋の筋力低下は歩行の遊脚相での足趾のクリアランスを障害する．

Clinical Rule：膝をまたがる足底屈筋は，脛骨を後方に引くことにより間接的に膝折れの防止に働いている．

次の情報：筋力低下の原因が脱神経支配による筋力低下なのか，あるいは廃用症候群によるものかを明確にするために周径測定を行う． ➡周径測定

周径測定
※単位＝cm
- ◆前腕最大膨隆部（Rt. 23.5, Lt. 22.5）
- ◆膝蓋骨上 10 cm（Rt. 37.5, Lt. 37.5）
- ◆下腿最大膨隆部（Rt. 31.0, Lt. 31.5）
- ＊参考データ：BMI 22

着目：周径データ．
思考：検査したすべての部位において，比較する基準データはないが正常より細いように思われる．したがって筋力低下の原因は脱神経支配と廃用性筋萎縮によるものと推測できる．この場合の筋力増強を目的としたアプローチは，神経系の回復に応じた抵抗運動を行い，筋肥大を目指すべきであろう．

Clinical Rule：ギランバレー症候群における萎縮を伴う筋力低下の場合，その原因は廃用性筋萎縮と脱神経支配である可能性がある．

次の情報：ギランバレー症候群では痺れや痛みなどの異常感覚を訴える症例も少なくなく[2]，それにより筋出力が低下する可能もあるため感覚テストを行う． ➡感覚テスト

感覚テスト
※表在感覚は対顔面感覚比
- ◆表在感覚：上肢中枢側（10/10）末梢側（8/10），下肢中枢側（10/10）末梢側（6/10）
- ◆深部感覚（関節位置覚：reposition 法）：肘関節（誤差5°），手指（誤差20°）膝関節（誤差5°），足関節（誤差15°）
- ＊左右差なし．
- ◆異常感覚：上肢・下肢ともになし．

着目：四肢遠位の感覚障害．
思考：まず，疼痛などの異常感覚はないことから，それが筋力低下に関与している可能性は低い．一方，四肢遠位の感覚障害は，上肢の巧緻動作の困難さや歩行中のつまずきに関与していると思われる．

Clinical Rule：深部感覚の障害は協調性を障害し，手指においてはものの操作など巧緻

次の情報：次に上肢の巧緻動作や歩行動作の制限にROM制限が関与しているか確認する．　➡ROMテスト

ROMテスト　　※単位＝度

◆肩屈曲（Rt. 170, Lt. 175）外転（Rt. 170, Lt. 170），◆肘屈曲（Rt. 140, Lt. 140）伸展（Rt. 0, Lt. 0），◆前腕回外（Rt. 90, Lt. 90）回内（Rt. 90, Lt. 90），◆手掌屈（Rt. 60, Lt. 60）背屈（Rt. 80, Lt. 70），◆母指MP・IP（左右とも自動運動で full range）手指MP・PIP・DIP屈曲（左右とも60）伸展（左右とも−5），◆股屈曲（左右とも全方向で full range），◆膝屈曲（Rt. 110, Lt. 110）伸展（左右とも−5），◆足底屈（左右とも full range）背屈（Rt. 0, Lt. 5）

着目：手，手指，膝，足関節のROM制限．
思考：手関節の掌屈制限，手指の屈曲制限は事務仕事を困難にする原因となり得る．膝の伸展制限は大腿四頭筋の筋力低下と相互作用し膝折れを助長する．また，足の背屈制限は歩行中のつまずきの原因となる．

Clinical Rule：動作制限の原因をROM制限に求める場合，参考ROMではなく，動作に実質的な必要な可動範囲を考慮すべきである

次の情報：長距離歩行を困難にする原因を確認する検査を実施する．　➡持久力テスト

持久力テスト

平行棒内を3往復してもらった（21 m）．
◆修正Borgスケール：6（強い〜とても強い）
◆歩行後の問診：PT「つらいのは全身ですか，それとも脚ですか？」➡患者「脚です．もう力が入りません」

着目：下肢に感じる強い疲労感．
思考：長距離歩行が困難なのは，全身の持久力ではなく，下肢筋の持久力低下に由来していることがわかる．また過度の負担は過用性筋力低下を引き起こす[3]ため注意が必要である．

Clinical Rule：ギランバレー症候群では過度の負荷を加えると過用性筋力低下を引き起こす可能性がある．

次の情報：ここまでで動作制限の身体運動的な原因は把握できたため，次に環境因子についての聞き取りで情報を収集する．　➡医療面接

医療面接

通勤経路について
◆PT「自宅から職場までの経路を詳しく教えてください」➡患者「自宅から駅までは徒歩で15分くらいです．だいたい1〜1.5 kmくらいです．ここは平坦な道ばかりです．駅

着目：階段昇降を必要としない通勤経路や職場環境．パソコン操作を中心とする業務内容．
思考：現在の機能障害の状況では，通勤もパソコン操作も困難である．しかし，それらができるようにならなければ復職は困難であろう．一方で，機能が回復しなかった場合も想

の中はエスカレーターやエレベーターがありますから，階段を上り降りする必要はありません．駅から職場（高校）までは徒歩で5分くらいです．ここも平坦な道ばかりです」

◆ PT「奥様の送り迎えは可能ですか？」➡ 患者「妻は仕事をしていないので時間はありますが，自動車免許を持っていません．付き添いは可能です」

職場（高校）内の移動について

◆ PT「職場内の移動について教えてください」➡ 患者「学校の中にエレベーターがありません．階段を使わなければなりません．職員室は1階にあるので普段の業務では階段を上ることはあまりありません」

業務内容について

PT「学校での業務について教えてください」➡ 患者「主にデスクワークです．パソコンを用いた仕事が多いです．最近では手書きする書類はほとんどありません．会議への参加や業者対応などもあります」

定して補装具やマンパワーの活用も考慮する．

Clinical Rule：動作制限に対するアプローチには，①機能障害を回復させることと，②代償動作を用いること，そして③環境を整備する方法がある．

次のアクション：ここまでの問題構造を整理する．

問題構造を整理するための統合と解釈

ここまでの結果を統合し，次の順に問題構造を整理する．

1. 通勤が困難な原因は？
2. 長距離歩行が困難な原因は？
3. 事務仕事が困難な原因は？
4. 本症例の問題構造の全体像は？

1 通勤が困難な原因は？

結論 通勤が困難なのは，長距離歩行ができないためである．また妻の送迎で歩行通勤を代償することはできない（図4）．

根拠 現在，21m程度しか歩けない．妻は自動車免許を持たない．

思考 通勤においては，妻による送迎ができないため，本人が少なくとも2〜3kmを余裕をもって歩けなければならない．現在の歩行能力ではそれは困難である．

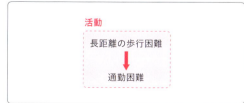

図4 通勤が困難な原因

2 長距離歩行が困難な原因は？

結論 長距離歩行が困難な原因は，膝伸筋，足の底・背屈筋の筋力低下，足関節の深部感覚低下，膝および足関節のROM制限，そして筋持久力の低下である（図5）．

根拠 筋力は膝伸展筋で3，足背屈筋で2である．足関節の深部感覚は鈍麻している．ROMは膝関節に伸展制限，足関節では背屈制限がある．また21mの歩行で下肢に強い疲労感を感じている．

思考 歩行の立脚相の踵接地では一般に体重よりも大きな床反力が生じるため，抗重力筋ではMMT3よりも大きな筋力が必要である．本症例の筋力では膝折れを起こす．また，膝の伸展制限は膝の伸展ロックを阻害するため膝折れを助長する．さらに足底屈筋の筋力低下は下腿の前方傾斜を許すため膝折れの原因となる．

足関節の背屈筋の筋力低下，関節覚の鈍麻，背屈のROM制限は遊脚相における足趾のクリアランスを困難とする．筋力低下とROM制限は足の背屈運動を制限し，関節覚障害は体節感覚を鈍らせ，歩行中のつまずきを助長する．

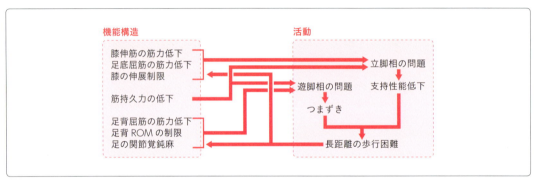

図5 長距離歩行が困難な原因

3 事務仕事が困難な原因は？

結論 パソコン操作が困難なのは，手関節および手指の筋力低下，手指のROM制限および関節覚鈍麻のためである（図6）．

根拠 手底屈筋は3，握力は5～6kgである．また手指は屈曲・伸展ともにROM制限があり，関節位置覚鈍麻もある．

思考 手および手指の巧緻性には，それに十分な筋力，ROMそして正常な感覚入力が必要である．本症例においては，そのすべてに機能障害があり，それがパソコン操作などの手の巧緻性を必要とする動作を制限している．

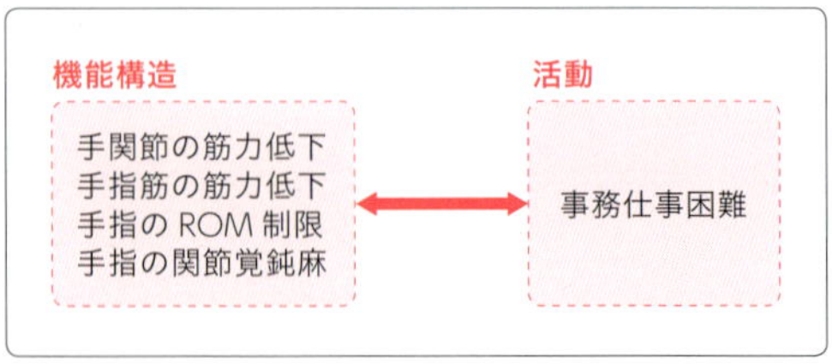

図6 事務仕事が困難な原因

4 本症例の問題構造の全体像は？

上記の1～3を統合して以下のように全体像を整理する（**図7**）.

本症例が復職できないのは，職務である事務仕事ができないこと，また職務を遂行する場所まで通勤できないからである.

通勤が困難なのは長距離歩行ができないからである．長距離歩行が困難なのは，歩行の支持性と安全性そして持久力が低下しているからである．歩行の立脚相での支持性の低下は膝や足の伸筋筋力の低下，ROM制限が原因である．遊脚相でのつまずきは，足関節背屈の筋力低下とROM制限が原因となっている．

事務仕事が困難なのは，手関節および手指の筋力低下，手指のROM制限および関節覚の鈍麻が原因である．上肢の機能障害も下肢の機能障害もギランバレー症候群の病態自体に由来する麻痺と，それにより体動が困難なことによる廃用症候群の両方に起因している.

加えて，本症例の職業や通勤経路，そして補装具の不使用などが，機能障害および活動制限と相互作用し生活機能障害の全体像を構成している.

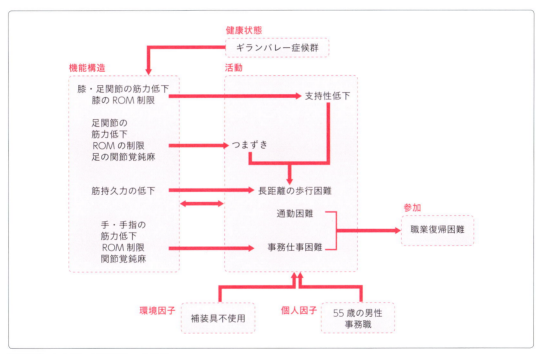

図7 本症例の問題構造の全体像

本症例の問題解決策の提案

ICF概念地図で主要な問題点を解決する理学療法の介入プランを，以下のように意思決定した（**図8**，**表1**）．

ギランバレー症候群の疾患特性を踏まえて理学療法を進めるべきである．麻痺が進行している時期では，過剰な運動負荷は状態を悪化させる危険性がある．この時期を脱するまでは，オーバーストレッチに注意しながらROMの維持を愛護的に行い，無気肺や肺炎予防のための呼吸理学療法を行う．極期を経て回復期に入れば積極的なアプローチが可能であるが，それでも過用性筋萎縮や低緊張となった筋の伸張運動に伴う筋損傷には十分注意が必要である．

装具療法はADL向上に有効な手段である．しかし，あくまでもギランバレー症候群に対する装具療法は，治癒過程における一時的な機能代償であることを忘れてはならない．

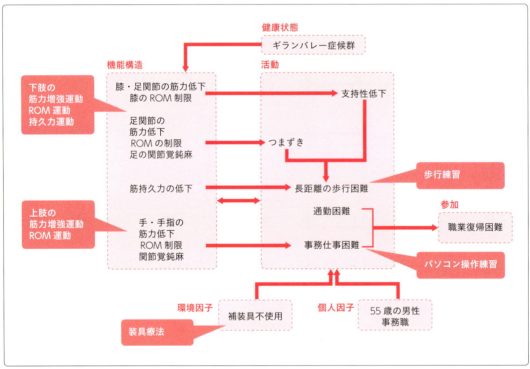

図8 問題構造に対する解決策

表1 本症例に対する理学療法の介入プラン

目的	方法	注意点・禁忌
動作獲得と廃用症候群予防	歩行（平行棒内から開始），パソコン操作の練習	過度の運動負荷に注意
ROMの拡大	愛護的な他動運動（四肢へ）	軟部組織の損傷
筋力の増強	筋力増強運動（等尺性および等張性）	過度の運動負荷に注意
動作獲得と安全担保	下肢装具（プラスティックAFO）	感覚鈍麻があるため褥瘡に注意

> **発展的学び** アクティブ・ラーニング課題

本症例の初期情報と追加情報を用いて以下の設問にトライしましょう．

検査・評価
1. 本症例の感覚テスト（表在および深部）を実際に学生同士で実施してみましょう．
2. 本症例の筋力テストを実際に学生同士で実施してみましょう．

運動療法
3. 本症例のROM運動を行う際の注意点を考えてください．また，その理由も考えましょう．
4. 本症例に筋力増強運動を行う場合の注意点を考えてください．その理由も考えましょう．
5. 本症例の持久力運動を実際に行ってみましょう．
6. 本症例の歩行練習において，注意点を考えてください．また，その理由も考えましょう．
7. 本症例の運動療法時のリスク管理を考えてください．また，その理由も考えましょう．

ADL
8. 本症例の職場復帰に向けて必要な対応について考えてみましょう．
9. 本症例の心理的な不安に対してどのような対応が必要か考えてみましょう．

補装具
10. 本症例において，膝折れ防止のために金属支柱付きAFOを用いる場合の足継手について考えてみましょう．

● 文献

1) 椛野浩司：Ⅱ．神経筋疾患の理学療法 第5章 Guillain-Barré症候群の理学療法．標準理学療法学専門分野 神経理学療法学，第2版，吉尾雅春ほか編，医学書院，東京，368-376, 2018
2) Ruts L, et al：Pain in Guillain-Barré syndorome：a long-term follow-up study. Neurology 75：1439-1447, 2010
3) Bennett RL, et al：Overwork weakness in partially denervated skeletal muscle. Clin Orthop 12：22-29, 1958

（柏木　学）

神経障害理学療法

22 脳性麻痺―痙直型

■ 予習のためのエッセンス

◆ 脳性麻痺は次のように定義されています。「脳性麻痺とは受胎から生後4週以内の新生児期までの間に生じた、脳の非進行性病変に基づく、永続的な、しかし変化しうる運動および姿勢の異常である。その症状は満2歳までに発現する。ただし、進行性疾患や一過性運動障害、または将来正常化するであろうと思われる運動発達遅延は除外する（厚生省脳性麻痺研究班による定義, 1968年）[1]」

◆ 臨床的に脳性麻痺の多くは、痙直型やアテトーゼ型に分類されます。脳性麻痺の理学療法を進めて行くうえで、病態の特徴や病型による分類、麻痺部位による分類の理解はもちろんのこと、評価を行う際には、①発達段階で何ができているのか、②できている内容がどのように行われているのか、③また、発達を阻害している要因は何かを捉えていく必要があります。

◆ 理学療法評価として具体的には、重症度評価や運動能力評価、運動発達検査、姿勢動作分析、姿勢反射検査、神経学的検査（筋緊張検査、感覚検査、各反射検査など）、運動学的検査（ROM-T、MMT など）、ADL テストなどを行います。また、理学療法の治療としては、バランス運動、筋促通運動、ROM 運動、ストレッチ、筋力強化運動、基本動作・歩行練習、階段昇降練習、ADL 練習、などを行います。

症例　脳性麻痺（痙直型）により歩行能力低下がみられる 8 歳の男児．

CBL1　初期段階での情報から問題の仮説を立て、仮説証明のための検査項目を決める

情報

【処方箋】
診断名：脳性麻痺（痙直型）．8 歳の男児．
本日より、ROM の維持・改善および歩行能力改善を目標に理学療法を開始してください。なお、転倒には十分注意してください。

理学療法士の思考

着目：脳性麻痺（痙直型）．8 歳の男児．
思考：脳性麻痺（痙直型）の典型的な問題構造を想起し ICF 概念図で表現する（図1）．

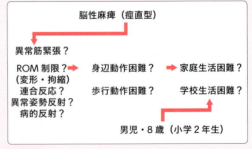

図1　仮説的問題構造

Clinical Rule：脳性麻痺に起こる機能障害

は，異常筋緊張・ROM 制限・連合反応・異常姿勢反射・病的反射．

次の情報：これから行う理学療法のリスク管理のために関節の変形や拘縮の状態を確認したい．　➡画像情報

画像情報

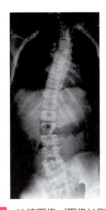

図2 X線画像（画像は別症例）
（文献2より許諾を得て転載）

着目：関節の変形や拘縮の状態（図2）[2]．
思考：観察にて，足部の関節変形やROM制限，体幹において側弯が認められるので，動作時に与える影響（疼痛など）も考慮する必要があるだろう．
Clinical Rule：脳性麻痺（痙直型）に対する理学療法では，動作時や各姿勢保持時の状態を考慮する．
次の情報：次に日常生活における基本的な動作や姿勢を確認する．　➡診察・問診

診察・問診

基本動作である寝返り，起き上がり，立ち上がりは自立．上肢に比べ下肢の麻痺が強い．立位姿勢は，股関節・膝関節屈曲位，足関節底屈内反位である．

歩行時に下肢筋緊張亢進がみられ，特に左足踵接地時から立脚期に足関節の背屈制限が著明に観察された．歩行時の転倒もみられる．

着目：運動機能や各姿勢状態．
思考：上肢に比べ，下肢の麻痺が強いことから両麻痺であると推察する．したがって，下肢のROM制限の原因は，筋緊張の影響を強く受けたものであると考えた．
Clinical Rule：動作時や各姿勢保持の異常筋緊張が問題になるため，一般的な安静時筋緊張の評価に加えて姿勢筋緊張および動作時筋緊張も評価する必要がある．
次の情報：足関節の関節変形や拘縮，および疼痛の有無などの確認は，後の機能検査でまとめて測定する．まずは現病歴から経過を確認する．　➡現病歴

現病歴

本症例児は，在胎日数30週，極低出生体重1,400gの早産児で産まれた．出生後，NICUにて経過観察し，退院して家庭生活を送っていたが2歳の時に発育不良が認められ

着目：現在，8歳の男児であり，運動機能の制限および歩行能力低下が著明になっている．歩行時の転倒がみられる．
思考：ICFの「参加制約」から問題構造を分析していく．観察・問診，現病歴から，基本

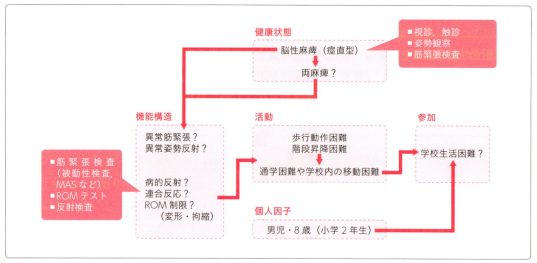

図4 仮説と仮説証明のための検査・測定項目

> **Reference** 脳性麻痺の分類とその障害部位[3]
>
> **型による分類**
> 1）痙直型，2）アテトーゼ型，3）強直型，4）失調型．
>
> **麻痺による分類**
> ①単麻痺（monoplegia）：四肢のどれか一肢が麻痺．
> ②片麻痺（hemiplegia）：片側半身が麻痺．
> ③対麻痺（paraplegia）：両下肢が麻痺．
> ④両麻痺（diplegia）：麻痺は四肢にあるが，両上肢に比べて両下肢の麻痺が強い．痙直型脳性麻痺では，対麻痺よりも両麻痺が多い．
> ⑤三肢麻痺（triplegia）：両下肢と一側の上肢に麻痺があるもの．
> ⑥四肢麻痺（quadriplegia）：四肢に麻痺があるもの．
> ⑦重複片麻痺（double hemiplegia）：全身麻痺（四肢麻痺）で明らかな左右差が認められるもの．

CBL2 仮説証明のために実施した検査・測定データから問題構造を分析し，解決策を提案する

情報	理学療法士の思考
[筋緊張テスト] 被動性検査 　肘関節の屈伸運動にて抵抗感があり，運動に伴いジャックナイフ現象がある． MAS	**着目**：安静時の筋緊張の度合い． **思考**：痙直型脳性麻痺の典型的な錐体路症状であり，連合反応に伴う異常筋緊張が生じやすい． **Clinical Rule**：脳性麻痺の場合，肢位および頸部の位置関係により，筋緊張は大きく変

筋緊張亢進の筋	左	右
肩関節屈筋群	1	1+
肘関節屈筋群	1	1+
股関節内転および内旋筋群	1+	2
下腿三頭筋	1+	2

動するので注意が必要である．

次の情報：次にROMを測定し，関節の変形や拘縮の状態も含めて確認する．

➡ ROMテスト

ROMテスト ※制限部位のみ記載

- 左股関節伸展 −5°
- 左股関節外転 10°
- 左膝関節伸展 −10°
- 右足関節背屈 0°
- 左足関節背屈 −5°

着目：右側に比べて，左側の方にROM制限が認められる．特に，上記の筋緊張の亢進の影響もあり，最終域感（エンドフィール）は抵抗感から力が抜ける感じがする．

思考：左下肢に強く影響が認められる．一方，上肢に著しいROM制限は認められない．ADLや歩行時に影響あり．

Clinical Rule：ROM制限は，ADLに支障をきたす影響も考察する必要がある．

次の情報：反射検査により，深部腱反射や病的反射を行い神経学的な所見を確認する．

➡ 反射テスト

反射テスト

- 深部腱反射：下肢内転筋，アキレス筋反射亢進
- 病的反射：膝クローヌス，足クローヌス，バビンスキー反射，チャドック反射の出現

着目：下肢（内転筋，大腿四頭筋，下腿三頭筋亢進）の腱反射亢進，病的反射の出現．

思考：腱反射の亢進により，反射中枢より上位中枢に問題があることを確認できる．さらに，病的反射の出現により，足底接地時の歩行や装具使用の際に影響を考慮する．

次の情報：姿勢および異常姿勢反射の現れ方は，どのようになっているだろうか？

➡ 姿勢観察・異常姿勢反射

姿勢観察・異常姿勢反射

立位姿勢は，体幹前傾位であり，陽性支持反射により，骨盤前傾位，股関節・膝関節屈曲・内旋・内転位をとりやすい．足関節底屈内反位である．後方にバランスを崩しやすい．

歩行時に下肢筋緊張亢進がみられ，特に連合反応により，股関節の内転・内旋パターンが増強する．さらに，上下肢の異常姿勢につながっている．特に左足踵接地時から立脚期

着目：陽性支持反射などの原始反射の残存．連合反応などにより，下肢の緊張に変化がみられる．

思考：特有の原始反射や緊張性姿勢反射の影響により，姿勢や動作が強く影響される．また，立ち直り反応や平衡反応，保護伸展反応の出現，発達にも影響を与える．

Clinical Rule：異常姿勢反射や筋緊張の異常により，二次的に各関節に変形や拘縮をも

に足関節の背屈制限が著明に観察された．歩行時の転倒もみられる．

たらすことが多い．

次のアクション：ここまでで，問題構造を整理する．

問題構造を整理するための統合と解釈

ここまでの結果を統合し，次の順に問題構造を整理する．

1 通学や学校内の移動が困難な原因は？
2 歩行動作が困難な原因は？
3 階段昇降が困難な原因は？
4 本症例の問題構造の全体像は？

1 通学や学校内の移動が困難な原因は？

結論 通学や学校内の移動が困難なのは，歩行動作と階段昇降動作を遂行しづらいからである（図5）．

根拠 動作観察で上記の動作が観察された．

思考 一連の移動動作を観察した結果，歩行動作，階段昇降動作が困難であったため，そのように判断した．

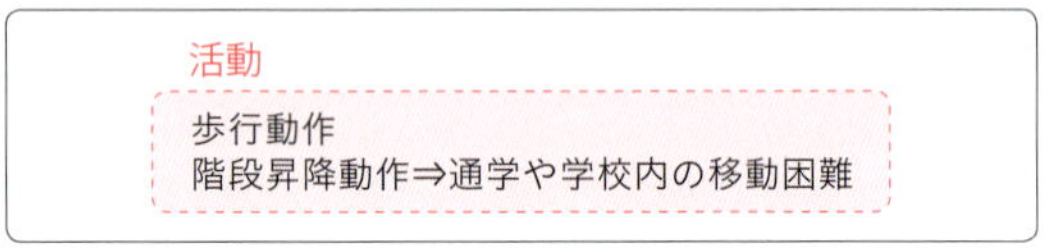

図5 通学や学校内の移動が困難な原因

2 歩行動作が困難な原因は？

結論 歩行動作が困難なのは，両麻痺（diplegia）により，両上肢に比べて両下肢の麻痺が強く，異常筋緊張や異常姿勢反射，連合反応，病的反射の影響があるからである（図6）．

根拠 歩行時に下肢筋緊張亢進がみられ，特に連合反応により，股関節の内転・内旋パターンが増強する．さらに，上下肢の異常姿勢につながっている．

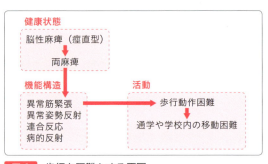

図6 歩行を困難とする原因

思考 動作観察と検査データにより，安静時および動作時における異常筋緊張，異常姿勢反射が出現していることが証明された．したがって，それらが歩行動作に影響することにより，歩行動作を困難にし，さらには転倒を引き起こしていると推論できる．

3 階段昇降が困難な原因は？

結論 階段昇降が困難なのは，右下肢に比べて，左下肢の方がROM制限が認められるからである．ROM制限は，生後からの異常筋緊張の影響により関節に変形や拘縮をきたしているからである（図7）．

根拠 ROMテストにおいて，特に股関節，膝関節，足関節に制限が認められる．

思考 階段昇降動作は，歩行動作に加え下肢を交互に持ち上げる協調動作を伴う．本症例児は，両下肢の麻痺があり，特にROM制限は，左下肢に強い影響が認められる．よって，異常筋緊張やROM制限により，下肢の協調運動が低下すれば，階段昇降は困難となる．

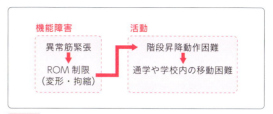

図7 階段昇降動作を困難とする原因

4 本症例の問題構造の全体像は？

上記の1〜3を統合して以下のように全体像を整理する（図8）．

本症例児が学校生活に難渋している理由としては，通学や学校内の移動が困難だからである．移動において歩行動作が困難なのは，異常筋緊張や異常姿勢反射，連合反応，ROM制限が原因である．また，階段昇降動作が困難なのは，異常筋緊張やROM制限（変形・拘縮）の影響により，下肢の協調運動を阻害しているためである．

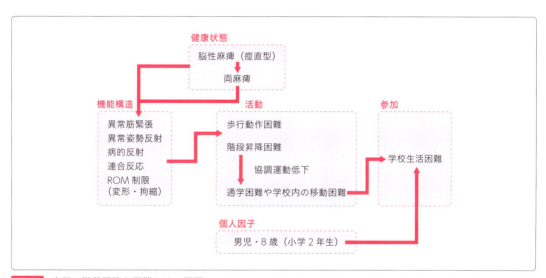

図8 歩行や階段昇降を困難とする原因

本症例の問題解決策の提案

ICF概念地図で主要な問題点を解決する理学療法の介入プランを，以下のように意思決定した（図9，表1）．

歩行練習や階段昇降練習などの運動療法を実施することで，可能な限り歩行や階段昇降動作の向上を目指す．

また，通学や学校内の移動を可能にし，歩行距離を維持・改善するためにも，学童期でも使用可能なプラスチック短下肢装具（装具療法）の導入も検討する．さらに，歩行動作における運動学習を効果的に取り入れていくこととする．各練習に際しては，疲労や転倒に注意が必要である．

異常筋緊張や異常姿勢反射などの歩行や階段昇降を阻害する機能構造障害へのアプローチについては，バランス運動や筋促通運動を実施する．

　さらに，ROM制限に対しては，特に下肢の変形や拘縮の予防，改善のためにもROM運動や持続的な伸張運動（ストレッチなど）を選択した．

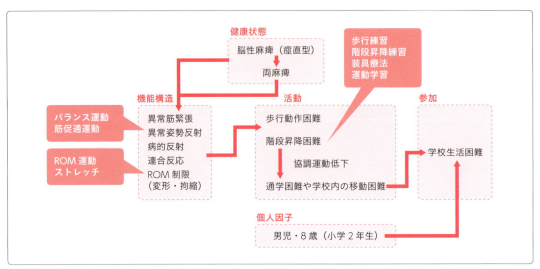

図9 問題構造に対する解決策

表1 本症例児に対する理学療法の介入プラン

目的	方法	注意点・禁忌
歩行や階段昇降動作獲得	歩行・階段昇降練習，装具療法	①疲労　②転倒
異常筋緊張の抑制	筋促通運動やバランス運動	①疲労　②転倒　③疼痛
ROMの拡大	下肢のROM運動や持続的なストレッチ	疼痛

> **Reference　乳幼児・小児期における各種評価尺度**[4]
>
> **主要な発達評価**
> ①遠城寺式乳幼児分析的発達検査法：運動や知的な発達障害の幼児期を対象とし，早期発見を目的とした．適用年齢は，0～4歳8ヵ月である．
> ②DENVER Ⅱ（デンバー発達判定法）：発達遅滞やその疑いがある子供を早期発見するために開発されたスクリーニング検査．適用年齢は，生後6歳までである．
> ③津守式乳幼児精神発達質問紙：発達質問紙を使用し，養育者に発達状況を尋ね，その結果を整理して乳幼児・子供の発達の診断をする．適用年齢は3種類あり，0～12週，1～3歳，3～7歳である．
>
> **主要な運動発達評価**
> ①運動年齢テスト（motor age test：MAT）：健常児の新生児～72ヵ月までの運動能力を基にして，障がい児の動作能力を比較評価する方法である．下肢運動年齢テストと上肢運動年齢テストの2種類がある．

②ミラーニの発達チャート：機能的な運動の達成と認められる反射，反応の間に相関関係があるとして開発された評価表である．適用年齢は生後～24ヵ月までである．

主要な脳性麻痺児のみを対象とした評価
①粗大運動能力尺度（gross motor function measure：GMFM）：粗大運動機能を質的・量的に評価し，運動機能レベルやその継時的変化を検出する．
②粗大運動能力分類システム（gross motor function classification system：GMFCS）：粗大運動と移動能力の障害程度の分類．予後予測が可能．適用年齢は，18ヵ月～12歳である．

発展的学び アクティブ・ラーニング課題

本症例の初期情報と追加情報を用いて以下の設問にトライしましょう．

検査・評価
1. 本症例の筋緊張検査を行う場合，どの部位の検査を行いますか？
2. 本症例の歩行や階段昇降能力を測定，判断するためにはどのような検査測定方法が考えられますか？ 実際に学生同士で話し合ってみましょう．

運動療法
3. 本症例の筋促通練習を行う際の運動方向と手の持ち方，支え方を考えてください．その理由も考えましょう．
4. 本症例に効果的なストレッチを行う場合，どのような肢位で，伸張時間はどのくらい行いますか？実際にポジションや時間を考えたうえで実施してみましょう．
5. 本症例に歩行練習や階段昇降動作を実施する際，環境面の設定やリスクはどのようなことがあり得るか個々で考え，実施する前に学生同士で話し合ってみましょう．
6. 本症例にバランス練習などの運動療法を実施する際に，筋緊張が高まってしまった場合，その対処法はどのようにすべきでしょうか？

装具療法
7. 本症例において，装具装着下の歩行に影響を与える因子を考えてみましょう．また，装具装着の際，病的反射が与える影響についても考えてみましょう．

物理療法
8. 本症例に物理療法を行うとしたら，どのような治療法で，どの部位に実施しますか？

ADL
9. 本症例が歩行や階段昇降がしやすくなる環境整備の方法を考えてみましょう．
10. 本症例の生活様式で工夫した方が良い点を考えてみましょう．

●文献
1) 五味重春：脳性麻痺の定義．脳性麻痺，第2版，五味重春編，医歯薬出版，東京，1-2，1989
2) 百島祐貴：脊椎側弯症－脊椎・脊髄．PT・OTのための画像診断マニュアル，澤口聡子（編集協力），医学教育出版社，東京，126-127，2015
3) 新田 収：小児の治療①脳性麻痺．中枢神経系理学療法学，柳澤 健編，メジカルビュー社，東京，172-195，2009
4) 鶴崎俊哉：脳性麻痺②痙直型両麻痺．小児理学療法学テキスト，改訂第2版，細田多穂監，田原弘幸ほか編，南江堂，東京，110-121，2014

（眞塩紀人）

第3章

内部障害理学療法

肺機能検査
◆ 肺活量：1,950 mL
◆ %肺活量：80%
◆ 努力性肺活量：1,900 mL
◆ 1秒量：790 mL
◆ %1秒量：45%
◆ 1秒率：42%
＊気管支拡張薬吸入後にスパイロメトリーにて検査実施.

着目：%肺活量，1秒率，%1秒量.
思考：%肺活量＞80%，1秒率＜70%より閉塞性換気障害である.
1秒率＜70%，30%≦%1秒量＜50%，さらに慢性呼吸不全（Ⅱ型呼吸不全）であることからCOPD，病期分類のStage Ⅳ（きわめて高度の気流閉塞）である.
Clinical Rule：気管支拡張薬吸入後のスパイロメトリーで得られる1秒率70％未満はCOPD診断基準である．COPD病期分類の各ステージに応じて治療指針が決まっている[1]．
次の情報：生化学検査結果を確認したい.
➡生化学検査

生化学検査
◆ 総蛋白：6.8 mg/dL
◆ アルブミン：4.0 g/dL
◆ 赤血球：500×10^4/μL
◆ ヘモグロビン：13.3 g/dL
◆ 白血球：5,200/μL
◆ CRP：0.2 mg/dL

着目：全値.
思考：栄養障害の指標である総蛋白，アルブミン値は正常である．赤血球，ヘモグロビン値も正常であることから貧血は認められない．白血球数，CRPが正常であることから感染による炎症は認められない．
Clinical Rule：総蛋白を栄養指標として用いる場合は，腎機能障害がないことが条件である．同様にアルブミンを栄養指標として用いる場合は，肝機能障害がないことが条件である．
　ヘモグロビンが低値となる貧血患者はチアノーゼが現れにくく，SpO_2による全身酸素動態評価の信頼性が低くなる．
　感染を起こすと白血球数，CRP値が高値となる.
次の情報：体型を確認したい． ➡体型

体型
◆ 身長155 cm，体重48 kg（1年前の体重は54 kg）
◆ BMI：体重48 kg/（身長1.55 m×1.55 m）≒20

着目：BMI，%IBW.
思考：栄養障害が疑われるBMI＜19，%IBW＜90%に該当せず，栄養障害は認められない．しかし1年前の体重54 kgから6 kg（10％以上）の低下が認められ，体重減少に

◆ %IBW：実測体重／理想体重×100
  ＝ 48／（22×1.55×1.55）×100
  ≒ 91％
＊理想体重は，身長 155 cm で，BMI 22 に相当する体重である．

注意が必要である．

Clinical Rule：BMI＜19，％IBW＜90％は栄養障害が疑われ，特に％IBW＜90％は生命予後に影響する．現時点の体型評価にとどまらず，過去からの体重変化をみて体重減少の有無の確認も重要である．

次の情報：呼吸器のX線画像を確認したい．
➡画像情報

画像情報

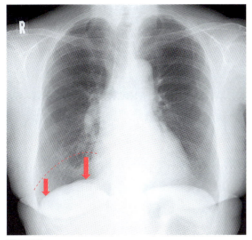

図2　胸部X線画像

着目：右横隔膜ラインの高さ，肺野の透過性．
思考：右横隔膜ラインが正常の高さ（図2点線）よりも下方に位置し，平坦化傾向にあることから，肺過膨張がうかがえる．COPDの気腫性病変を表す肺透過性亢進は当画像情報からははっきりしない．

Clinical Rule：正面胸部X線所見におけるCOPDの特徴は，肺過膨張に伴う横隔膜の下方偏位と平坦化，肋間腔の拡大，気腫性病変に伴う肺透過性亢進と肺血管影の減少，その他に滴状心などがある．

次の情報：COPDは慢性肺疾患であるため，どのような経過を経て今の病態に至ったのかを確認したい．　➡現病歴

現病歴

　5年前，坂道，階段で呼吸困難感が生じ，近医を受診の際にCOPDと診断された．気管支拡張薬にて加療していたが，労作時の息切れが次第に強くなり，屋外での活動や家事動作が制限されるようになった．
　昨年2月に肺炎により入院．退院後，在宅酸素療法を行うようになった．それから1年経過したが，息切れが強く，生活に支障をきたすことから，かかりつけ医に相談したところ，当院を紹介され，呼吸リハビリテーション目的で入院となった．

着目：気管支拡張薬，労作時の息切れ，肺炎．
思考：COPDに対して気管支拡張薬にて薬物療法が行われている．労作時の息切れが強くなるにつれ，日常の活動が制限され，身体活動量低下に伴う廃用性変化が懸念される．肺炎発症を期に肺機能をはじめ，身体機能（運動耐容能，筋機能）が低下していることが予想される．

Clinical Rule：気管支拡張薬の服用は重要であり，生活上の息切れ軽減，円滑な運動療法実施，呼吸リハビリテーション効果に影響する．労作時の息切れは身体活動低下の原因であり，COPD経過とともに身体の廃用性変化が進行する．肺炎はCOPD予後に影響

する一因子である．

次の情報：COPDの原因であるタバコ煙の曝露や具体的な活動制限を確認する．

→ 問診

問診

◆PT「今は何にお困りですか？」➡患者「買い物や掃除，洗濯で息がきつくなり，途中に休みを入れながらでないとできません．他にもお風呂や外を歩くときにも息がきついです」

◆PT「どれくらい歩くと息がきつくなりますか？」
患者「5分ほど歩くだけで息がきつくなります．それに他の人よりも歩くのが遅いと感じるときがあります」

◆PT「COPDはタバコが原因といわれてますが，タバコは吸っていましたか？」➡患者「いいえ」

◆PT「周りにタバコを吸う人はいましたか？」➡患者「主人がヘビースモーカーで1日タバコ2箱（40本）くらい吸っていました．結婚してから主人が亡くなるまでの40年間は，タバコの煙がいつもそばにあったように思います」

■その他に得た情報
・1人暮らし．
・肺炎入院以降，1月1回の外来受診．
・介護保険：要支援1．
・移動手段は路線バス．
・平屋戸建に居住（最寄りのバス停まで400 m）．

着目：息切れを生じる諸動作の特性と環境，タバコ煙の曝露．

思考：掃除や洗濯物干し，入浴動作は反復する運動が多いため動作が制限されやすい．また洗濯物干しや入浴の洗髪動作は上肢挙上運動が多く，その運動に呼吸補助筋が動員され，息切れを助長していることが推察される．

5分の歩行で息切れが生じることや他の人よりも歩くのが遅いことから，歩行制限に伴い，身体活動性が低いことが予想される．

本症例は喫煙経験がないものの，日常的なタバコ煙の曝露（受動喫煙）からCOPDになった可能性がある．

Clinical Rule：労作時の息切れには，諸動作の運動負荷のほかに，上肢運動による呼吸補助筋参画は呼吸パターンが乱れ，息切れを生じやすい．

60 pack-year*以上の喫煙者の約70％はCOPDを発症している[2]．非喫煙者であってもタバコ煙曝露のリスクにさらされていないか，家族の喫煙状況，職場環境などの確認が必要である．

＊pack-year：1日に喫煙するタバコ量（箱）×喫煙年数．

次のアクション：ここまでの問題構造の仮説を整理する．

問題構造の仮説を構成するための統合と解釈

　ここまでの思考結果を統合し，仮説的問題構造を以下のようにまとめる（図3）．
　疾患に伴う呼吸機能低下により労作時の換気が制限され，息切れが生じ，運動耐容能が低下した結果，労作が制限されることが予想される．また胸式呼吸や呼吸数の増加，胸郭柔軟性低下，呼吸補助筋の過緊張は呼吸仕事量を増加させ，息切れ原因となることが予想される．COPD患者は息切れによる活動制限から身体の廃用性変化が進行する．本症例も長い療養生活の中で徐々に身体の廃用性変化が進行し，諸動作が次第に制限された経過をたどっていることがうかがえる．ゆえに疾患に伴う換気制限に加え，身体の廃用性変化によって末梢骨格筋機能は低下し，それが運動耐容能低下に影響していると思われる．さらに肺炎は肺機能および身体機能低下に大きな影響を与えていることが予想される．また諸動作の特性（上肢挙上，体幹前屈姿勢など）が息切れを増強し，活動制限を助長する．したがって1人暮らしである本症例は，入浴動作や疾患管理にかかわる通院において支障をきたし，生活を営むうえで必要な公的手続き，金融機関の利用などにおいて支障をきたす．特に生命の保全，生活の維持にかかわる歩行は重要な動作であり，1人暮らしを継続するうえでは不可欠な動作といえる．

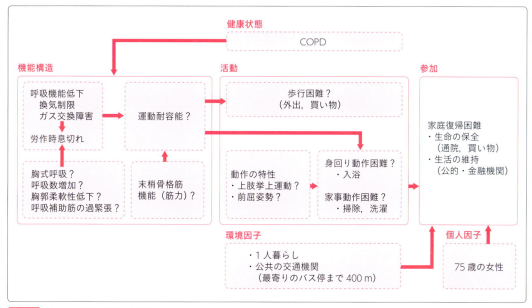

図3　本症例の問題構造の仮説

仮説を証明するために必要な検査・測定

　仮説的問題構造を基に実施すべき検査と測定の項目を選択する（図4）．
　理学所見によって疾患の特徴的所見を確認しつつ，息切れにつながる呼吸仕事量増加の原因となる所見を的確に把握する必要がある．また運動耐容能の評価は，呼吸機能低下や骨格筋機能低下などさまざまな要因が関与するため，総合的な運動機能評価として位置づけられる．臨床では6分間

歩行テストがよく用いられ，歩行距離から最大酸素摂取量を予測できる．またその応用としての任意歩行による6分間歩行テストは，運動負荷に対する呼吸循環応答を確認できる．あるいはADL評価の観点から歩行速度を把握することに有用である．ADL評価では，息切れや動作速度を反映する疾患特異的評価としてNR-ADLが用いられる．また息切れを起こしやすい動作や姿勢の特性に注視し，記録することも重要である．

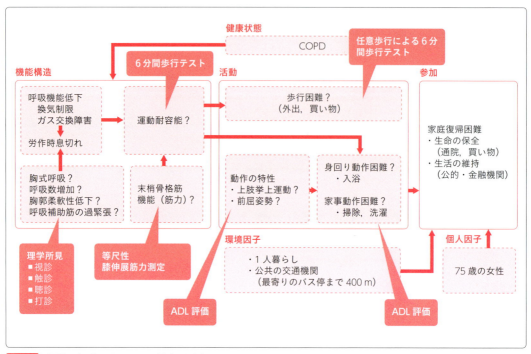

図4 仮説と仮説証明のための検査・測定項目

CBL2 仮説証明のために実施した検査・測定データから問題構造を分析し，解決策を提案する

情報

バイタルサイン

◆ 心拍数76 bpm，血圧138/86 mmHg，呼吸数20/分，SpO_2 97%（鼻カニューレより酸素流量1.5 L/分吸入下）

理学療法士の思考

着目：呼吸数．

思考：呼吸数は多い傾向だが，正常範囲内である．

Clinical Rule：安静時に限らず，労作時のバイタルサインはリスク管理上重要であり，任意歩行による6分間歩行テストにて確認できる．

次の情報：COPD病態および呼吸障害を理学所見にて確認する．　➡理学所見

理学所見

◆ 視診：労作時に呼吸補助筋（僧帽筋，胸鎖乳突筋）活動亢進，頸静脈怒張（呼気時のみ），ビア樽状胸郭（バレルチェスト）．
◆ 触診：呼吸補助筋過緊張，胸郭柔軟性低下，胸式呼吸．
◆ 聴診：両下肺野の呼吸音減弱．
◆ 打診：右前胸壁において清音と濁音の境界域が第6肋骨より下方にあり．

着目：呼吸補助筋の活動性と過緊張，胸郭柔軟性低下，胸式呼吸．

思考：呼吸補助筋の活動亢進は努力性呼吸を意味しており，呼吸仕事量が高いことがうかがえる．また呼吸補助筋の過緊張は日常的な呼吸補助筋の活動亢進の結果である．胸郭柔軟性低下は呼吸仕事量増加の原因である．その背景には換気制限に伴う胸郭拡張制限が存在し，それは病期の経過とともに胸郭柔軟性低下を招く．胸式呼吸は上部胸郭を持ち上げる呼吸様式であるため，横隔膜呼吸に比べ呼仕事量が増加する．

呼気時の頸静脈怒張は閉塞性換気障害を表している．またビア樽状胸郭はCOPDの特徴的所見であり，肺過膨張が原因である．肺過膨張はX線所見からも確認できる．打診でも横隔膜の位置を表す清音と濁音の境界域が第6肋骨より下方にあることから横隔膜の下方偏位が確認でき，肺過膨張であることがわかる．呼吸音減弱は聴取された部位において低換気であることを示しており，両側下肺野は低換気であることがわかる．

次の情報：COPDによる運動機能障害を把握するため運動機能を確認する．

➡ **等尺性膝伸展筋力**

等尺性膝伸展筋力

※ハンドヘルドダイナモメーター

◆ 右：0.36 kgf/kg，左：0.38 kgf/kg

着目：右：0.36 kgf/kg，左：0.38 kgf/kg．

思考：70歳代健常女性の筋力は0.46 kgf/kg[3]であり，20%前後の低下が認められる．

Clinical Rule：等尺性膝伸展筋力は歩行能力と関連があり，その基準値が示されている[4]．

・連続歩行（院内独歩）：自立 0.40 kgf/kg以上，非自立 0.25 kgf/kg未満．
・階段昇降：自立 0.50 kgf/kg以上，非自立 0.25 kgf/kg未満．

次の情報：全身運動である6分間歩行テストの前に運動に伴うリスク把握とADLにおけ

任意歩行による6分間歩行テスト

鼻カニューレより酸素流量1.5 L/分吸入下にて普段どおりの歩行を6分間行ってもらい，歩行距離，テスト終了直後の心拍数，酸素飽和度（SpO_2），息切れ感を測定する．

◆ 歩行距離 360 m
SpO_2：安静時98％→終了直後84％
心拍数：安静時72 bpm→終了直後110 bpm
終了直後の息切れ感（CR-10）：7（とても強い）
＊開始5分（300m地点）でSpO_2 89％となり，その後も低下した．

➡ 任意歩行による6分間歩行テスト

着目：歩行距離360 m，終了直後のSpO_2，開始5分（300 m地点）のSpO_2 89％．
思考：歩行距離から通常歩行の歩行速度が3.6 km/時であることがわかる．また酸素流量1.5 L/分吸入下であるにもかかわらず，開始5分（300 m地点）でSpO_2が90％を下回る低酸素血症を呈している．CR-10が7（かなり強い）ということから，日常における歩行で強い息切れを生じていることがわかる．

この結果を基に主治医より，酸素流量安静時1.5 L/分，入浴時と歩行時2.0 L/分の変更指示あり．

Clinical Rule：普段の歩行で低酸素血症を確認した場合，主治医へ結果を報告し，歩行時の酸素流量変更を進言し，指示を仰ぐ．

次の情報：低酸素血症を防ぐため酸素流量増加にてリスク対応した．そのうえで運動耐容能を確認する． ➡ 6分間歩行テスト

6分間歩行テスト

鼻カニューレより酸素流量2.0 L/分吸入下にて直線30 mのコースを使用し，「この試験の目的は，6分間できるだけ距離を長く歩くことです」とマニュアル[5]にあるテスト方法に従って説明とテスト開始から1分ごとの声かけを行い，テストを実施する．

◆ 歩行距離：390 m
◆ SpO_2：安静時98％→終了直後90％
◆ 心拍数：安静時72 bpm→終了直後120 bpm
◆ 終了直後の息切れ感（CR-10）：8

着目：歩行距離390 m．
思考：文部科学省の平成28年度体力・運動能力調査結果[6]より，75～79歳の女性平均534 mに比べ27％低く，運動耐容能低下がうかがえる．歩行時酸素流量2.0 L/分に増量することで，労作時の低酸素血症は回避できていることが確認できる．しかし終了直後の心拍数は120 bpmで，最大予測心拍数（220－年齢：145 bpm）の83％に相当することから，心負荷が大きいことが確認できる．

Clinical Rule：6分間歩行テストは30 mの直線コースが必要である．また歩行距離により日常生活における活動制限が予想できる（400 mを下回ると外出が困難になり，200 m以下になると生活範囲はきわめて限られる）[7]．

次の情報：運動耐容能低下によってどのような動作が制限されているか，またその動作時の息切れはどの程度かを確認する．

➡ ADL評価（NR-ADL）

着目：各動作の動作速度（入浴，院内移動，階段，外出・買い物）と息切れ（入浴，病棟移動，院内移動，階段，外出・買い物）．

思考：入浴動作について，洗髪・洗体動作で上肢を使用することから，上肢挙上運動への呼吸補助筋参画によって息切れが生じやすいと考えられる．足を洗うときの前屈み姿勢も胸部，腹部を圧迫し息切れが生じやすい．

歩行について室内移動などごく短い距離では支障はないが，移動距離が長くなるにつれ息切れが生じ，歩行が制限されることがうかがえる．屋外歩行はさらに運動負荷が高くなることから，制限は著明となる．階段昇段は運動負荷が強いため不可であることがわかる．

また掃除機かけや洗濯物干しは上肢動作に伴う呼吸補助筋動員が息切れの原因である．

Clinical Rule：呼吸器疾患患者のADL制限は，「動作を継続できない」特性を持つため，「自立」「一部介助」「全介助」といった自立度や介助量を評価するADL評価では，過小評価となってしまう．ゆえに動作速度や息切れを反映する疾患特異的評価は必須である．

次のアクション：ここまでの問題構造の仮説を整理する．

ADL評価（NR-ADL）

項目	動作速度	息切れ	酸素流量
食事	3	3	2
排泄	3	3	2
整容	3	3	2
入浴	1	1	0
更衣	3	3	2
室内移動	3	3	0
病棟移動	3	1	0
院内移動	2	1	0
階段	0	0	0
外出・買い物	1	1	0
合計	22/30点	19/30点	8/30点
連続歩行距離	4		
総合計	53/100点		

動作速度	息切れ	酸素流量
0：できないか，かなり休みを取らないとできない（できないは，以下すべて0点とする）	0：非常にきつい，これ以上は耐えられない	0：2L/分以上
1：途中で一休みしないとできない	1：きつい	1：1～2L/分
2：ゆっくりであれば休まずにできる	2：楽である	2：1L/分以下
3：スムーズにできる	3：全く何も感じない	3：酸素を必要としない

連続歩行距離
0：50 m以内，2：50～200 m，4：200～500 m，8：500 m～1 km，10：1 km以上

■ 特記事項
- 洗髪と足をタオルで洗うときに，息切れが強く，途中で休みが必要となる．
- 掃除機かけや洗濯物干しで息がきつくなり，途中に休みを入れながら行う．
- 階段昇降はできない．

問題構造を整理するための統合と解釈

ここまでの結果を統合し，次の順番に問題構造を整理する．

1. 歩行（院内移動，外出，買い物），階段が困難な原因は？
2. 入浴が困難な原因は？
3. 掃除，洗濯が困難な原因は？
4. 本症例の問題構造の全体像は？

1 歩行（院内移動，外出，買い物），階段が困難な原因は？

結論 歩行が制限される原因は運動耐容能低下である．院内移動など比較的距離の長い歩行になると制限を伴うことがうかがえる．外出，買い物ともなれば，屋内歩行以上に負荷が増すため，制限がより大きく，息切れが生じやすい．また階段昇降は 3.5 km/ 時歩行の 1.5 倍もの運動負荷がかかるため，通常の歩行でさえ困難な本症例にとって階段昇降はできない．

根拠 6 分間歩行テストの歩行距離 390 m は 75 〜 79 歳の健常女性平均 534 m に比べ 27％低く，運動耐容能低下がうかがえる．また外出が困難になる歩行距離 400 m を下回っている．NR-ADL より室内・病棟移動，院内移動，外出・買い物と移動距離が長くなるに従い動作速度は 3「スムーズにできる」から 1「途中で一休しないとできない」へ制限が大きくなっている．

思考 運動耐容能低下によって歩行が制限されている．問診より連続歩行は 5 分程度であり，任意歩行による 6 分間歩行テストの結果でも開始 5 分で 300 m であることから，本症例の連続歩行は時間にして 5 分程度，距離にして 300 m 程度であることが確認できる．また 6 分間歩行テストは外出困難となる 400 m を下回っていることから，買い物などの屋外での活動が制限されることは想像に難くない．本症例の通常歩行とほぼ同じ 3.5 km/ 時の歩行（3.5 METs）に対し，階段昇降は 5.5 METs の運動負荷がかかり，通常歩行の 1.5 倍であることから，通常歩行でさえ制限される本症例にとって階段昇降は不可能な動作であることがわかる．

2 入浴が困難な原因は？

結論 反復運動が多い入浴動作制限の原因は運動耐容能低下である．特に入浴動作における洗髪は上肢挙上運動を伴うため，その運動に呼吸補助筋が動員されることで息切れが生じ，洗髪動作が制限される．また足部を洗う動作は，前屈み姿勢によって胸部，腹部が圧迫されることで息切れが生じ，その動作は制限される．

根拠 6 分間歩行テストの歩行距離は 75 〜 79 歳の健常女性に比べ 27％低く，運動耐容能低下がうかがえる．
具体的な動作について，NR-ADL の特記事項から洗髪と足部を洗う動作で息切れを生じ，動作が制限されることが確認できる．

思考 洗髪は反復運動を伴うため，運動耐容能低下によって動作は制限されやすい．さらに上肢を挙上する洗髪動作は，呼吸補助筋が上肢挙上運動に動員されるため洗髪動作に伴う換気増加に呼吸補助筋を十分に活用できず，息切れを生じる．また足部を洗う動作は，前屈み姿勢に

よって胸部，腹部が圧迫され，息切れが生じる．本症例では訴えはないが，呼吸器疾患患者は浴室の湯気によって息切れを生じることもあるので，浴室内の湯気にも注意が必要である．

3 掃除，洗濯が困難な原因は？

結論 反復運動が多い掃除機かけや洗濯物干しの動作制限の原因は運動耐容能低下である．さらに洗濯物干し動作は上肢挙上運動であるため，上肢挙上運動に伴う呼吸補助筋動員による息切れ増強も洗濯物干し動作制限を助長する．

根拠 6分間歩行テストの歩行距離は75〜79歳の健常女性に比べ27％低く，運動耐容能低下がうかがえる．
問診およびNR-ADLの特記事項より掃除機かけや洗濯物干しで息切れが生じ，途中休みを入れないとできないことが確認できる．

思考 掃除機の柄を前後に繰り返し動かす動作や洗濯物を一つひとつ干す動作は運動耐容能低下により制限されやすい．洗濯物干しの動作は上肢挙上運動であるため，呼吸補助筋動員に伴う息切れがその動作の制限を助長する．

4 本症例の問題構造の全体像は？

上記の1〜3を統合して以下のように全体像を整理する（図5）．

歩行，階段昇降，入浴動作，家事動作ができない原因は運動耐容能低下であり，COPDによる呼吸機能低下（換気制限，ガス交換障害）が関与する．COPDの高度気流閉塞は，運動に伴い換気需要が増すと動的肺過膨張を生じ，それによって一回換気量は減少し，換気が制限される．肺実質破壊に伴うガス交換障害や高度気流閉塞による肺胞低換気は低酸素血症の原因であり，運動時に

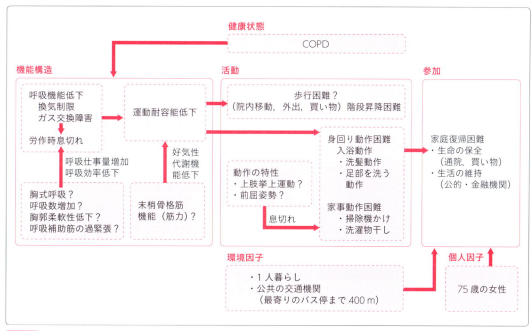

図5 本症例の問題構造の全体像

困難な可能性もあり，介護保険等による生活支援サービスのサポートも想定し，チームでの検討も視野に入れておくことも重要である．

> **Reference** 動的肺過膨張
>
> 運動に伴う換気需要増加により呼吸数が増加すると呼出制限が顕著となり，呼出が終了する前に次の吸気が始まり，肺内には呼出できなかったガスで機能的残気位（安静呼気位）は上昇，次第に最大吸気量は減少し，一回換気量が制限される．

> **Reference** 嫌気性代謝出現に伴う乳酸産生が換気亢進につながる機序
>
> 骨格筋の廃用変化に伴い，好気性代謝機能は低下する．そのため運動早期に嫌気性代謝が出現し，筋内で乳酸が産生され，血中乳酸が増加する．乳酸は重炭酸との緩衝（中和）作用によって二酸化炭素を生成する．この過程において HCO_3^-（重炭酸）の減少と二酸化炭素の増加がもたらされ，血中pHが低下し，アシドーシスに傾く．その結果，二酸化炭素増加と血中pH低下は呼吸中枢を刺激し，換気亢進が引き起こされる．

発展的学び アクティブ・ラーニング課題

本症例の初期情報と追加情報を用いて以下の設問にトライしましょう．

検査・評価
1. 本症例の生化学検査結果と身長，体重からGNRIを計算してみましょう．
2. 本症例の頸静脈怒張が吸気，呼気関係なく常にみられる場合，考えられる病態は何でしょうか？
3. 本症例の6分間歩行テストの歩行距離から最高酸素摂取量の予測値を計算してみましょう．

運動療法
4. 本症例の歩行トレーニングのリスク管理として運動中止基準を挙げてみましょう．
5. 本症例の下肢筋力トレーニングで増強すべき筋を挙げてみましょう．

コンディショニング
6. 本症例に対して徒手的に体幹をストレッチする場合，どのようにすればよいでしょうか？
7. 本症例に横隔膜呼吸を指導する際，どのように説明し，横隔膜を効率よく呼吸に活用すればよいでしょうか？

物理療法
8. 本症例の呼吸補助筋の筋緊張緩和にはどのような物理療法を提供すべきでしょうか？

ADL
9. 本症例が洗濯物を持って物干し場まで移動する際，息切れをできるだけ生じないようにするためにどのようなアドバイスをしますか？
10. 本症例が買い物の荷物を運ぶ際，どのように工夫したらよいでしょうか？

●文献

1) 日本呼吸器学会 COPD ガイドライン第4版作成委員会編:安定期の管理. COPD(慢性閉塞性肺疾患)診断と治療のためのガイドライン, 第4版, メディカルレビュー社, 大阪, 64, 2013
2) Kuperman AS, et al:The variable effect of smoking on pulmonary function. Chest 63:655-60, 1973
3) 平澤有里ほか:健常者の等尺性膝伸展筋力. PTジャーナル. 38:330-333, 2004
4) 山崎裕司ほか:等尺性膝伸展筋力と移動動作の関連—運動器疾患のない高齢患者を対象として. 総合リハ 30:747-752, 2002
5) 日本呼吸ケア・リハビリテーション学会, 日本呼吸器学会, 呼吸管理学術部会, 日本リハビリテーション医学会, 日本理学療法士協会編:6分間歩行試験. 呼吸リハビリテーションマニュアル—運動療法—, 第2版, 照林社, 東京, 130-134, 2012
6) 文部科学省:体力・運動能力調査. 2010. http://www.mext.go.jp/b_menu/toukei/chousa04/tairyoku/1261241.htm(2018年12月28日閲覧)
7) 千住秀明:呼吸理学療法の評価. 呼吸リハビリテーション入門, 第4版, 千住秀明編, 神陵文庫, 兵庫, 62-63, 2004

(大池貴行)

24 肺癌に対する肺切除術後

内部障害理学療法

■ 予習のためのエッセンス

◆ わが国における肺癌の罹患者数はすべての癌の中で第3位，死亡者数では第1位であり，理学療法士が遭遇することの多い疾患です[1]．

◆ 肺癌に対する治療には，大きく分けて手術療法，放射線療法，薬物療法があります．早期の肺癌に対しては，根治的な手術療法である肺切除術が選択されることが一般的であり，その周術期には呼吸器合併症の予防や日常生活への復帰に向けた呼吸理学療法が重要な役割を担います．

◆ 理学療法士は，術前の呼吸練習を中心とした指導から，術後の呼吸練習や排痰支援，早期離床まで広い時期で介入する機会があります．特に術後には，創部の疼痛や肺切除範囲に応じた呼吸機能の低下によって，深い呼吸や咳嗽，ADLが阻害され，これらの症状は日々変化していきます．これらの問題点に対して，対象患者の身体状態や社会的背景を考慮して，退院までの個別的な理学療法の提供が必要となります．

症例　肺切除術後，強い疼痛を訴えている72歳の男性．

CBL1 初期段階での情報から問題の仮説を立て，仮説証明のための検査項目を決める

情報	理学療法士の思考
処方箋 **診断名**：右下葉肺扁平上皮癌に対する胸腔鏡下右下葉切除術後．1人暮らしの72歳男性． 　手術翌日から呼吸器合併症予防とADLの自立を目標に理学療法を開始してください．	**着目**：右下葉扁平上皮癌に対する胸腔鏡下右下葉切除術後．72歳の男性． **思考**：肺切除術後の望ましくないシナリオを図で表現する（図1）． 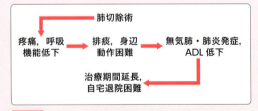 **図1**　望ましくないシナリオ **Clinical Rule**：術後に起こる主な問題は疼痛・呼吸機能低下． **次の情報**：今回の手術に至るまでの経緯や手術情報を収集したい．

現病歴・併存症・呼吸機能・手術情報

- 現病歴：元々重喫煙歴あり，某年 5 月 25 日に健康診断にて胸部 X 線画像上の異常陰影を指摘され，当院呼吸器内科受診．精査にて右下葉に腫瘍を認め，診断・治療目的に呼吸器外科にて手術企画．同年 6 月 28 日に胸腔鏡下右下葉切除術施行．翌日から術後呼吸リハビリテーション開始．
- 併存症：COPD
- 呼吸機能：肺活量予測率 103.4％，一秒率 66.4％，一秒量予測率 78.0％
- 手術情報：完全胸腔鏡下右下葉切除術，手術時間 215 分，出血量 200 mL，フェンタニルによる硬膜外麻酔施行．
- 病理診断：扁平上皮癌

経過表

- 意識レベル：清明
- 血圧（収縮期／拡張期）：124/68 mmHg
- 心拍数：70 bpm
- 経皮的動脈血酸素飽和度（SpO_2）：96％
- 体温：36.9 ℃
- 酸素投与：鼻カニュラにて 2 L/分

画像所見

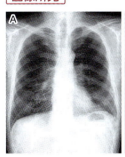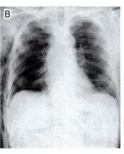

図2 胸部 X 線画像（A：術前，B：術後 1 日目）

➡ 現病歴・併存症・呼吸機能・手術情報

着目：本日が術後 1 日目．元々喫煙歴や COPD の指摘がある．中等度の閉塞性換気障害を認める．硬膜外麻酔にフェンタニルを使用．

思考：喫煙歴や併存症から，術後一時的に呼吸状態が悪化する可能性が高い．

Clinical Rule：術前の呼吸機能や併存症の有無が術後の呼吸状態に大きく関わる．

次の情報：カルテの経過表で本日のバイタルサインを確認する．　➡経過表

着目：酸素投与をしている．

思考：バイタルサインはおおむね異常はないが，酸素化はまだ不良．臥床や疼痛で換気量が低下しているためか？

次の情報：術後の画像所見で現在の肺の状態を知りたい．　➡画像所見

着目：術後肺拡張の状態・無気肺の有無（図 2）．

思考：現時点では，術後肺拡張は良好で，明らかな無気肺は認められない．呼吸リハビリテーションでこの状態を維持していきたい．

Clinical Rule：呼吸器合併症の発生状況は日々胸部 X 線画像で評価する．

次の情報：いよいよベッドサイドで本日の呼吸状態や疼痛の程度を評価する．

➡観察・問診

観察・問診

患者は臥位でおり，右胸腔には胸腔ドレーン，背部には硬膜外麻酔が挿入されている．右側胸部にそれぞれ3cm程度の手術創を3ヵ所認める（図5参照）．

創部痛の程度を Numerical Rating Scale で問診すると，安静時は1/10，咳嗽時は8/10と答えた．また吐気の訴えがあった．湿性咳嗽は頻回であるが，有効な排痰はできていなかった．

着目：呼吸状態や疼痛の強さ．
思考：排痰困難は疼痛が原因の可能性が高いが，併存症のCOPDを考慮すると，痰の性状が固いことも原因かもしれない．吐気は硬膜外麻酔が原因の可能性がある．
Clinical Rule：呼吸器外科術後には鎮痛のために硬膜外麻酔を使用することが一般的．硬膜外麻酔に使用する薬剤によっては血圧低下，徐脈，吐気などの副作用を引き起こす．
次の情報：フィジカルアセスメントで詳細に身体状況を評価したい．
➡フィジカルアセスメント

フィジカルアセスメント

呼吸器外科術後に問題を生じやすい所見から優先的に評価する．
◆視診：呼吸数16回/分，胸郭運動の左右差なし，呼吸補助筋活動なし．
◆触診：右前胸部に皮下気腫軽度あり．
◆聴診：右肺野の肺胞呼吸音減弱，全肺野で高調性連続性副雑音（wheeze，ウィーズ）を聴取．

着目：皮下気腫あり．全肺野でwheezeを聴取．
思考：胸腔ドレーン刺入部の周囲の隙間から皮下に空気が流入している様子．咳嗽や体動で悪化しないか確認しておこう．残存肺の呼吸音は弱いが，消失しておらず，粗大な無気肺はなさそう．湿性咳嗽と全肺野のwheezeは中枢気道の痰の存在を疑う．
Clinical Rule：呼吸器外科術後の主要な合併症の一つが肺瘻（肺切除断端からの空気漏れ）であり，それに伴って皮下気腫を生じることがある．
次の情報：離床に向けて基本動作の評価する．
➡動作観察

動作観察

起居動作を観察，介助した．
まず，仰臥位から右側臥位になるよう口頭指示をすると介助なしで行えた．さらに，起き上がりを指示するも，側臥位からon elbowになる際に疼痛を訴え，苦悶様表情となったため，介助にて端座位となった．

着目：起居動作の自立度．
思考：体幹筋群に収縮が入る動作で疼痛が増強し，独力では起き上がりが困難．
次のアクション：ここまでの問題構造の仮説を整理する．

問題構造の仮説を構成するための統合と解釈

　ここまでの思考結果を統合し，仮説的問題構造を以下のようにまとめる（図3）．

　肺切除術後に起きた問題のうち，「早期に解決すべき問題点」には，患者の自覚症状に直結する事象を挙げ，「手術創の疼痛」は「排痰や起居動作が困難」となっている原因と推測される．また，鎮痛薬の副作用と考えられる「吐気」もQOLを著しく損ない，理学療法進行の阻害因子になる可能性がある．「経過観察を要する問題点」には，悪化すれば致命的になる事象を挙げ，無気肺・肺炎のリスクや酸素化不良，気瘻・皮下気腫はそれぞれ術後要因と術中要因の影響を受けていると考えられる．加えて，喫煙歴やCOPDの合併が排痰困難や無気肺・肺炎リスク，酸素化不良といった呼吸状態悪化のリスクを高めている．

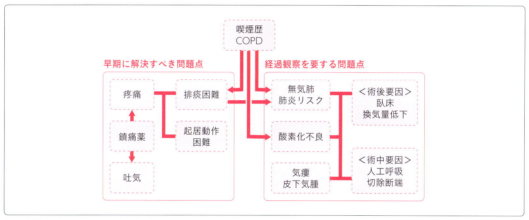

図3 本症例の問題構造の仮説

仮説を証明するために必要な評価・介入

　仮説的問題構造を基に実施すべき評価と介入の項目を選択する（図4）．

　疼痛が原因で排痰や起居動作が困難なのかを確認するには疼痛を改善させることが先決である．そのためには医師への投薬内容の相談は必須であり，併せて吐気や痰の固さに関する情報共有も必要と考えられる．次に，理学療法士の直接的なアプローチによって，症状の改善が可能か判断するため，排痰援助や動作方法の工夫を，評価を兼ねた介入として行う．

　自覚症状の改善が確認された後，できるだけ早期に歩行練習を含めた離床を開始する．体位の変化や全身運動を通じて，換気量は増加すると考えられるため，このことによる肺拡張や酸素化能の改善を胸部X線画像や酸素投与量およびSpO$_2$によって経時的に評価していく．気瘻については，基本的に空気漏れをしている断端の自然閉鎖を待つことになる．ただ，効率的な排痰によって，過度な咳嗽による気道内圧の上昇を防ぎ，肺瘻の改善を妨げないような考慮は必要と考えられ，その改善を胸腔ドレーンや皮下気腫の状態から評価する．

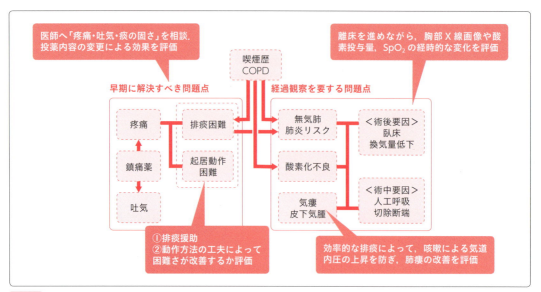

図4 仮説を証明するために必要な評価・介入

Reference　近年の肺切除術の術式

　胸腔鏡補助下手術（video-assisted thoracic surgery：VATS）の割合は年々増加しており，2013年の調査では全肺癌手術症例の70.8％がVATSを受けている[2]．完全胸腔鏡下手術では2～5cmの切開を3ヵ所行うのみで，従来の標準開胸手術（20～25cmの手術創）に比べて，術後の疼痛が少ないなどの利点がある（図5）．

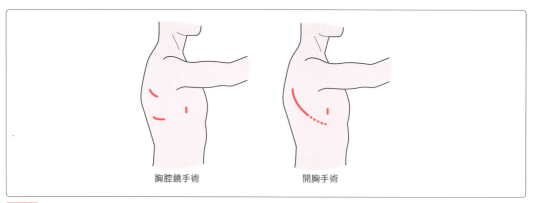

図5 手術方法別の手術創の位置

Reference　術後呼吸器合併症発生の危険因子

　アメリカ内科学会のガイドラインによると，術後呼吸器合併症の発生率は，60歳未満と比べて70～79歳で3.9倍，COPDの併存で2.3倍，長時間手術（2.5時間以上）で2.2倍となることから[3]，本症例ではリスクが高いといえる．

| CBL2 | 仮説証明のために実施した評価・介入結果から問題構造を分析し，解決策を提案する |

情報

疼痛の変化

◆PT「疼痛と吐気が強く，痰も固いのかもしれません．投薬内容の変更を検討していただけますか？」➡医師「鎮痛薬の種類の変更とネブライザーを処方するので，効果をみてください」

排痰援助の効果

◆PT「腕を組むようにして，左手で傷口を押さえておきます（創部保護）．まず，深呼吸を5回してみましょう．次に，ハフィングを3回．痰が喉元まで上がってきたら，最後に咳をして痰を出してみましょう（ACBT法）」➡患者「咳はまだ4/10くらいの痛みですが，ネバネバした痰が出てすっきりしました」

排痰後は湿性咳嗽やwheezeが消失した．

動作方法の工夫の効果

◆PT「ベッドを少し起こしておきます．痰を出す際と同じように，傷口を左手で押さえながら，右側に寝返りましょう．次に，右手をベッドについて，そこを支点にしながら，足を降ろして，ゆっくり起き上がってみましょう」➡患者「この方法なら，全然痛くなかったです」

理学療法士の思考

着目：鎮痛薬の種類変更，ネブライザーの追加．
思考：鎮痛薬の種類が変われば吐気も解決されそうだ．ネブライザーを使用した後に介入してみようか．
Clinical Rule：医師の治療内容を理解して，効率よく理学療法が進むように連携が必要．
次の情報：排痰援助の効果があるか評価してみよう．　➡排痰援助の効果

着目：自己排痰が可能になった．痰は粘稠度が高い．副雑音は改善．
思考：これで痰閉塞による無気肺のリスクは減少．wheeze は痰の貯留が原因だったようだ．少ない回数の咳嗽で効率的に排痰できれば，肺瘻を悪化させるリスクも減るだろう．
Clinical Rule：創部保護とACBT法は，排痰方法の基本であり，術前から練習をしておくことが望ましい．
次の情報：起居動作についても，方法次第でもっと楽になるのでは？
➡動作方法の工夫の効果

着目：起居動作が自立した．
思考：臥位時間が少なくなれば，肺の拡張にも有利．
Clinical Rule：臥位では腹部臓器が頭側の横隔膜を圧迫するため，座位に比べて機能的残気量がおよそ30％低下する．機能的残気量の低下は末梢気道の虚脱や閉塞につながるため，特に術後は臥位時間を少なくする必要がある．
次の情報：さらに積極的に離床を進めていきたい．　➡離床場面の評価

離床場面の評価

- 座位から起立，歩行にかけては，軽介助で可能であり，動作自体は安定している．100 m 歩行前後のバイタルサインを下記に示す．
- 血圧（収縮期／拡張期）：120/62 mmHg → 128/60 mmHg
- 心拍数：70 bpm → 88 bpm
- SpO_2：96% → 92%（鼻カニューレにて酸素 2 L/分投与）
- 呼吸数：16 回/分 → 20 回/分
- 呼吸様式：歩行後に呼気延長を認める．
- 自覚症状：歩行後に修正 Borg スケール 3 の呼吸困難あり．

着目：歩行時の SpO_2 低下．歩行後の呼気延長．
思考：離床を進めると，新たな問題がみえてきた．労作時低酸素血症を認め，呼吸様式から COPD の影響が考えられる．ADL の自立には歩行の耐久性改善も必要．
Clinical Rule：個人差はあるが，大部分の肺切除術後患者では，手術翌日には酸素投与が不要になる．手術翌日以降も酸素投与が継続される，もしくは労作時に SpO_2 低下を認める場合は，元々の肺機能が低い，呼吸器疾患の併存がある場合が多い．
次のアクション：ここまでの問題構造を整理する．

問題構造を整理するための統合と解釈

ここまでの結果を統合し，次の順番に問題構造を整理する．

1. 術後呼吸器合併症発生のリスクが高い原因は？
2. 排痰が困難な原因は？
3. ADL が自立できない原因は？
4. 本症例の問題構造の全体像は？

1 術後呼吸器合併症発生のリスクが高い原因は？

結論 呼吸器合併症発生のリスクを高める要因として，術前情報の喫煙歴や COPD 併存の影響，術後の排痰困難，臥床傾向が挙げられる（図6）．

根拠 術前呼吸機能検査で中等度の閉塞性換気障害あり．主に疼痛によって，強い咳嗽が困難かつ体動が制限されている．

思考 COPD の併存が合併症の発生率を高めると報告されていること，喀出されなかった痰が気管支を閉塞して無気肺を発生させること，臥床時間が長いために機能的残気量が低下して末梢気道を虚脱させることからリスクが高いと判断できる．

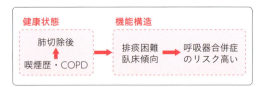

図6 術後呼吸器合併症発生のリスクが高い原因

2 排痰が困難な原因は？

結論 創部痛による咳嗽力の低下と痰の粘稠度が高いためである（図7）．

根拠 鎮痛薬の変更や創部保護，ACBT 法を組み合わせて，咳嗽時の創部痛を 8/10 から 4/10 に

軽減したことで痰の喀出が可能になった．その際に，喀出された痰の性状が確認された．

思考　喀出された痰の性状は依然として固いようであったが，それでも疼痛軽減によって排痰が可能になったことから，疼痛の影響が最も大きかったのだろう．

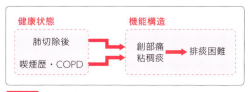

図7　排痰が困難な原因

3 ADLが自立できない原因は？

結論　起居動作の困難さと歩行の耐久性低下のためである（図8）．

根拠　起居動作は方法の工夫で自立可能．100 m歩行時にSpO$_2$低下や呼吸困難，呼気延長を認める．

思考　初期では起居動作の困難さが離床開始の妨げになったが，離床を進めていくと，歩行の耐久性低下が1人暮らしへの復帰を難しくさせると考えられた．

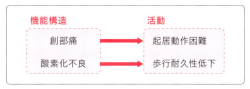

図8　ADLが自立できない原因

4 本症例の問題構造の全体像は？

上記の1～3を統合して以下のように全体像を整理する（図9）．

　術後呼吸器合併症発生のリスクを高めているのは，喫煙歴やCOPDの併存，術後排痰困難や臥床傾向であり，排痰困難や臥床傾向の主な原因は創部痛である．また，ADLの自立を阻害しているのは，初期では起居動作の困難さと歩行の耐久性低下である．歩行の耐久性低下は酸素化不良やCOPDによる閉塞性換気障害が呼吸困難につながっていることが原因であり，買い物などを含めた1人暮らしでの自宅生活自立を難しくさせている．

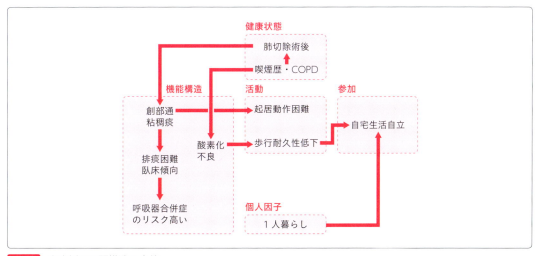

図9　本症例の問題構造の全体

本症例の問題解決策の提案

ICF概念図で主要な問題点を解決する理学療法の介入プランを，以下のように意思決定した（**図10**，**表1**）．

活動レベルでの制限になっている歩行の耐久性向上に向けて，歩行時のSpO$_2$低下を予防するための酸素投与量の調整や呼吸様式の指導として口すぼめ呼吸を練習したうえで，歩行練習をさらに継続していく．

排痰困難に対しては，医師から処方されたネブライザー施行後にACBT法による積極的な排痰を行うことで気道閉塞，無気肺発生への悪化を予防していく．

呼吸器合併症の発生リスクを減じるためには，インセンティブスパイロメトリー使用による繰り返しの深呼吸を通じて理学療法介入時間以外でも換気促進を図ることや，上記歩行による全身運動自体が換気を促進して肺拡張を促すことで，酸素化の改善に寄与すると考えられる．

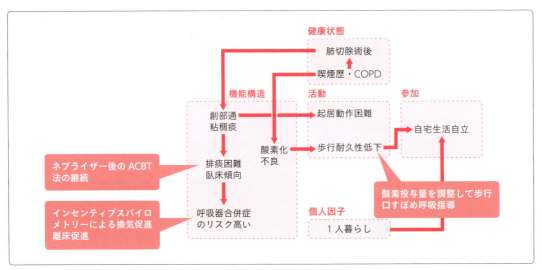

図10 問題構造に対する解決策

表1 本症例に対する理学療法の介入プラン

目的	方法	注意点・禁忌
歩行耐久性の向上と廃用症候群の予防	酸素投与量の調整と口すぼめ呼吸指導によって呼吸困難を軽減して歩行距離延長	酸素投与量は医師と相談
呼吸器合併症の発生リスク低減	インセンティブスパイロメトリー使用による換気促進と上記歩行を中心とした離床促進	インセンティブスパイロメトリーは術前から練習しておくことが望ましい
効率的な排痰	ネブライザー施行後にACBT法による排痰を継続する	過度の咳嗽は肺瘻の助長につながる可能性があるため注意

> **Reference** 酸素化不良と換気量低下
>
> 酸素化とは，血液中のヘモグロビンが肺胞から拡散してきた酸素と結合するガス交換のことを指す．術後の臥床や疼痛などで呼吸が浅くなると，一回の吸気でガス交換の場である肺胞まで届く換気量が減る（死腔換気率が増加）ため，離床やインセンティブスパイロメトリーを通じて深い呼吸を行うことで酸素化は改善する可能性がある．

発展的学び アクティブ・ラーニング課題

本症例の初期情報と追加情報を用いて以下の設問にトライしましょう．

予備知識
1. 開胸手術の場合，胸骨正中切開と肋間を切開する側方開胸のどちらが一般的に術後の疼痛が強いでしょうか？ またその理由を考えましょう．

検査・評価
2. 本症例で右上葉や中葉の肺胞呼吸音を聴取するには，胸郭のどこに聴診器を当てればよいでしょうか？ 実際に学生同士で聴診してみましょう．
3. 本症例で右全肺野にのみ呼気時の連続性副雑音を聴取しました．痰の貯留を疑った場合，気管のどの部位に痰が存在すると推測しますか？
4. 胸部X線画像で無気肺の有無を評価したい場合，どのような所見の有無を確認すればよいでしょうか？
5. 退院時に，運動耐容能の評価を行う場合，どのような評価方法を行いますか？

介入方法
6. 本症例で術前に介入する機会があった場合，どのような術前リハビリテーションを行いますか？
7. ハフィングを指導します．どのような説明方法が伝わりやすいか，方法を知らない人に説明してみましょう．
8. 本症例で右側の残存肺に選択的に換気を促したい場合，どのような介入方法を選択しますか？
9. 一般的に，歩行練習時のSpO_2の目標値はいくつに設定するでしょうか？
10. 退院時に運動指導をする場合，どのようなことに注意して運動内容を説明しますか？

●文献

1) 国立研究開発法人国立がん研究センターがん対策情報センター：最新がん統計．https://ganjoho.jp/reg_stat/statistics/stat/summary.html（2018年5月24日閲覧）
2) Masuda M, et al：Thoracic and cardiovascular surgery in Japan during 2012：annual report by The Japanese Association for Thoracic Surgery. Gen Thorac Cardiovasc Surg 62：734-764, 2014
3) Smetana GW, et al：Preoperative pulmonary risk stratification for noncardiothoracic surgery：systematic review for the American College of Physicians. Ann Intern Med 144：581-595, 2006

（髙橋佑太）

内部障害理学療法

25 急性心筋梗塞

■ 予習のためのエッセンス

◆心筋梗塞とは，心筋を栄養する冠動脈が閉塞し心筋虚血に陥ることで，不可逆的な心筋壊死を引き起こす疾患です．治療法として血行再建術があり，経皮的冠動脈形成術と冠動脈バイパス術があります．治療後は重篤な合併症がなく，循環動態や呼吸状態が安定すれば理学療法（リハビリテーション）へ進みます．

◆心臓リハビリテーション（心リハ）は各専門職による多職種の包括的プログラムであり，中でも理学療法士は，心リハの主要な部分である運動療法を実施します．医師から処方を受けた理学療法士は，対象患者の心機能，身体状態や社会的背景を問診や検査の結果から，リスク管理に十分配慮しながら理学療法を開始します．

表1 急性心筋梗塞14日間クリニカルパス（国立循環器病研究センター）

病日	PCI後1日目	2日目	3日目	4日目	5日目	6日目	7日目	8日目	9日目	10日目	11日目	12日目	13日目	14日目
達成目標	・急性心筋梗塞およびカテーテル検査に伴う合併症を防ぐ	・急性心筋梗塞およびカテーテル検査に伴う合併症を防ぐ	・急性心筋梗塞に伴う合併症を防ぐ	・心筋虚血が起きない	・心筋虚血が起きない・服薬自己管理ができる・退院後の日常生活の注意点について知ることができる		・心筋虚血が起きない・退院後の日常生活の注意点について理解ができる				・亜最大負荷で虚血がない・退院後の日常生活の注意点について言える			退院
負荷検査・リハビリ	・圧迫帯除去，創部消毒・室内排便負荷	・尿カテーテル抜去	・末梢ライン抜去・トイレ排泄負荷	・200m歩行負荷試験：・合格後200m歩行練習1日3回・栄養指導依頼	・心臓リハビリ依頼・心臓リハビリ開始日の確認	・心臓リハビリ室でエントリーテスト・心リハ非エントリー例では500m歩行負荷試験		・心臓リハビリ室で運動療法（心臓リハビリ非エントリー例では，マスターシングル試験または入浴負荷試験）						
安静度	・圧迫帯除去後床上自由	・室内自由	・負荷後トイレまで歩行可	・200m病棟内自由		・亜最大負荷試験合格後は入浴可および院内自由								
食事	・循環器疾患普通食（1,600kcal，塩分6g）・飲水量指示			・循環器疾患普通食（1,600kcal，塩分6g）・飲水制限無し										
排泄	・尿留置カテーテル・排便：ポータブル便器	・尿留置カテーテル・排便：ポータブル便器	排尿・排便：トイレ使用											
清潔	・洗面ベッド上・全身清拭，背・足介助	・洗面：洗面台使用・全身清拭，背・足介助	・洗面：洗面台使用	・洗面：洗面台使用・清拭：背部のみ介助		・洗面：洗面台使用・患者の希望に合わせて清拭		・洗面：洗面台使用・患者の希望に合わせて入浴						

「日本循環器学会．循環器病の診断と治療に関するガイドライン（2011年度合同研究班報告）：心血管疾患におけるリハビリテーションに関するガイドライン（2012年改訂版）．http://www.j-circ.or.jp/guideline/pdf/JCS2012_nohara_h.pdf（2018年5月閲覧）」

◆ 心筋梗塞後は心拍出量低下，過度の臥床によるdeconditioningにより運動耐容能の低下が起こります．
◆ 急性期理学療法としては，身体的deconditioningの予防，安全な早期離床，ADLの回復，QOLの獲得，生命予後の改善を目的に**表1**¹⁾のように段階的に運動強度を増加させていきます．
Reference p.278

症例 急性心筋梗塞を発症した57歳の男性．

CBL1 初期段階での情報から問題の仮説を立てて，仮説証明のための検査項目を決める

情報

処方箋
診断名：急性心筋梗塞（左前下行枝#6）．57歳の男性，身長165cm，体重88kg，BMI 32.3（2度肥満）．

11月13日に左前下行枝#6（**図1**）²⁾に対しPCIを施行しました．血行，呼吸状態安定したため本日（11月14日）より理学療法を開始してください． Reference p.278

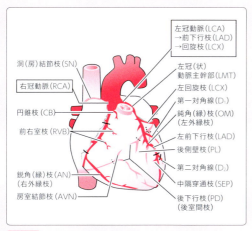

図1 冠動脈の名称
（文献2より引用改変）

現病歴
某年10月頃から労作時に左肩から左胸部に痛みがあった．11月13日，早朝より強い胸痛あり，安静にしても症状改善せず，自分で動くこともままならなかったことから，妻

理学療法士の思考

着目：急性心筋梗塞（左前下行枝#6），PCI術後．57歳の男性，2度肥満．

思考：急性心筋梗塞，PCI術後の問題構造を想起しICF概念図で表現する（**図2**）．

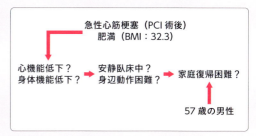

図2 仮説的問題構造

Clinical Rule：急性心筋梗塞後に起こる機能障害は，心機能低下・身体機能低下が考えられる．また，血行再建術後では過度の安静によりdeconditioningが生じる可能性がある．

次の情報：PCI前後の状況を知るため，カルテより現病歴や冠動脈の治療部位，残存病変の有無を確認したい． →現病歴

着目：手術状況．残存狭窄．
思考：PCIは成功し閉塞部位も完全に開存している．冠動脈に残存狭窄部位がある場合は，リスク管理レベルが変わってくるが，他に狭窄している部位もないため，離床や段階的運

仮説を証明するために必要な検査・測定

仮説的問題構造を基に実施すべき検査と測定の項目を選択する（図4）．

過度な安静による deconditioning を予防し，安全に段階的運動療法を実施するためにはリスク管理が重要となる．そのためには現在の心機能をバイタルサイン，フィジカルサイン，心電図，X線所見，血液データ，心エコー検査などから詳細に把握する必要がある．また，どのような薬剤によって現在の病態が維持されているのかも理解しておかなければならない．同時に，身体機能面からも安全に離床や運動療法の実施が可能かどうか判断することが必要となる．

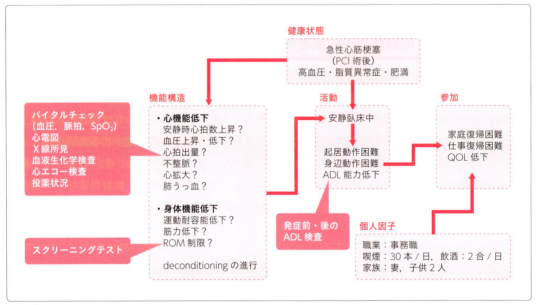

図4 仮説と仮説証明のための検査・測定項目

Reference deconditioning とは？

入院後の安静臥床や非活動によって起こる，「運動耐容能低下，起立耐性能の低下，筋萎縮，筋力低下，精神神経機能の低下など各種廃用症候群」[3] のことである．

Reference PCI とは？

冠動脈の閉塞あるいは狭窄部位に対しカテーテルを通じて風船（バルーン）を挿入する．その後バルーンを拡張し，閉塞・狭窄部位を拡張させる治療法である．旧来のバルーン拡張術では病変部位の再狭窄率が45％程度あったが，バルーン拡張後に再狭窄を抑制する薬剤をコーティングしたDESを留置することにより，「ステント再狭窄は5〜7％にまで低下している」[4]．

> **Reference** 左室リモデリングとは？
>
> 心筋梗塞後に壊死した心筋は発症から3〜6週間かけて線維化していく．このとき，心拍出量が低下してしまうため，その代償機序として梗塞部分の伸展，菲薄化が進み，左室容積を拡大する．しかし，この左室形態の変化は左室収縮・拡張機能の低下を引き起こし，結果として心機能低下の原因となる．「より早期に運動療法を行うことにより，左室リモデリングを予防できることが報告されている」[5]．

CBL2 仮説証明のために実施した検査・測定データから問題構造を分析し，解決策を提案する

情　報

心電図・心エコー検査・血液生化学検査・胸部X線検査

- 心電図：入院時はV_{1-4}でST上昇がみられる．現在はV_{1-4}で冠性T波がみられる．重篤な不整脈はみられない． **Reference p.284**
- 心エコー検査：左室心室中隔，前壁の運動低下あり．左室駆出分画（率）（LVEF）45％．
- 血液生化学検査（最大値）：CK 1,806 IU/L，CK-MB 172 IU/L，AST 232 u/L，LDH 376 u/L **Reference p.284**
- 胸部X線写真：肺うっ血症状なし，心胸郭比58％．

バイタルサイン ※血圧，心拍数，呼吸数，SpO_2

- 安静臥位時：血圧 134/79 mmHg，心拍数：82 bpm，呼吸数：20回，SpO_2：96％

投薬

- スタチン，抗血小板薬（アスピリン，クロ

理学療法士の思考

着目：重篤な不整脈なし．LVEFは45％とやや低下．maxCK 1,806 IU/L．肺うっ血なし，心拡大なし．

思考：心筋梗塞の重症度の判定として，①再灌流療法（PCI）に成功，②心ポンプ失調の合併症なし，③maxCKが3,000 mIU/mL以下，④広範囲前壁梗塞でない，⑤LVEFが40％以上，⑥心室瘤の形成も認められない[6]．これらを満たす場合は軽症例とされるが，本症例はいずれも満たしており軽症である可能性がある．

次の情報：安静時のバイタルサインを測定する． ➡バイタルサイン

着目：血圧，心拍数，呼吸数，SpO_2のいずれも問題となる数値はない．

思考：安静時のバイタルサインの数値は，今後の段階的な運動療法を進めていくうえでの基準にもなるので把握が必要である．また，この数値は薬剤コントロール下での数値であることも理解しておく必要がある．

次の情報：どのような薬剤で，これらの病態が維持されているか． ➡投薬

着目：投薬の作用．

思考：β遮断薬には心拍数の上昇を抑える作

ピドグレル），利尿薬（フロセミド），ACE阻害薬（バルサルタン，β遮断薬（カルベジロール）．

用があるため，運動療法時の心拍数の変化には注意が必要である．また，抗血小板薬が2剤処方されていることから，出血への注意が必要である．

Clinical Rule：DESを留置した患者では，血管内に血栓ができやすい状況になり，遅発性ステント血栓症の発症のリスクがある．このことから2剤の抗血小板療法が行われることがある．

次の情報：発症前と現状のADLを確認する．
➡ ADL能力

ADL能力　　　　※ Barthel Index

◆ 発症前：100/100，現在：10/100（排便コントロール5点，排尿コントロール5点）

着目：発症前ADL．現在のADL．
思考：現在はベッド上安静のためADL全般に介助が必要である．発症前はすべてのADLが自立しており，退院時も同様のADL獲得が目標となる．また，発症前のADL状態と，術後の経過日数などから離床における起居動作，座位，立位に必要な筋力は保持していることが推察される．

次の情報：スクリーニングとして筋力，ROMを確認する．
➡ 筋力・ROM（スクリーニング）

筋力・ROM（スクリーニング）

ベッド上仰臥位で両上肢の挙上，股関節・膝関節の屈曲→伸展，股関節屈曲位での膝関節伸展の自動運動実施．痛みなく全可動域を動かすことができた．また，実施前後にバイタルサインに大きな変化や不整脈の出現はなかった．

着目：上・下肢の自動運動，バイタルサイン．
思考：バイタルサインの変化なく，疲労感や息切れなどの自覚症状もなくスムーズに動作可能であった．術前ADLが自立しており，臥床期間も短いことから，起居動作を行うには問題ない筋力があるのではないかと推察された．

次のアクション：ここまでの問題構造を整理する．

問題構造を整理するための統合と解釈

ここまでの結果を統合し，次の順番に問題構造を整理する．

1. 心機能の状態は？
2. 早期に離床することは可能か？
3. 職場復帰・二次予防をどのように行うか？
4. 本症例の問題構造の全体像は？

1 心機能の状態は？

結論 左室機能の低下は軽度であり，理学療法の進行に大きな問題はない（**図5**）．

根拠 手術状況，心電図，心エコー検査，血液生化学検査，バイタルサインなどの結果より判断される．

思考 心エコー検査より左室駆出分画のやや低下を認めるが，手術による残存狭窄もなく，梗塞も軽度であると考えられる．また，現在は安静時のバイタルサインも安定しており，不整脈の発生もみられないことから運動療法時の心筋虚血の可能性も低いと考えられた．

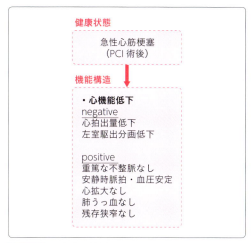

図5 心機能の状態

2 早期に離床することは可能か？

結論 リスク管理を十分に行えば離床可能である（**図6**）．

根拠 患者は梗塞が軽度で，心機能が比較的保たれている．また「繰り返す心筋虚血，遷延する心不全，重症不整脈などを合併する例を除いては，ベッド上安静時間は 12～24 時間以内とする」[7] とされていることからも実施可能と考える．

思考 検査データから循環・呼吸機能が保たれていること，また術前ADLの状況と筋力，ROMのスクリーニングテストからも離床は可能と考えられた．しかし，術後1週間は梗塞部位が最も脆弱な時期とされており，術後合併症発生の可能性が高いため，段階的運動療法はバイタルチェック，フィジカルアセスメントを行いながら，ベッドアップ→端座位→立位→足踏み→歩行と実施していく．その際に**表3**[1] の判定基準に従い慎重に進めていく．

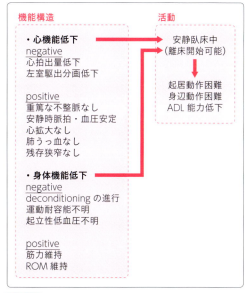

図6 早期離床の判断

表3 急性心筋梗塞に対する急性期リハビリテーション負荷試験の判定基準

1. 腹痛，呼吸困難，動悸などの自覚症状が出現しないこと．
2. 心拍数が120 bpm以上にならないこと，または40 bpm以上増加しないこと．
3. 危険な不整脈が出現しないこと．
4. 心電図上1 mm以上の虚血性ST低下，または著明なST上昇がないこと．
5. 室内トイレ使用時までは20 mmHg以上の収縮期血圧上昇・低下がないこと．（ただし2週間以上経過した場合は血圧に関する基準は設けない）

負荷試験に不合格の場合は，薬物追加などの対策を実施したのち，翌日に再度同じ負荷試験を行う．
「日本循環器学会．循環器病の診断と治療に関するガイドライン（2011年度合同研究班報告）：心血管疾患におけるリハビリテーションに関するガイドライン(2012年改訂版)．http://www.j-circ.or.jp/guideline/pdf/JCS2012_nohara_h.pdf(2018年5月閲覧)」

3 職場復帰・二次予防をどのように行うか？

結論 入院中の患者教育と退院後の外来リハビリテーションを促していく．

根拠 問診において入院前に胸痛などの症状があったが，病院受診をしていなかった．また退院後，職場復帰となれば運動療法も継続困難になる可能性がある．

思考 患者は多数の冠危険因子を有している．中でも病前は運動習慣がなかったことから，退院後に運動療法を中断してしまう可能性がある．そこで，退院までに患者教育を実施するとともに，退院後は外来リハビリテーションを行うことで，生活習慣の見直しと復職が可能となる運動耐容能を獲得する必要がある．

4 本症例の問題構造の全体像は？

上記の1〜3を統合して以下のように全体像を整理する（**図7**）．

本症例が家庭・仕事に復帰するには基本的ADLの獲得が必要である．そのためには心機能の改善，身体機能向上が必須である．現在はPCI術後の安静臥床中であり，臥床期間が長引けばdeconditioningによりさまざまな弊害が起こる可能性がある．そうならないためにも早期離床が望ま

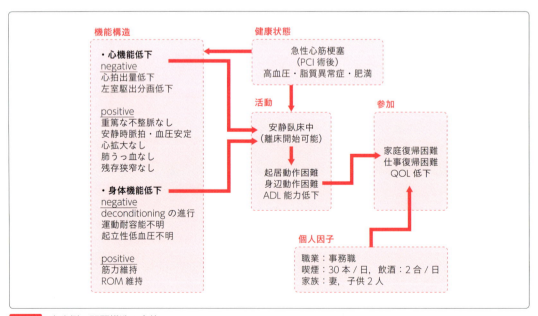

図7 本症例の問題構造の全体

れる．各種検査データから本症例の梗塞は軽度であると考えられること，また，筋力の著明な低下や，ROM にも明らかな制限がみられないことから，バイタルチェック，フィジカルアセスメントを行いながら，ベッドアップ→端座位→立位→足踏み→歩行と段階的な運動療法の実施が可能と考えた．

本症例の問題解決策の提案

ICF 概念地図で主要な問題点を解決する理学療法の介入プランを，以下のように意思決定した（**図 8**，**表 4**）．

本日より離床を開始し，今後はクリニカルパスに従い，厳重にリスク管理を行いながら段階的に運動負荷を増加させていく（**表 1**）．その後，心臓リハビリテーション室での運動療法が可能となれば，心機能の維持改善，運動耐容能の向上を目的に，有酸素運動やレジスタンストレーニングを実施していく．また，生活習慣改善のための患者教育も実施する．

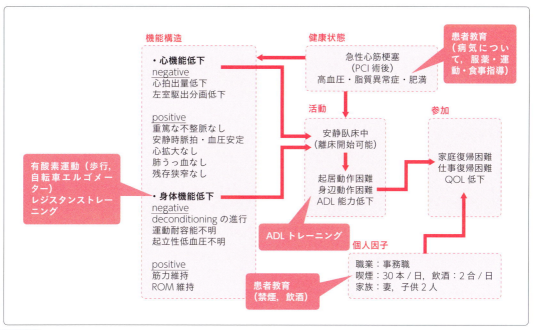

図 8 問題構造に対する解決策

表 4 本症例に対する理学療法の介入プラン

目的	方法	注意点・禁忌
運動耐容能の改善 血管拡張能の改善 冠危険因子の是正	有酸素運動を実施．トレッドミル，自転車エルゴメーターを使用し，嫌気性代謝閾値，カルボーネン法などにより目標心拍数を決定する	①心電図，バイタルチェックを運動の前・中・後に計測する ②自覚的運動強度（Borg スケール）を確認する
筋・筋持久力の改善 基礎代謝の増加	レジスタンストレーニングを実施．自重やトレーニングマシン，重錘などを用いて実施する．心筋梗塞では発症 4 週間経過後より開始する	①血圧管理に注意する ②息を止めずに実施する
ADL 獲得	獲得を目指す動作の指導，練習	心拍数，血圧に影響が少ない方法で行うよう指導する

> **Reference** 重篤な不整脈とは？

　心筋梗塞発症後48時間以内は，重篤な不整脈が発生しやすい．特に心室頻拍，心室細動といった致死的な不整脈には十分に注意が必要である．そのため発症後からの不整脈の情報を入手するとともに，心電図モニターの確認が必要である．

> **Reference** 心筋逸脱酵素とは？

　心筋に対し何かしらの障害が起こった場合に心筋から溶出される酵素である．主な心筋逸脱酵素としてCKや，その分画であるCK-MBは発症2〜4時間後に上昇を開始し，12〜32時間で最大値を示す．これは発症後の心筋梗塞部位の大きさや障害の程度の目安となる．
　他にも，トロポニンT，AST，LDHなどがあり，それぞれ上昇する時間が異なっている．

発展的学び　アクティブ・ラーニング課題

本症例の初期情報と追加情報を用いて以下の設問にトライしましょう．

［検査・評価］
1. 本症例の心筋梗塞の梗塞部位を実際に心臓，冠動脈の絵を描いて説明してみましょう．
2. 心筋梗塞で起こる特徴的な心電図変化を実際に書いてみましょう．
3. 本症例に対する運動療法前のバイタルチェックを実際に行ってみましょう．
4. 本症例が自立歩行可能となったと仮定して，6分間歩行試験を測定してみましょう．

［運動療法］
5. 本症例の有酸素運動の運動強度，種類（方法），頻度，時間を設定してみましょう．
6. 本症例のレジスタンストレーニングの運動強度，種類（方法），頻度，時間を設定してみましょう．
7. 本症例が運動療法を実施するうえでのリスクについて，どのようなものがあるか話し合ってみましょう．
8. BLSの手順について調べてみましょう．

［ADL・生活習慣］
9. 本症例が日常生活上で血圧が上昇する可能性のある場面はどのようなときでしょうか．その際，どのように対処すべきか調べてみましょう．
10. 運動習慣のない本症例に対し，運動を継続してもらうためにどのような方法が考えられますか．話し合ってみましょう．

●文献

1) 野原隆司班長：循環器病の診断と治療に関するガイドライン（2011年度合同研究班報告），心血管疾患におけるリハビリテーションに関するガイドライン（2012年改訂版），日本循環器学会ほか，http://www.j-circ.or.jp/guideline/pdf/JCS2012_nohara_h.pdf（2018年5月22日閲覧）
2) 医療情報科学研究所編：虚血性心疾患．病気がみえる Vol.2 循環器，第2版，松村譲兒ほか，メディックメディア，東京，98，2008
3) 高橋哲也，西川淳一：心臓リハビリテーションの概要．ビジュアルレクチャー 内部障害理学療法学，第2版，高橋哲也編，医歯薬出版，東京，116，2017
4) 横井宏佳：薬剤溶出性ステント（DES：Drug-Eluting Stent）の現状．人工臓器 38：49-53，2009
5) Haykowsky M, et al：A meta-analysis of the effects of exercise training on left ventricular remodeling following myocardial infarction：start early and go longer for greatest exercise benefits on remodeling. Trials 12：92, 2011
6) 高橋哲也，西川淳一：虚血性心疾患の理学療法．ビジュアルレクチャー 内部障害理学療法学，第2版，高橋哲也編，医歯薬出版，東京，129-131，2017
7) Antman EM, et al：2007 Focused Update of the ACC/AHA 2004 Guidelines for the Management of Patients With ST-Elevation Myocardial Infarction：a report of the American College of Cardiology/American Heart Association Task Force on Practice Guidelines：developed in collaboration With the Canadian Cardiovascular Society endorsed by the American Academy of Family Physicians：2007 Writing Group to Review New Evidence and Update the ACC/AHA 2004 Guidelines for the Management of Patients With ST-Elevation Myocardial Infarction, Writing on Behalf of the 2004 Writing Committee. Circulation 117：296-329, 2008

（村上賢治）

内部障害理学療法

26 慢性心不全

■ 予習のためのエッセンス

◆ 心不全とは「何らかの心機能障害，すなわち心臓に器質的および/あるいは機能的異常が生じて心ポンプ機能の代償機転が破綻した結果，呼吸困難・倦怠感や浮腫が出現し，それに伴い運動耐容能が低下する臨床症候群」と定義されており，超高齢社会の到来で日本での患者数が増加の一途をたどっています．

◆ 心不全患者に対するリハビリテーションは，日本循環器学会の「心血管疾患におけるリハビリテーションに関するガイドライン（2012年改訂版）」[1]や，日本心臓リハビリテーション学会発行の「心不全の心臓リハビリテーション標準プログラム（2017年版）」[2]を基に進めていきます．心臓リハビリテーションとは医学的評価，冠危険因子の是正，運動処方，教育およびカウンセリングからなる長期にわたる包括的疾病管理プログラム（図1）[2]であり，多職種が共同でかかわっていくプログラムです．この中で理学療法士は，入院急性期の離床プログラムから介入を開始し，主に運動療法を手段として患者の運動耐容能改善，再入院予防，生命予後の改善を目標に介入を行っていきます．

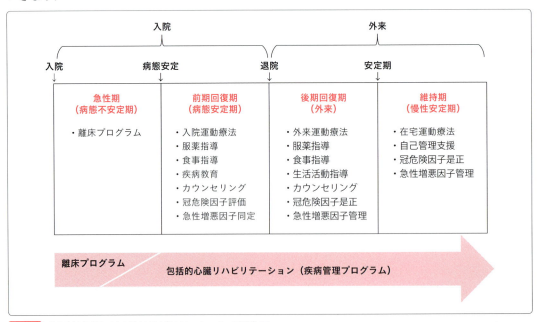

図1 心不全患者に対するリハビリテーションの概念図
（文献2より引用）

症例 息切れ・呼吸困難感を主訴に入院した，初発心不全の54歳の男性．

CBL1 初期段階での情報から問題の仮設を立て，仮設証明のための検査項目を決める

情　報

処方箋
診断名：うっ血性心不全（初発）．息切れ・呼吸困難感を主訴に入院してきた54歳の男性，会社員．

　全身状態は改善傾向なので，理学療法開始（離床）をお願いします．なお，低心機能であるため，心不全増悪や不整脈の出現には注意してください．

理学療法士の思考

着目：初発のうっ血性心不全，54歳の男性，会社員，低心機能．

思考：うっ血性心不全患者の典型的な問題構造を想起してICF概念図で表現する（**図2**）．

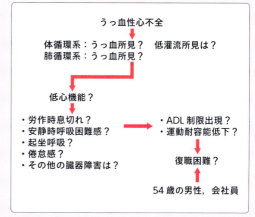

図2　仮説的問題構造

Clinical Rule：心不全は主に「うっ血」と「低心拍出（低灌流）」を呈する状態であり，その徴候によって引き起こされる所見は全身多岐にわたる（**表1**）[3]．

表1　起こり得る主な心不全症状と所見

	体循環系		肺循環系
	うっ血所見	低灌流所見	うっ血所見
脳		傾眠，意識錯乱	呼吸困難 起坐呼吸 発作性夜間呼吸困難 喘鳴
顔面	浮腫		
頸部	頸静脈怒張		
腹部	肝腫大 腹水貯留		
消化管	食欲低下	食欲低下	
腎臓		尿量減少 腎機能低下	
四肢	対称性浮腫	冷感 脈圧狭小化	
全身	体重増加	全身倦怠感	

（文献3より作表）

次の情報：心不全の原因疾患や急性増悪因子の確認をする．また，入院に至る経過の中でどのような心不全症状が出現していたか確認する． ➡ 現病歴・既往歴

現病歴・既往歴

現病歴

入院2〜3週間前より階段昇降時に息切れを感じていたが，それ以外には特に症状もないため経過をみていた．入院1週間前から感冒症状を認め，それ以降階段昇降だけでなく平地歩行でも時々息切れを自覚し，労作時の息切れを自覚する頻度が増えた．入院前日の夜間就寝中に呼吸困難感を認めしばらく安静にて経過をみていたが，翌朝になっても症状改善しないために当院を受診し，うっ血性心不全と診断され入院となった．

既往歴

特記すべき通院歴はなし．ただし，会社の健康診断で脂質高値を指摘されていた．心臓病の家族歴もなし．

着目：入院前の心不全症状とその増悪因子．

思考：これまで通院歴はなく，基礎心疾患はなし．今回心不全を発症するに至った原因疾患（虚血性心疾患，弁膜症，心筋症など）は現時点では不明である．現病歴から，心不全の急性増悪因子は感染（感冒）であった可能性が考えられる．

Clinical Rule：心不全を起こす原因（原因疾患）には虚血性心疾患，心筋症，心筋炎，心臓弁膜症，不整脈，先天性心疾患などがある．また，心不全の急性増悪因子には虚血，血圧上昇，感染，貧血，腎機能障害，甲状腺機能異常，呼吸器疾患，ストレス，過度な身体活動，塩分水分制限の不徹底，内服アドヒアランス不良などがある．

次の情報：入院後の初期治療内容を確認する． ➡ 入院後の初期治療経過

入院後の初期治療経過

入院後はベッド上安静となり，酸素投与開始となった．来院時に血圧（BP）高値（189/112 mmHg），かつ四肢末梢の冷感著明であったため，血管拡張薬を点滴で持続投与開始となった．また，胸部X線所見上肺うっ血が著明，四肢（主に下肢）の浮腫も軽度認められたため，利尿薬も点滴で持続投与開始となった．さらに，血液生化学検査の結果，炎症反応を表すCRPの上昇を認め感染を併発している状態であったため，点滴による抗生剤治療も行った．入院後第2病日までは上記治療を継続し，患者の安静時の自覚症状（息切れ，呼吸困難感）は改善傾向にある．

着目：初期治療による心不全症状の改善具合．

思考：入院後，ベッド上安静・酸素投与・血管拡張薬投与・利尿薬投与による心不全症状に対しての初期治療によって，患者の安静時の自覚症状は改善傾向にあるようである．つまり，初期治療は功を奏しているということである．

Clinical Rule：心不全の初期治療の目標は「自覚症状の改善」である[4]．つまり，患者が呈している症状が「うっ血所見」なのか「低心拍出所見」なのか，あるいはその両方なのかを見極め，それぞれを解除するための治療を行う．

次の情報：入院から理学療法依頼までの治療

経過（呼吸循環動態の把握）を確認する．

➡入院後の治療経過

入院後の治療経過

入院直後は血圧高値であったが，安静＋血管拡張薬投与により徐々に血圧は安定し，BP110〜130/80〜100 mmHg前後で推移するようになった．心拍数（HR）は，入院直後は安静時でも120〜140拍/分で推移していたものの，徐々に安定し90〜110拍/分で経過している．時々心室性期外収縮（PVC）がみられており，非持続性心室頻拍（NSVT）も2回確認されているが，不整脈に対しての治療は特に行わずに経過をみている．呼吸状態は安定し酸素投与量も徐々に減量できており，現時点では鼻カニューレを使用し3L/分の投与となっている．また血液生化学検査の結果から，腎機能（Cr，BUN）の悪化は認められない．また，入院当初より感染を併発していたが，抗生剤投与によりCRPは改善傾向である．さらに患者の自覚症状も，安静臥床の状態では息切れ・呼吸困難は認めず，身体所見上も四肢末梢の冷感や浮腫は軽減している．Nohria-Stevenson（ノリア・スティーブンソン）の分類は，入院当初はProfile Cであったのが，現在はProfile A or Bにまで改善している．

着目：循環動態，呼吸状態，代謝の安定化．
思考：医師カルテ，看護記録，温度板などからの情報を総合的に考えて，入院〜理学療法依頼までの経過は，循環動態・呼吸状態・代謝機能ともに安定してきていると思われる．うっ血所見，低心拍出所見を確認するための臨床指標は**表2**を参照のこと．
Clinical Rule：急性心不全の初期治療は，Nohria-Stevenson分類におけるProfile Aの状態に導くことである（**図3**）[5]．

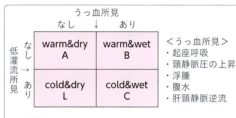

図3 Nohria-Stevenson分類
（文献5より引用，筆者訳）

次の情報：理学療法を行ううえでどのような心血管イベントが起こり得るか，それらが起こらないようリスク管理を行ううえで，何を指標としてモニタリングするべきか明確にしたい．➡理学療法開始直前の検査データ

理学療法開始直前の検査データ

◆ 入院時の心エコー検査：LVEF 28%，LAD 58 mm，LVDd/Ds＝68/54 mm，E/E' 28，TRPG 62 mmHg，IVCd 24 mm，左室壁運動がびまん性壁運動低下（diffuse severe hypokinesis），MR Ⅲ度（tethering）．
◆ 12誘導心電図：洞調律でHR 80〜90拍/分，PVCはなし．ただし，ベッドサイドモ

着目：各種検査結果項目．
思考：心エコー検査結果の数値は一般的にいわれる正常値からは逸脱しており，左心系の拡大とそれによる僧帽弁逆流，また左室収縮能の低下を認めている．また，左心系・右心系ともにうっ血を認めている．ただし，この心エコー検査の結果は入院直後に計測されたものであり，急性期治療によってもう少し改

ニターでは入院第1〜2病日にNSVTを2〜3回認めている.
◆ 血液生化学検査：BNPが1,128 pg/dL（NT-pro BNPでも可能）．CRPが1.28 mg/dL（入院時は4.89 mg/dL）．
◆ 胸部X線所見：入院時と理学療法介入直前に撮影したものを比べると，肺うっ血所見，胸水貯留所見は改善傾向にある．

善している可能性も考えられる．

不整脈は入院当初にNSVTが2〜3回出現しているが，それ以降は出現していない様子．

また，BNPは正常値よりもかなり高値であり心臓に負担のかかっている状況（＝心不全状態）であることが推察されるが，CRPは改善傾向であり，今回の心不全の急性増悪因子であると考えられる感染に関しては改善傾向であると判断できる．

以上のことより，低心機能であるため理学療法開始に伴い心不全症状が再増悪しないか注意が必要であり，また理学療法中の不整脈の出現にも注意が必要だろう（表2）．

Clinical Rule：心エコー検査で評価される指標では，心臓の形態学的異常（心拡大，心肥大など）や機能的異常（弁膜症の程度），壁運動障害の有無を評価できる．また，左心系／右心系のうっ血の程度を把握することも可能であり，E/E'は左心系のうっ血の程度を，TRPGやIVCdは右心径のうっ血の程度を表している．

表2 心不全症状を確認するための臨床指標

うっ血所見	低心拍出所見
胸部X線所見 血液生化学検査所見 体重（in-outバランス） 心エコー検査 身体所見	尿量 身体所見

次の情報：理学療法初期評価を行い，離床の可否を判断する．

→治療経過と理学療法初期評価

治療経過と理学療法初期評価

◆ 治療経過：自覚症状は改善傾向であり，入院当初から行われていた利尿薬の持続点滴は終了しているものの，胸部X線所見上はまだ肺うっ血の所見を認めるため，経口利尿薬が開始・増量されており，体液貯留の適正化

着目：表3A，Bの結果．
思考：表3Aのとおり身体所見や自覚症状の問診・評価を行い，心不全症状は改善傾向であるため離床は可能であると判断．病棟での安静度が車椅子乗車まで可能となっていたため，次のステップである病棟50m歩行実

を行っている．体重自体は日々減少傾向であり，入院時が 76.3 kg だった体重が理学療法初期評価時点（第 3 病日）で 73.2 kg まで減少している．

◆ 理学療法初期評価（安静時身体所見・自覚症状の聴取，初回離床）：評価結果は**表3A，B** のとおりである．

表3A 理学療法初期評価（初回離床前に実施）

<問診>

意識レベル	清明
コミュニケーション	インプット / アウトプットともに良好
認知機能低下・せん妄症状の有無	特になし
安静時の息切れ・呼吸困難感の有無	なし
夜間の睡眠状況	良好
食欲	良好（ほぼ全量摂取）

<視診>

呼吸状態（呼吸回数，呼吸リズムなど）	呼吸回数 10 回，リズム：整
四肢末梢の循環不全（チアノーゼなど）	なし

<聴診>

（肺野）湿性ラ音の有無	下背側にて聴取
（心音）Ⅲ音 / Ⅳ音の有無	なし

<触診>

浮腫	両側下腿遠位～足部にあり
末梢皮膚温度	冷感なし

表3B 理学療法初期評価（初回離床：50 m 歩行実施）

	BP	HR	SpO$_2$
歩行前	100/78	84（SR, PVC −）	98
歩行中		～105（SR, PVC −）	96～98
歩行後	118/86	98（SR, PVC −）	97

＊モニター心電図：終始 SR で経過，PVC 他不整脈の出現なし．
＊自覚症状：歩行前後での息切れ・呼吸困難感，動悸，胸部不快感などなし．
＊歩行終了後の自覚的運動強度：修正 Borg スケール：C2-3/L3．
＊他覚症状：歩行後の呼吸数増加，呼吸パターンの変化なし，末梢冷感なし．

施（**表4**）．歩行前後でのバイタルサインや自覚症状，その他身体所見は特に大きな変わりはなく実施できた．このまま心不全治療が順調に進むようであれば，日々**表3A** の項目をチェックしていきながら全身状態の把握を行い，理学療法としても離床プログラムを進めていけるだろう．ただし，胸部 X 線所見上うっ血が残存しているなど，まだ心不全徴候が残存している状況であり，運動負荷をかけていく（＝離床を進める）ことで再度心不全が増悪する可能性は十分に考えられる．また，入院初期に NSVT が出現していたようだが，これはおそらく低心機能によるものと推察されるため，離床中の致死性不整脈の出現には引き続き注意が必要だろう．現在の治療状況としては，経口利尿薬の内服中であるが，それ以外の心不全基礎薬（ACE 阻害薬あるいは ARB，β遮断薬など）の投与は行われていない．今後内服調整が行われていくと思われるため，内服変更に伴う心不全増悪にも注意しながら離床を進めていく必要があるだろう．

表4 三井記念病院で使用している急性期離床プログラム（一部改変）

	Stage 1	Stage 2	Stage 3	Stage 4	Stage 5	Stage 6
リハビリ実施内容	端座位	立位椅子座位 15 分	50 m 歩行	100 m 歩行	200 m 歩行	有酸素運動など
リハビリ実施場所	ベッドサイド	ベッドサイド	病棟	病棟	病棟（リハ室）	リハ室
許可される安静度	ベッド上	ベッド周囲車椅子乗車	病室内トイレ歩行		病棟フリー	院内フリー

Clinical Rule：離床の明確な進行基準は特に決められていない．そのため，理学療法前後での呼吸循環動態の変動がないことはもちろん，理学療法終了後から翌日の理学療法実施までの間に，何か変化がなかったかを多職

種（医師，看護師）やカルテからの情報，患者からの問診で聴取する．また，治療内容が変更された場合には，それによる心不全増悪が起こる可能性も考えられるため，慎重に運動負荷アップを検討する（**表5**）．

表5 理学療法進行上の注意事項

①十分な循環（脳循環，中心循環，末梢循環）が保たれているか？
　◆バイタルサインの推移をみる
　　・収縮期BP
　　・HR
　　・上記値が極端に上下していない（安定している）
　　・不整脈（心房細動，重症心室性不整脈）
　◆尿量が保たれているか？
　　・乏尿ではない（尿量測定ができていればチェック）
　　・体重変動
　◆末梢循環不全はないか？
　　・交感神経過緊張：四肢末梢冷感，チアノーゼ
　　・意識障害：受け答えははっきりしているか？
　　　　　　　　不穏，錯乱，傾眠，昏睡など
②心不全の増悪因子（感染，不整脈など）がコントロールされているか？
③身体所見が改善傾向か？（Nohria-Stevenson分類）
④安定した状態が最低1～2日続いているか？
　（治療の変更などにより心不全が増悪していないか？）

次の情報：離床は進んできたため，運動療法を導入したい．現在の理学療法実施内容における呼吸循環応答の把握．また，心不全の治療と並行して原因疾患を精査していたため，その結果を把握したい．

➡医師が行った医学的評価

着目：理学療法ではプログラム（**表4**）を1日1ステージずつアップしていくスピードで離床を進めていった．その際の呼吸循環応答を**表6**に記載した．病棟での安静度も病棟内フリーまでアップしているが，特に問題なく活動できている．ただし，トイレや洗面，検査に呼ばれたときなど，歩行機会は必要最低限にとどまっている．

また，精査の結果，心不全の原因疾患は拡張型心筋症であると診断された．

医師が行った医学的評価

　全身状態が安定してから行った検査．
◆標準12誘導心電図の再検：異常Q波，ST-T変化→特に問題なし．
◆心エコー検査の再検：壁運動はdiffuse hypokinesis，弁膜症はMR Ⅱ度（入院時より改善）．
◆心臓カテーテル検査：明らかな冠動脈病変はなし．
◆心筋生検：拡張型心筋症の所見あり．

表6 理学療法経過

	BP	HR	SpO₂
歩行前	80〜110/70〜90	80前後(SR, PVC −)	98
歩行中		〜105(SR, PVC −)	96〜98
歩行後	80〜115/80〜90	100前後(SR, PVC −)	97

＊モニター心電図：終始SRで経過，歩行中にPVCが単発で出現．
＊自覚症状：歩行前後での息切れ・呼吸困難感，動悸，胸部不快感などなし．
＊歩行終了後：修正Borg：C2-3/L3-4．
＊他覚症状：歩行後の呼吸数増加，呼吸パターンの変化なし，末梢冷感なし．

思考：急性期離床プログラムは順調に進み，安静度の拡大も問題なく行うことができた．原因疾患が特定されたことにより，今後の心不全増悪予防，生命予後改善のためにも心臓リハビリテーションを継続していくことが重要であると思われる．また，退院後の社会復帰や長期予後改善のためにも運動耐容能を改善させる必要があり，運動療法を導入していきたい．
次の情報：運動療法の適応と禁忌を確認する．
➡心不全の運動療法ガイドライン

心不全の運動療法ガイドライン
　心不全の運動療法の適応・禁忌を確認するために，標準プログラムを参照（**表7**）[2]．

着目：**表7**[2]の項目と現在の患者の状況を照らし合わせた．
思考：特に禁忌となる状態ではないと判断した．
次の情報：運動療法を導入するにあたり，これまでの運動習慣や生活歴，現時点での身体機能・運動耐容能を知りたい．
➡生活歴と身体機能・運動耐容能

表7　運動療法の適応と禁忌の評価

確認項目
必須項目

- □ 冠動脈疾患に対する血行再建の成否や残存病変，心機能，不整脈の有無など，心不全の基礎疾患とその状況を確認する．
- □ 心不全の急性増悪因子（虚血，血圧上昇，感染，貧血，腎機能障害，甲状腺機能異常，呼吸器疾患，ストレス，過剰な身体活動，塩分水分制限の不徹底，内服アドヒアランス等）を確認する．
- □ 下記項目を満たす安定期にあるコントロールされた心不全であることを評価し，運動療法の適応であることを確認する．
    - □ 少なくとも過去3日間で心不全の自覚症状（呼吸困難，易疲労性など）および身体所見（浮腫，肺うっ血など）の増悪がないこと
- □ 過度の体液貯留や脱水状態ではないこと
- □ 以下の運動療法の禁忌項目に当てはまるか，確認する．
    - □ 過去3日以内における心不全の自覚症状の増悪
    - □ 不安定狭心症または閾値の低い心筋虚血
    - □ 手術適応のある重症弁膜症，特に大動脈弁狭窄症
    - □ 重症の左室流出路狭窄
    - □ 未治療の運動誘発性重症不整脈（心室細動，持続性心室頻拍）
    - □ 活動性の心筋炎
    - □ 急性全身性疾患または発熱
    - □ 運動療法が禁忌となるその他の疾患（中等度異常の大動脈瘤，重症高血圧，血栓性静脈炎，2週間以内の塞栓症，重症な他臓器障害など）

（文献2より引用）

生活歴と身体機能・運動耐容能

生活歴

妻と子供の3人暮らし．自宅は戸建て（2階建てで階段利用あり）．入院前のADLはすべて自立しており，運動を行うにあたり支障となるような整形外科的疾患などはなし．職業は公務員であり，仕事内容はデスクワークが中心．通勤は徒歩で片道15分程度．喫煙歴は入院直前まであり（20本/日×34年）．アルコール摂取量は多い（毎日缶ビール500 mL×2本と，飲み会ではそれ以上の飲酒量）．運動習慣は特になく，自宅・職場含めて階段昇降を1階分行うことくらいしか運動はしない．会社の健康診断で脂質高値を指摘されたことはあるが，食事面で特に気をつけていたことはない．

身体機能・運動耐容能

現時点では未評価であるが，病棟でのADLは自立．連続200～300 m歩行は問題なく実施できることを理学療法にて確認している．ただし，易疲労性であり，トイレや洗面・検査など必要時以外はベッド上で臥床している時間が長く，1日の中で身体活動量は少ないと推測される．

着目：年齢は50歳代と比較的若くADLも自立しているが，1日の中での身体活動量は少なく臥床時間が長い．運動耐容能は低下しているのではないか．

思考：運動耐容能低下が予測されるため，運動療法を導入するにあたっては心不全増悪や疲労感の残存などがないよう，低負荷・短時間から開始し，徐々に運動量の増大・運動負荷の増大を図っていこう．退院までの目標は，ADLが問題なく行うことができることと，復職に向けての体力回復である．仕事もデスクワークが中心であり，階段昇降を1階分行うこと以外にはさほど運動強度の高い活動はないようなので，ADLレベルの運動強度で運動時間の延長を図っていくことの方が復職に向けての体力アップに有用であると思われる．再発予防のための生活指導に関しては，禁煙とアルコールや食事の節制が重要であると思われる．

次のアクション：ここまでの問題構造の仮説を整理する．

問題構造の仮説を構成するための統合と解釈

ここまでの思考結果を統合し，仮説的問題構造を以下のようにまとめる（図3）．

現時点で「復職困難」であるのは運動耐容能低下あるいはADLでの制限（あるいはADLによる心不全増悪）が出現する可能性があるためである．理学療法場面では退院後の日常生活や復職に必要な日常生活活動量・運動耐容能を患者からの情報から推定し，それに向けて運動量・運動負荷増大を進めていくべきである．また，心不全患者の場合，運動耐容能低下が低心機能や弁膜症，不整脈などの心臓の器質的な問題だけではなく，入院後の安静臥床による廃用症候群の要素も影響していることが考えられる．

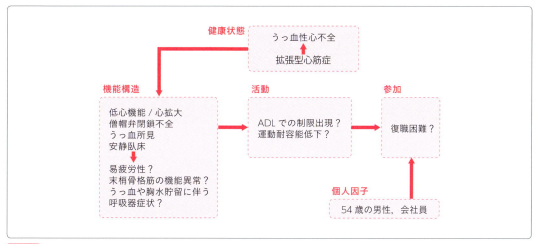

図3　本症例の問題構造の仮説

仮説を証明するために必要な検査・測定

仮説的問題構造を基に実施すべき検査と測定の項目を選択する（図4）．

機能構造のうち，心臓の器質的な問題〔心機能，弁膜症の程度，構造的異常（心拡大）など〕や全身状態は医師が行っている検査結果を確認する必要があるだろう．入院中に何度か検査を行う項目もあるため，入院時（＝一番状態が悪かった時点）と最新の結果を比較し，経過を確認する必要がある．

次に，現時点での運動耐容能を評価するために，可能であれば心肺運動負荷試験（あるいは6分間歩行試験）を行っていく．しかし，施設によっては検査が不可能である場合もあるため，その場合は低負荷・短時間から運動療法を開始し，心不全の増悪がないか注意深く評価しながら運動療法を進めていく．さらに，運動耐容能低下の原因を明らかにするために，身体機能評価としてshort physical performance battery（SPPB），筋力（握力，等尺性膝伸展筋力），可能であれば呼吸機能検査などを行っていく．

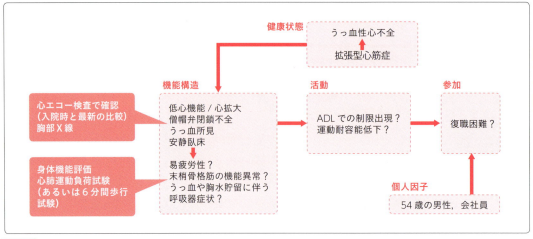

図4 仮説と仮説証明のための検査・測定項目

CBL2 仮説証明のために実施した検査・測定データから問題構造を分析し，解決策を提案する

情報

理学療法士の思考

医師の検査

医師が行った各種検査結果は以下のとおりである．

			入院時	最新
心エコー：LVEF	(%)		28	30
LAD	(mm)		58	50
LVDd/Ds	(mm)		68/54	62/50
E/E'			28	20
TRPG	(mmHg)		62	52
IVCd	(mm)		24	18
僧帽弁逆流	(度)		III	I
胸部X線：心胸郭比	(%)		67	60
うっ血所見			著明	ほぼ消失
血液生化学検査：BNP	(pg/dL)		1,128	—
Cr	(mg/dL)		1.02	0.98
BUN	(mg/dL)		28	26

着目：すべての項目において改善傾向ではあるが，心臓の器質的な異常は残存している（低心機能）．

思考：低心機能であるため，運動耐容能が低下している可能性が考えられる．では，運動耐容能を改善させるためには，心機能以外の何に対してアプローチをすればよいか？ また今後理学療法を継続していくにあたり，心不全の再増悪には注意が必要である．

次の情報：運動耐容能を評価する．

➡運動耐容能

運動耐容能

入院中の現時点では心肺運動負荷試験は未実施．代用として6分間歩行試験を実施．歩行距離は320 m．歩行前後でのBP・HR，

着目：6分間歩行試験の結果が320 mで，下肢疲労の訴えあり．

思考：54歳の男性であることを考えると，運動耐容能は低下している[6]．運動耐容能の

SpO₂, 自覚症状, 自覚的運動強度（修正Borgスケールを使用）は以下のとおりである.

	検査前	検査後
BP（mmHg）	89/72	104/78
HR（bpm）	80	93
SpO₂（%）	97	96
自覚症状	なし	下肢疲労
修正Borgスケール	−	C3/L4

身体機能

◆ 身体機能評価：SPPB 12点満点中，合計12点
◆ 筋力：握力；右 32.6 kg，左 30.8 kg．等尺性膝伸展筋力；右 46.3%BW，左 42.3%BW
＊下肢筋力の単位：%BW＝（ハンドヘルドダイナモメータで測定した結果÷体重）×100

制限因子は下肢疲労であると判断できる.

Clinical Rule：患者が運動に対してどれだけ症状を感じているかを客観的に評価するために「修正Borgスケール（0：何も感じない〜10：非常にきつい）」を用いて評価を行う．その場合，息切れ・呼吸困難感・動悸・胸部不快感などの要因を Central factor（C）として，下肢疲労などの要因を local factor（L）として，それぞれ分けて修正Borgスケールを聴取すると，どちらが運動の制限因子となっているかの判別に役立つ.

次の情報：身体機能を評価する. ➡身体機能

着目：SPPBの結果は良好であるが，筋力に関しては握力・下肢筋力ともに低下している[6]．

思考：元々運動習慣がないため，入院前から筋力が低値であったことも考えられるが，握力・下肢筋力ともに年齢の割には低値であり，運動耐容能低下の一因である可能性が考えられる.

次のアクション：ここまでの問題構造を整理する.

問題構造を整理するための統合と解釈

ここまでの結果を統合し，次の順番に問題構造を整理する．

1. 心不全の病因は？
2. 運動耐容能低下の原因は？
3. ADLに制限は生じるか？
4. 本症例の問題構造の全体像は？

1 心不全の病因は？

結論 精査の結果，心不全の原因疾患は拡張型心筋症，急性増悪因子は感染であった．
根拠 医師による入院後の各種検査結果から判明した．
思考 医師による評価，各種検査結果から今回うっ血性心不全に至った経緯として「拡張型心筋症→心機能低下→感染併発→うっ血性心不全」という流れであったことが推察された．ただし，心臓病の家族歴はなく，拡張型心筋症に罹患した原因は不明である．

2 運動耐容能低下の原因は？

結論 運動耐容能低下の原因として，下肢の筋力低下が一因であることが推察された．

根拠 6分間歩行試験の結果，検査終了後の自覚症状として下肢疲労が認められたこと，また筋力測定の結果から膝伸展筋力が低値を示した．

思考 6分間歩行試験・筋力測定の結果から，筋力・筋持久力などの末梢骨格筋機能低下が運動耐容能低下の一因であることを示している．ただし，末梢骨格筋の機能低下が，入院前からの運動習慣がないことに由来しているのか，入院後の安静臥床による廃用が由来なのか，あるいは低心機能による組織低灌流が影響しているのかまでは断定できない．

3 ADLに制限は生じるか？

結論 これまでと同じような生活であれば，制限なく生活できると思われる．

根拠 入院前の生活状況の聴取から，日常生活・仕事内容ともに運動強度の高い活動がほとんどないため．

思考 これまで特に運動習慣もなく，仕事内容もデスクワーク中心である．日常生活では階段昇降1階分の上り下り以外の運動強度の高い活動はほとんど行っていないため，運動・ADLという面から考えると，これまでと同じ日常生活は可能であると考える．

4 本症例の問題構造の全体像は？

上記の1〜3を統合して以下のように全体像を整理する（**図5**）．

本症例の一番の問題点は「運動耐容能低下」であり，運動耐容能が低下していることによって，復職が困難になる可能性だけでなく，心不全再発のリスクが増大したり生命予後不良となってしまったりすることが考えられる．本症例は54歳の男性であり，心不全再発を予防し，復職を含めた社会生活に復帰し，かつ生命予後を改善させていくことが今後の人生において重要であると思われる．

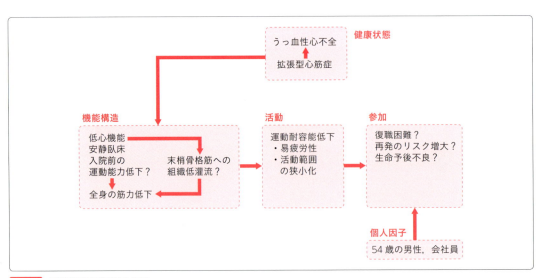

図5 運動耐容能低下の原因

運動耐容能低下の原因としては下肢筋力を含めた全身の筋力低下が一因であると考えられ，その筋力低下の原因として入院後の安静臥床による廃用性の筋力低下や入院前からの運動能力低下，あるいは低心機能による末梢骨格筋の組織低灌流による筋萎縮・筋力低下が考えられた．

本症例の問題解決策の提案

　ICF概念地図で主要な問題点を解決する理学療法の介入プランを，以下のように意思決定した（図6，表8）．

　心不全および心血管疾患に対しての運動療法では，有酸素運動を行うことで運動耐容能改善効果が得られるため，まずは有酸素運動（ウォーキング，自転車エルゴメーター運動など）を導入する．導入にあたっては，患者の状態や運動能力，病期（発症からの経過時間）によって適切な運動処方を行う．本症例のように発症早期かつ低心機能症例であれば，低強度短時間（室内歩行50〜80 m/分×5〜10分あるいは自転車エルゴメーター10〜20 W×5〜10分）から開始して，徐々に運動量増加・運動強度増大を図っていく．心肺運動負荷試験が可能となったら，その結果を基に運動処方を行っていく．

　また，急性期〜前期回復期（入院中〜退院後早期あたり）は監視型運動療法が原則であるが，理学療法の時間以外での活動量を徐々に増大していくことも活動範囲を拡大していくためには重要であるため，歩数計による活動量の計測も行っていく．運動療法導入初期は特に活動量の目標は定めずに「普段の生活でどれくらい活動しているのか？」を調査するつもりで歩数計を装着し，ある程度の有酸素運動が問題なく実施可能となった時点で活動量の増大を図っていく．

　さらに，運動耐容能低下の一因として筋力低下が考えられたため，早期よりレジスタンストレーニングも導入していく．トレーニングを行う筋は大腿四頭筋や下腿三頭筋などの下肢の粗大筋力から行い，有酸素運動と同様に低強度〔Borgスケール11〜13（自覚的運動強度「楽である」〜「ややつらい」）程度〕から開始する．特に高齢患者になると，膝痛・腰痛などの整形外科的疾患を合

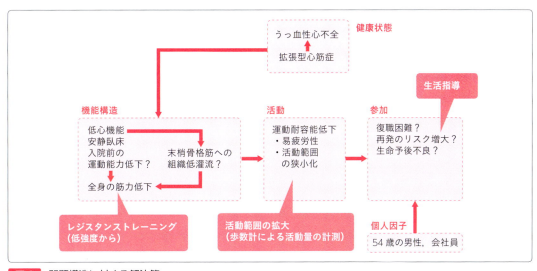

図6　問題構造に対する解決策

表8 本症例に対する理学療法の介入プラン

目的	方法	注意点・禁忌
運動耐容能の改善	有酸素運動の導入	患者の状態，時期（病期）に応じて適切な運動処方をする
日常生活活動量の増大	歩数計による活動量の計測	
下肢筋力増強	レジスタンストレーニング（低強度から）	整形外科的疾患の有無を聴取してから実施
心不全増悪予防	生活指導（食事・体重管理，服薬指導など）	より詳細かつ具体的に指導（目標，目安を提示するなど）

併する症例も多く存在するため，そのような症例に対しては負荷の設定や運動方法などを個別に調整し，痛みが増悪しないよう注意する．

最後に，これらの運動療法を行っていくにあたり一番重要なのは病態悪化・心不全増悪がないことが大前提であり，そのためには疾病管理のための生活指導も重要である．個々の症例において指導する内容は異なるため，患者の病態や急性増悪因子，冠危険因子，生活背景などを考慮したうえで指導内容を決定していく．

発展的学び　アクティブ・ラーニング課題

本症例の初期情報と追加情報を用いて以下の設問にトライしましょう．

検査・評価
1. 本症例に入院中に各種身体機能検査（筋力測定，6分間歩行試験）を行う場合，何に注意して検査測定を行いますか？
2. 心肺運動負荷試験の結果をみて，それぞれの項目が何を表しているか理解しましょう．

運動療法
3. 本症例に有酸素運動を導入する際の運動処方（運動頻度，運動強度，運動時間，運動様式）を具体的に行ってみましょう．
4. 本症例にレジスタンストレーニングを導入する際の運動処方（運動頻度，運動強度，実施回数，運動様式）を具体的に行ってみましょう．
5. 心肺運動負荷試験の結果を基に，運動処方を作成してみましょう．
6. 有酸素運動，レジスタンストレーニングを行う際のモニタリング指標を考えてみましょう．
7. 有酸素運動，レジスタンストレーニングを行うにあたり進行基準（運動負荷・運動量をアップしていく基準），中止基準を考えてみましょう．

ADL/生活指導
8. 心不全増悪予防のために，退院後の日常生活における注意点を考えてみましょう．
9. 急性増悪因子の管理を中心とした疾病管理を行うにあたり，患者に確認あるいは指導する項目を具体的に考えてみましょう．

病態把握
10. 本症例の退院時点で行われている心不全治療の内容（主に内服治療の状況）を把握しましょう．内服している薬に関して，それぞれの目的・効果を調べてみましょう．

●文献

1) 野原隆司班長:循環器病の診断と治療に関するガイドライン(2011年度合同研究班報告) 心血管疾患におけるリハビリテーションに関するガイドライン(2012年改訂版),日本循環器学会ほか,http://www.j-circ.or.jp/guideline/pdf/JCS2012_nohara_h.pdf(2018年8月7日閲覧)
2) 心臓リハビリテーション標準プログラム策定部会:心不全の心臓リハビリテーション標準プログラム(2017年版).特定非営利活動法人日本心臓リハビリテーション学会,2017.http://www.jacr.jp/web/wp-content/uploads/2015/04/shinfuzen2017_2.pdf(2018年8月7日閲覧)
3) 神谷健太郎ほか:16 心臓が弱い=心不全?.考える理学療法 内部障害編 評価から治療手技の選択,丸山仁司ほか編,文光堂,東京,213-230,2008
4) 筒井裕之班長:日本循環器学会/日本心不全学会合同ガイドライン 急性・慢性心不全診療ガイドライン(2017年改訂版),日本循環器学会ほか,http://www.j-circ.or.jp/guideline/pdf/JCS2017_tsutsui_h.pdf(2018年8月7日閲覧)
5) Nohria A, et al:Clinical assessment identifies hemodynamic profiles that predict outcomes in patients admitted with heart failure. J Am Coll Cardiol 41:1797-1804, 2003
6) 松永篤彦ほか編:運動療法エビデンスレビュー,文光堂,東京,61-86,2018

(坂本純子)

27 閉塞性動脈硬化症

内部障害理学療法

■ 予習のためのエッセンス

◆ 閉塞性動脈硬化症とは，四肢への主幹末梢動脈の動脈硬化性閉塞病変により，虚血症状を呈する高齢者に多い疾患です．重症者は，切断などに至る場合もあり，心血管合併症による死亡率が高くなるといわれています[1]．

◆ そのため，治療では第一に心血管危険因子の是正と他臓器動脈硬化性病変に対する薬物療法および運動療法が推奨されています．重症者には医師の診断により，血行再建術が優先され，適応がない場合は保存療法となります．虚血性壊死部分から感染が広がり管理不能な状態の場合には，切断術が選択されます．循環状態が改善しない場合は再切断に至る場合も多く，注意が必要です[2]．

◆ 医師から処方を受けた理学療法士は，対象患者の理学的所見や運動負荷試験により虚血状態の重症度を評価します．また，閉塞性動脈硬化症は全身的な動脈硬化症の一部分であり，全身状態など虚血肢だけではなく，病態に合わせた評価が必要になります．そして治療は間欠性跛行と，重症下肢虚血に分けて考えます．

◆ 理学療法としては，運動療法を軸に，医師の治療方針に基づき生活習慣の改善や，虚血壊死部がある，もしくは切断の場合などは，装具療法，物理療法を併用しながら，歩行・移動動作の獲得を目標に実施していきます．

症例　歩行時のしびれとだるさに困っている 80 歳の女性．

CBL1　初期段階での情報から問題の仮説を立て，仮説証明のための検査項目を決める

情報

【処方箋】
診断名：閉塞性動脈硬化症．80 歳の女性．身長 148 cm，体重 56 kg．糖尿病，高血圧，脂質異常症の既往歴あり．

　下肢の閉塞性動脈硬化症が疑われますが，理学療法評価を実施してください．今後，画像検査結果と理学療法評価結果と併せて，手術適応か，保存療法で治療を進めていくかを決めていきたいので，評価結果がわかり次第，報告してください．

理学療法士の思考

着目：右足のだるさ．80 歳の女性．
思考：閉塞性動脈硬化症の典型的な問題構造を想起し ICF 概念図で表現する（**図1**）．

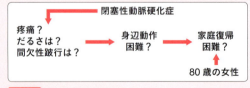

図1　仮説的問題構造

Clinical Rule：動脈閉塞後に起こる機能障害として，疼痛・間欠性跛行は起きているのか確認が必要．

次の情報：これから行う理学療法のリスク管理のために，重症度をABI測定で確認する．
→情報

情報
◆ ABI＝足関節収縮期血圧（mmHg）／上腕収縮期血圧（mmHg）
・右ABI＝（131）／（183）＝0.72
＊足背動脈触知不可・ドップラー法聴取不可．
・左ABI＝（130）／（195）＝0.67
＊足背動脈かろうじて触知可．ドップラー法聴取不可．

着目：ABI評価基準． Reference p.307
思考：ABI評価基準では「動脈閉塞が1ヵ所ある」とされる値である．具体的に，どの部分での血管狭窄があるのか確認しなければいけない．
次の情報：次に現病歴や全身状態の確認をする． →現病歴・既往歴

現病歴
　本日，右足にチアノーゼがみられるとのことで他院より搬送される．4日前から右足のだるさがあり，歩くと痛い．時々両下肢のしびれがあった．
　安静時に疼痛はない．入院時の他覚的所見は，末梢冷感と足背動脈の拍動減弱であった．

既往歴
　糖尿病，高血圧，脂質異常症．

着目：現病歴，既往歴．
思考：先程の血圧も収縮期，拡張期ともに高かったことから，既往にある高血圧のうえに，糖尿病や脂質異常症の影響で，今回の閉塞性硬化症が起きている可能性がある．
次の情報：心電図ではどうか？ →心電図

心電図

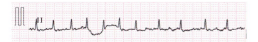

図2　入院時心電図

着目：心電図（図2）．
思考：胸部症状はないが心電図上心房細動波形にて，120〜140bpmで経過している．頻脈以外の所見はない．下肢状況把握後，心不全症状や他の部位の動脈硬化の状況の確認も必要だと思われる．
Clinical Rule：既往歴で糖尿病・高血圧・脂質異常症があったが，この疾患は全身的な動脈硬化病変の可能性もあるため，全身の動脈硬化状況の把握も必要となる．
次の情報：入院時所見としてあった疼痛ヵ所とだるさ，冷感などに変化があるか確認し，併せて超音波検査結果を確認したい．
→超音波検査

27　閉塞性動脈硬化症

超音波検査

	R	L
総大腿動脈		総大腿動脈
Peak V	74 cm/s	Peak V 87 cm/s
Act	m sec	Act m sec
Pulse 波形	Ⅰ型	Pulse 波形 Ⅰ型
膝窩動脈		膝窩動脈
Peak V	19 cm/s	Peak V 17 cm/s
Act	m sec	Act m sec
Pulse 波形	Ⅳ型	Pulse 波形 Ⅳ型
後脛骨動脈		後脛骨動脈
Peak V	0 cm/s	Peak V 0 cm/s
Act	m sec	Act m sec
Pulse 波形		Pulse 波形

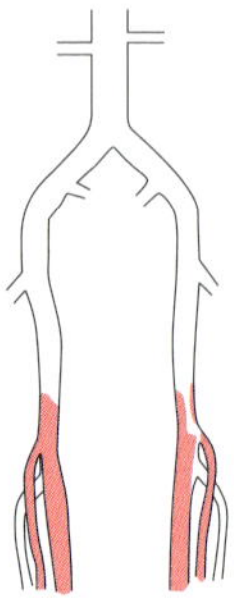

Pulse 波形分
Ⅰ型（正常）　Ⅱ型
Ⅲ型　Ⅳ型

コメント：
右：膝窩動脈から下腿動脈にかけて閉塞疑い
左：膝窩動脈高度狭窄
　　→面積狭窄率：91％
　　前脛骨動脈と後脛骨動脈閉塞疑い

図3 入院時超音波検査結果

着目：超音波検査結果（**図3**）．
思考：右は膝窩動脈から下腿動脈にかけて閉塞の疑い．左は膝窩動脈高度狭窄しており，前脛骨動脈と後脛骨動脈の閉塞が疑われたので，主訴としての下腿のだるさや，筋力低下によるもつれは，説明がつくと思った．保存療法で経過がよければ手術適応となるかは経過観察が必要である．
次の情報：血管造影画像も確認したい．
➡画像情報

画像情報

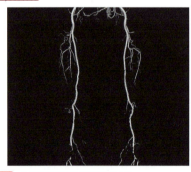

図4 入院時下肢血管造影 MRI

着目：どちらの膝窩動脈も狭窄があるようにみえる．特に右後脛骨動脈は確認することができない（**図4**）．
次の情報：さらに右後脛骨動脈部分を詳しく確認してみる．　➡画像情報

画像情報

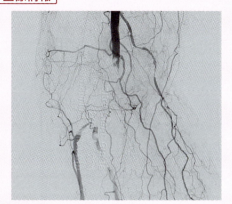

図5 右膝窩動脈血管造影画像

術前理学療法評価

- 皮膚：両下肢末梢冷感あるが，チアノーゼ（−）．
- 歩行：歩行開始3分程度で，右下肢のもつれ出現．休憩を1分取り歩行再開できた．このとき下腿部だるさ（＋）．6分間歩行距離：108 m．

着目：右膝窩動脈，血管造影画像（図5）．
思考：特に右狭窄が高度であり，血流障害が重度の重症虚血肢（critical limb ischemia）であったことと，短期ではあるが理学療法での歩行の改善がみられないことを受け，医師からEVTを施行する報告があった．
Reference p.307
次の情報：術前の能力評価が必要である．
➡術前理学療法評価

着目：6分間歩行． Reference p.308
思考：普段からしばらく動くと，下腿のだるさが出現し，動作継続が難しくなっていたのが，再現された状況となった．Fontaine分類ではⅡaと思われるが，跛行は出現していなかった．
　歩行だけではなく他の動作でも持続して実施は困難となっている．
次の情報：EVT施行予定ではあるが，側副血行による血流改善を期待しての運動を実施したいが，他の動脈はどうだろうか．
➡画像情報

画像情報

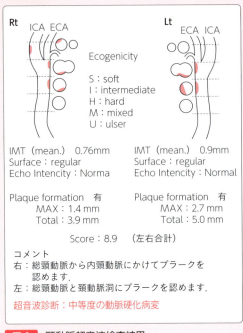

図6 頸動脈超音波検査結果

着目：頸動脈狭窄の有無とプラークスコア（図6）．

思考：プラークスコアは左右合計8.9と，中等度の動脈硬化病変が生じていることがうかがえた．やはり下肢動脈硬化症のみならず，全身的な動脈硬化が基礎にあることを意識して，運動の実践に取り組む必要がある．

次のアクション：ここまでの問題構造の仮説を整理する．

問題構造の仮説を構成するための統合と解釈

ここまでの思考結果を統合し，仮説的問題構造を以下のようにまとめる（図7）．

「独居困難」なのは「身辺動作や買い物困難」だからで，そうなのは「歩行困難」であるからである．実用距離の歩行ができないのは「下腿に，疼痛，筋力低下，しびれが出てくること」によるものであると推測される．これらの機能障害は，閉塞性動脈硬化症に由来する血行障害によるものと思われる．

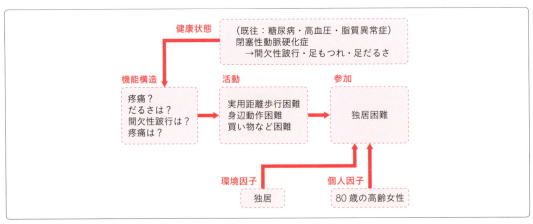

図7 本症例の問題構造の仮説

仮説を証明するために必要な検査・測定

仮説的問題構造を基に実施すべき検査と測定の項目を選択する（図8）.

健康状態における非侵襲検査などでの血行状況の確認は医師による診断が必要であろう．しかし理学療法士が行う歩行観察や問診からも大まかな障害の起きている部分や程度は推測できる．つまり血流障害を起こしている部位よりも末梢での筋活動は低下し，冷感があり，皮膚の血色異常があるはずである．その結果，間欠性跛行が起きる場合もある．ここで注意すべきは，他の疾患との違いである．同じく間欠性跛行を呈する疾患として脊柱管狭窄症があるが，閉塞性動脈硬化症の場合は，歩き始めからの痛みは同じだが，休むと良くなり，また歩くことができる．また症例は糖尿病既往もあることから，糖尿病性循環障害の影響もある．まれではあるがBurger病でも虚血性潰瘍を起こすことがあるため，動作・歩行観察から情報を整理する．

次に「歩行困難にしている原因」を明らかにするための検査としては，動作観察の結果を踏まえて，下肢の感覚テスト，そして疼痛に関する評価，運動耐容能評価を選択する．

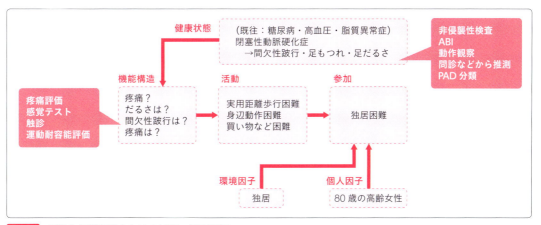

図8 仮説と仮説証明のための検査・測定項目

> **Reference** 足関節上腕血圧比（ABI）
>
> 正常では下肢の収縮期血圧は上肢に比べて高く，ABI は 1.00 〜 1.29 の範囲に入りますが，動脈硬化などによる血管狭窄があると下肢血圧が低下し，ABI の値が 0.9 以下に低下します．ただし，0.9 以上でも狭窄している場合がありますので，脈波伝播速度（pulse wave velocity）を生理機能検査では併せて測定し，総合的に評価します[2, 3]．

> **Reference** 末梢動脈疾患カテーテル治療（EVT）
>
> EVT とは末梢動脈疾患（peripheral arterial disease：PAD）に対するものに限定される血管内治療のことであり，外科的血行再建術（バイパス手術）が選択されることも多い．ただし，バイパスよりも上流での血管で狭窄や閉塞がある場合は，流入血管の治療を優先させる必要がある[2]．

> **Reference** 6分間歩行（6MD）
>
> 　6MDは，運動耐容能の評価として1982年にButlandらが簡便性，患者への負担度，日常生活の評価において優れていると報告し，現在広く用いられている．その最大歩行距離は$\dot{V}O_2max$とr＝－0.73，P＜0.001で相関するといわれている[4]．よく使用される予測式では，（2.11×身長cm）－（2.29×体重kg）－（5.78×年齢）＋667m＝（2.21×148cm）－（2.29×56kg）－（5.78×80）＋667m＝388.64mとなり，一般同年齢女性の約1/3しかこの症例は歩くことができないことがわかる．

> **Reference** 重症虚血肢（CLI）
>
> 　CLIとはPADの徴候の一つで，安静時の疼痛や，潰瘍・壊疽を伴う状態をいう．Fontaine分類Ⅲ度・Rutherford分類4以上が該当する（**表1**）[5]．

表1 PADの分類

Fontaine 分類		Rutherford 分類		
重症度	臨床所見	重症度	分類	臨床所見（客観的基準）
Ⅰ	無症候	0	0	無症候（トレッドミルテスト*を問題なく終了）
Ⅱa	軽度の跛行（200m以上で出現）	Ⅰ	1	軽度の跛行
Ⅱb	中等度〜重度の跛行（200m以下で出現）		2	中等度の跛行（トレッドミルテストを終了可能）
			3	重度の跛行（運動負荷後 AP＞50mmHg）
Ⅲ	虚血性安静時疼痛	Ⅱ	4	虚血性安静時疼痛（安静時 AP＞50mmHg，足関節（足背部）PVR 平坦，TP＜30mmHg）
Ⅳ	潰瘍や壊疽	Ⅲ	5	小さな組織欠損（安静時 AP＜60mmHg，足関節（足背部）PVR 平坦，TP＜40mmHg）
			6	大きな組織欠損，中足骨部までの広がり，機能回復不可能（5と同じ）

＊トレッドミルテスト：傾斜12％，速度3.2km/5分間．
AP：ankle pressure（足関節血圧），TP：toe pressure（足趾血圧），PVR：pulse volume recording（容積脈波記録）．
（文献5より引用）

CBL2　仮説証明のために実施した検査・測定データから問題構造を分析し，解決策を提案する

情報 / **理学療法士の思考**

疼痛の評価

◆ PT「痛みはありますか？」➡患者「じっとしてれば痛くありません．歩き続けているとふくらはぎあたりや，土踏まずのあたりにしびれが出てきて，時には痛みを感じるとき

着目：歩き続けていると痛みやしびれが出現する．
思考：安静時痛はないようだ．Fontane分類でⅡaくらいだろうか．運動耐容能評価をしたいが，他の疾患とも違うか，確認しておき

があります」

次の情報：感覚テストなど末梢神経損傷との違いも確認しておこう．

➡触診・感覚テスト

[触診]
- 両側足趾～足関節程度の範囲で冷感あり．
- チアノーゼはみられない．

着目：鈍麻領域とその他の領域の差．
思考：鈍麻領域は末梢神経の支配領域でないため，感覚鈍麻は末梢循環障害によるものであろう．既往にある糖尿病の影響もあると考えられる．
次の情報：運動耐容能評価を行う．

➡運動耐容能評価

[感覚テスト]
- PT「感覚が鈍いところはありますか？」
➡ 患者「普段はあまり感じません」テストでは足趾・足部は両側軽度鈍麻（6/10）．

[運動耐容能評価]
6分間歩行距離は運動耐容能の指標として実施する．結果は108 m．開始3分程度で右下肢のもつれが出現し，休憩を1分間とり歩行再開した．その間，下腿部のだるさは続いていた．

着目：6分間歩行距離．
思考：開始3分で歩けなくなり，休憩をとって再開でき，間欠性跛行が出現していた．CLIでなければ，運動療法を通して，側副血行路による血流改善が見込まれるが，今回はEVT術後の訓練を確認しておこう．
次のアクション：ここまでの問題構造を整理する．

問題構造を整理するための統合と解釈

ここまでの結果を統合し，次の順番に問題構造を整理する．

1. 家事動作が困難な原因は？
2. 間欠性跛行の原因は？
3. 本症例の問題構造の全体像は？

1 家事動作が困難な原因は？

結論　家事動作が困難なのは，歩行はできるが，下肢のしびれとだるさが出現し，頻繁に休憩をとらないと持続して移動できないからである（図9）．

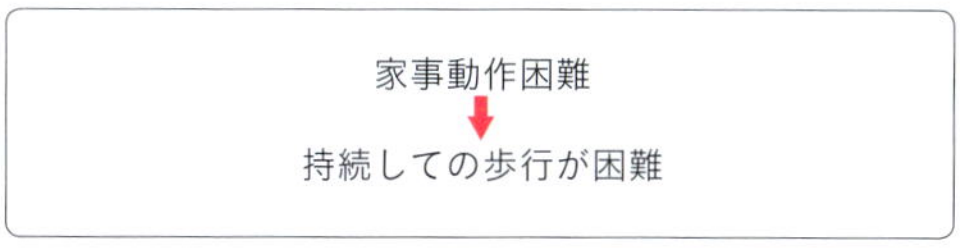

根拠　動作観察で上記の動作が観察された．

思考　一連のADL動作を観察した結果，座ったままでの上肢操作には問題がなく，移動が必要な家事動作は困難であったため，そう判断した．

家事動作困難
↓
持続しての歩行が困難

図9　家事動作が困難な原因

2　間欠性跛行の原因は？

結論　持続歩行困難なのは，閉塞性動脈硬化症による膝窩動脈狭窄によって血行障害が起こっていたためである（図10）．

根拠　歩行中の足のだるさ，しびれ，足のもつれが出現し，間欠性跛行を呈している．感覚鈍麻は，糖尿病によるものも影響を与えている．しかし休憩すると再度歩行可となる．

思考　動作観察と検査データは，一致して膝窩動脈での血行障害を示している．したがって，血行障害により栄養する筋肉が収縮困難となり，歩行を継続できなくなったと推論できる．

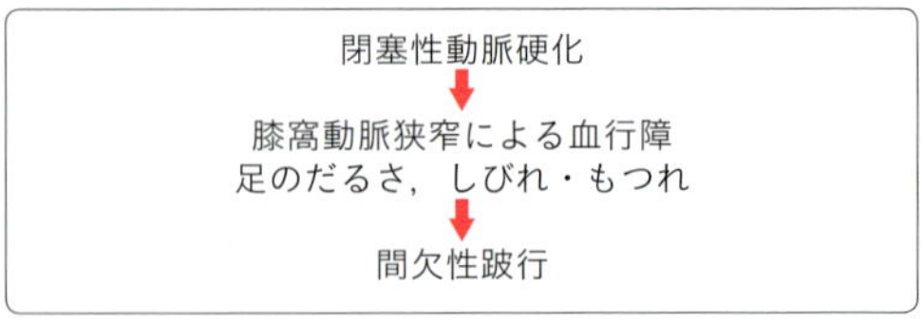

図10　間欠性跛行の原因

3　本症例の問題構造の全体像は？

上記の1，2を統合して以下のように全体像を整理する（図11）．

本症例が独居生活できないのは，家事動作や買い物などの動作が困難だからである．その原因は持続して歩行ができない間欠性跛行を呈しているからである．

間欠性跛行を呈しているのは特に右膝窩動脈の狭窄が原因で，下腿の筋収縮に必要な血行障害に由来するものである．一方，足部の感覚障害があるが，PADによるものもあるが，既往である糖尿病などによる影響も確認していく必要がある．

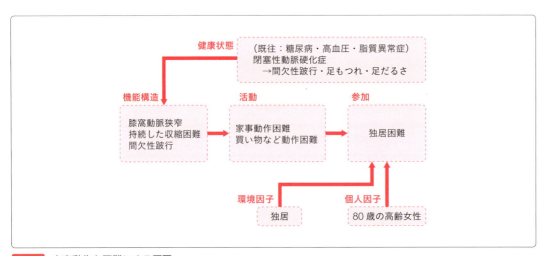

図11　家事動作を困難にする原因

本症例の問題解決策の提案

ICF概念地図で主要な問題点を解決する理学療法の介入プランを，以下のように決定した（図12，表2）．

介入開始から状態が改善する場合は，トレーニングによって可能になった歩行距離にあった家事動作を練習することで家庭復帰を目指す．EVT施行後は監視しつつ歩行を実施することが推奨さ

れている．監視下で歩行練習を行うときには，疼痛が出現し歩くことができなくなったら休息し，疼痛改善後に再度歩行を繰り返すトレーニングを行うことが，側副血行の促進に有用であるといわれている[3,6-8]．

しかし，本症例では，既往歴に糖尿病・高血圧・脂質異常症と，動脈硬化因子があり，脳血管・冠状動脈・腎動脈などのリスクを抱えている[7]ことを十分に理解してもらい，アクシデント発症を予防することが大切なため，監視下で運動を行う必要性を説明する．

また，足部に感覚障害があり，糖尿病性の足病変は創治癒が遅延しやすいため，創を作らないようにセルフケアを十分にしていくこと[8]や，術箇所が膝窩部ということで，術後正座などを控えるよう，併せて日常生活指導なども行う必要がある[9]．

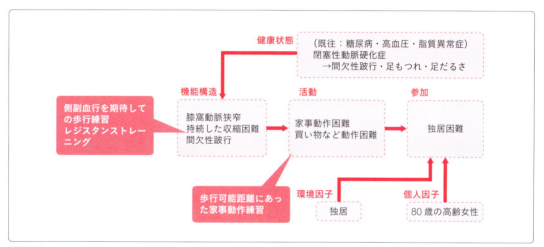

図12 問題構造に対する解決策

表2 本症例に対する理学療法の介入プラン

目的	方法	注意点・禁忌
歩行距離の延長	歩行練習・筋力訓練	①動脈硬化を考慮し負荷をかけすぎない ②感覚鈍麻があるので創に注意 ③痛みが出たら休み，痛みが治まったら，歩行再開を繰り返して距離を少しずつ延長していく
家事動作の獲得	歩行距離が延長するに従い，少しずつ移動距離があった動作を練習する	感覚鈍麻のため，料理など指先の創や熱傷などに気をつける

発展的学び アクティブ・ラーニング課題

本症例の初期情報と追加情報を用いて以下の設問にトライしましょう．

検査・評価

1. 本症例に感覚テストを行う場合，どの部位の検査を行いますか？
2. 本症例の運動耐容能評価方法を考え，実際に学生同士で評価してみましょう．

運動療法

3. 本症例の歩行練習を行う際の注意点を考えてください．その理由も考えましょう．
4. 本症例に筋力増強運動を行う場合の注意点を考えてください．その理由も考えましょう．
5. 本症例の筋力増強行う場合，どのように負荷をかけるべきでしょうか．実際に行いましょう．

ADL

6. 本症例の家事動作を容易にする環境整備の方法を考えてください．
7. 本症例の場合，料理を作る際に持続して立っていられません．どのようにしたらよいでしょうか？
8. 本症例が万が一悪化して，足部に潰瘍や壊疽ができた場合に対する装具療法を考えましょう．

●文献

1) Hirsch AT, et al：ACC/AHA 2005 Practice Guidelines for the management of patients with peripheral arterial disease (lower extremity, renal, mesenteric, and abdominal aortic)：a collaborative report from the American Association for Vascular Surgery/Society for Vascular Surgery, Society for Cardiovascular Angiography and Interventions, Society for Vascular Medicine and Biology, Society of Interventional Radiology, and the ACC/AHA Task Force on Practice Guidelines (Writing Committee to Develop Guidelines for the Management of Patients with Peripheral Arterial Disease). Circulation 113：e463-654, 2006
2) Norgren L, et al：Inter-Society Consensus for the Management of Peripheral Arterial Disease (TASC Ⅱ). J Vasc Surg 45：S5-67, 2007
3) 宮田哲郎班長：2014年度合同研究班報告【ダイジェスト版】末梢閉塞性動脈疾患の治療ガイドライン（2015年改訂版），日本循環器学会ほか．http://www.j-circ.or.jp/guideline/pdf/JCS2015_miyata_d.pdf（2018年7月18日閲覧）
4) 千住秀明：6-Minute Walking Distance．臨床評価指標入門，内山　靖ほか編，協同医書出版社，東京，135-141, 2003
5) 寺師浩人：重症下肢虚血のlimb salvageの動向．PTジャーナル50：813-818, 2016
6) 佐藤　紀監訳：下肢アテローム硬化性閉塞性動脈疾患に対する診療ガイドライン　無症候性病変および跛行例の管理，日本語版，日本血管外科学会．http://www.jsvs.org/ja/pdf/20160607.pdf（2018年7月18日閲覧）
7) 野原隆司班長：循環器病の診断と治療に関するガイドライン（2011年度合同研究班報告）心血管疾患におけるリハビリテーションに関するガイドライン（2012年改訂版），日本循環器学会ほか．http://www.j-circ.or.jp/guideline/pdf/JCS2012_nohara_h.pdf（2018年7月9日閲覧）
8) 佐久田斉ほか：下肢ASOとリハビリテーション．MB Med Reha 218：41-48, 2018
9) 森沢知之ほか：末梢動脈疾患に対する血行再建術施行後の理学療法．理学療法31：998-1005, 2014

（山岡郁子・小川明宏）

28 深部静脈血栓症

内部障害理学療法

■ 予習のためのエッセンス

◆深部静脈血栓症とは，深筋膜より深部の静脈に血栓が形成され，静脈環流に障害を与え得る病態です．形成された血栓が静脈壁から剥がれて血流に乗り肺動脈を閉塞すると，肺血栓塞栓症となり生命予後にもかかわる重篤な問題となります．肺血栓塞栓症の原因のほとんどは深部静脈血栓症であるため，両者は連続した病態として考えられ，併せて静脈血栓塞栓症と呼ばれています．下肢の整形外科手術，中でも人工膝関節全置換術は深部静脈血栓症発症の高リスクに分類されています[1]．

◆治療では，術前からリスクを把握し，理学的予防法と薬物的予防法（抗凝固療法）が行われます．

◆医師から処方を受けた理学療法士は，対象患者の身体状態や社会的背景を問診したり検査したりして，まずはこれから行っていく理学療法の方向性を決定します．そして治療へと進みます．

◆深部静脈血栓症の場合，その予防が基本となるため，手術によって生じる①炎症症状（疼痛・腫脹），②ROM制限，③筋力低下などの機能構造障害と，深部静脈血栓症によって生じる変化を注意深く観察します．

◆理学療法としては，深部静脈血栓症発生の可能性を常に念頭に置いて，全身状態の観察を基本に，早期離床を促します．

症例 左人工膝関節全置換術に伴う深部静脈血栓症のリスクがある68歳の女性．

CBL1 初期段階での情報から問題の仮説を立て，仮説証明のための検査項目を決める

情報

処方箋

診断名：左変形性膝関節症．左人工膝関節全置換術施行．68歳の女性，主婦，BMI 31.5（肥満度2）．術後1日目．

午前中に離床予定ですので，本日午後よりADLの拡大を目標に理学療法を開始してください．深部静脈血栓症の予防も行ってください．

理学療法士の思考

着目：左人工膝関節全置換術．68歳の女性，主婦．肥満．

思考：人工膝関節全置換術の典型的な問題構造を想起しICF概図で表現する（図1）．

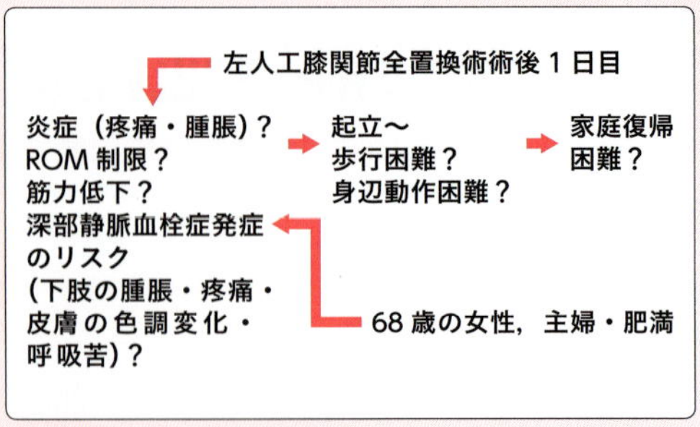

```
                                    ┌─ 左人工膝関節全置換術術後1日目
炎症（疼痛・腫脹）？   起立～         家庭復帰
ROM制限？          歩行困難？ →    困難？
筋力低下？          身辺動作困難？
深部静脈血栓症発症
のリスク           ← 68歳の女性，主婦・肥満
（下肢の腫脹・疼痛・
皮膚の色調変化・
呼吸苦）？
```

図1 仮説的問題構造

Clinical Rule：人工膝関節全置換術術後に起こる機能障害は，炎症（疼痛・腫脹）・ROM制限・筋力低下．
深部静脈血栓症でも腫脹や疼痛が起こり得るため，全身状態の観察を行う．

次の情報：これから行う理学療法のリスク管理のために，投薬状況および血液データと血管エコーを確認したい．また，既往歴を確認しておく．　➡医学的情報

[医学的情報]

◆投薬：エドキサバントシル酸塩水和物（抗凝固薬）

◆血液データ
①Dダイマー（基準値1.0 μg/mL以下）：術前1.3 μg/mL，術後6.9 μg/mL
②CRP（基準値0.3 mg/dL以下）：術前0.45 mg/dL，術後3.75 mg/dL

◆血管エコー：深部静脈血栓症の所見なし．

◆既往歴：脂質異常症（62歳）．

着目：既往歴に脂質異常症・Dダイマー・CRP値・血管エコー．

思考：既往歴に脂質異常症あり．肥満であることからも本症例の深部静脈血栓症のリスクは高い．Dダイマーは術前からやや高値を示していたが，手術の影響もあり今後も上昇するであろう．CRP値から炎症期であることがわかる．血管エコーでは深部静脈血栓症の所見は認められないので，予防も含め積極的に離床を進める．

Clinical Rule：Dダイマーは，手術の影響でも高値となることから，異常値というだけで深部静脈血栓症の存在を確定することはできない．疑わしい場合は，血管エコーの検査も併せて確認する．脂質異常症や肥満は，深部静脈血栓症発症のリスクとなる．

次の情報：次に術後の体調および患側下肢の運動障害や深部静脈血栓症所見の有無を確認する．　➡観察・問診

[観察・問診]

　車椅子で来室．骨盤後傾位で左足部を前方に位置させ，わずかに右優位の姿勢．小柄で肥満傾向．SpO$_2$ は98％．昨夜は38℃台の発熱があり体調が悪かった．今朝は37.0℃であり多少のだるさはあるが食事は朝・昼とも全量摂取できた．左膝周囲に疼痛・腫脹・熱感・発赤あり．下腿後面に皮下出血あり．それ以外に著明な左右差はみられない．膝の屈伸を指示すると，腫脹と術創部の痛みにより円滑に動かすことができず，腸脛靭帯にやや過緊張がみられる．病棟では術直後より弾性ストッキングを着用し，足部型の間欠的空気圧迫法を実施している．術前に指導された足関節底背屈の自動運動は，あまりやれていない．

着目：左下肢の腫脹・皮膚の色調，SpO$_2$，自動運動．

思考：左下肢の腫脹は膝周囲が中心であり下腿部では顕著な左右差がみられないことから，手術の影響が強いと考えられる．左下肢の運動から，ROM制限，疼痛，筋力低下の可能性ありと考えた．

Clinical Rule：術後の炎症による腫脹と深部静脈血栓症による症状を判別することは困難．肺血栓塞栓症の発症も念頭に置きながら，検査データやSpO$_2$による全身状態の把握が重要．病棟での深部静脈血栓症予防対策の実施状況についても確認する．

次の情報：下肢の周径・ROM・筋力・疼痛の確認は後の機能検査でまとめて測定する．まずは，現病歴から経過を確認する．
➡現病歴

[現病歴]

　3年前より左膝に痛みが出現．当院受診し，変形性膝関節症と診断．経過観察していたが1年前より痛みと変形の増悪あり．ADLは自立していたが応用動作の実用性が低下したため左人工膝関節全置換術施行．術後1日目．

着目：術後1日目．入院前ADLは自立．応用動作の実用性低下．

思考：本症例は術直後の急性期であるため，病棟ADLに制約が生じる．ICFの「機能構造」から現状を把握し，「活動」「参加制約」へと問題構造を分析していく．さらに現病歴から，入院前ADLは自立していたことがわかる．本症例は「自分の身辺動作より家事動作にニーズがあるのでは？」と思われるので，問題構造の追加を行う．「家事困難→主婦の役割遂行困難？」

次の情報：退院後の家庭内役割を把握したうえでIADL制限の方向も視野に入れて分析を進めるべき？　➡問診

問診

◆ PT「今何にお困りですか？」→患者「左膝が痛くて，足全体も重苦しい」「車椅子の乗り降りやトイレでの立ち座りが大変」
◆ PT「入院前は何にお困りでしたか？」→患者「孫の世話や家事動作でものを持って歩くことが大変でした」
■ その他に得た情報：娘夫婦，孫（1歳）の4人家族．娘夫婦は日中仕事で不在であり，家庭内役割は孫の世話と家事全般．寝具は布団を使用し，孫の寝かしつけは和室で行う．居室は1階だが，玄関前と上がり框に段差あり．

着目：現在は起立や移乗が大変．入院前は孫の世話や家事動作での応用歩行が大変だった．
思考：現在のADL制限は手術による影響が大きい．深部静脈血栓症のリスク管理を徹底し，炎症の度合いをみながら離床を促す．
　病棟での安定したADLを獲得した後，孫の育児に必要な床上動作や家事動作に必要な応用歩行動作を獲得する必要がある．
次の情報：現在は術後1日目であるので，全身状態を観察しながら，平行棒内での起立から可能であれば歩行へと進める．　→動作観察

動作観察

　起立の屈曲相では両下肢を股関節外転させ，右方向へ大きく体幹を前傾させ離殿しようとするが，スムーズな重心移動が行えないため物的介助が必要．左足を後方に引くように指示するが，膝の痛みを訴え困難．伸展相ではほぼ右下肢で起立するが，左膝と股関節の完全伸展は困難で，軽度屈曲位の立位姿勢となる．着座の際，支持物を把持したまま勢いよく座り込む．自然立位は右に偏位しているが，口答指示にて均等荷重が可能．

　平行棒での歩行では，左立脚中期で踵接地はなく，膝の屈曲伸展運動も減少．それに伴い遊脚期でクリアランス低下がみられる．この間，SpO_2に大きな変動はみられなかった．

着目：起立・着座はスムーズな重心移動が行えず右下肢優位である．平行棒歩行は実用性低下．
思考：起立では，左膝の疼痛やROM制限によって左足部の引き込みが行えず，両上肢で平行棒を引くことで離殿していると思われる．歩行時も同様に，痛みのため膝の屈伸運動が行えないことからクリアランスが低下していると思われる．

Clinical Rule：「早期離床」であっても，単に車椅子に座っている状態では静脈環流が低下し，血栓形成のリスクが高まる．下肢に荷重し歩行を開始することで，筋ポンプ機能を発揮し深部静脈血栓症の予防につながる[2]．

次のアクション：ここまでの問題構造の仮説を整理する．

問題構造の仮説を構成するための統合と解釈

　ここまでの思考結果を統合し，仮説的問題構造を以下のようにまとめる（図2）．
　「在宅復帰困難，家庭内役割遂行困難」なのは「家事動作や育児動作に必要な応用動作が困難」だからで，それは「歩行困難，起立や着座の実用性低下，排泄困難」なためである．起立や歩行ができないのは「炎症による疼痛，腫脹，ROM制限，筋力低下」によるものであると推測される．

これらの機能障害は，人工膝関節全置換術によるものである．それと並行して，肥満や脂質異常症の既往からも本症例の深部静脈血栓症の発症リスクが高まっていることが考えられるため，リスク管理を忘れてはならない．

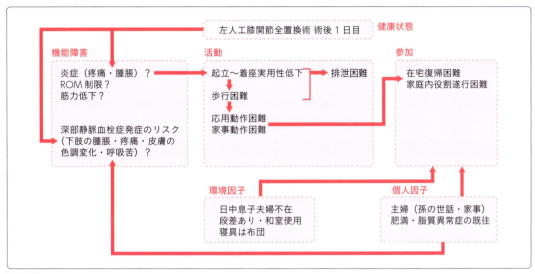

図2 本症例の問題構造の仮説

仮説を証明するために必要な検査・測定

仮説的問題構造を基に実施すべき検査と測定の項目を選択する（図3）．

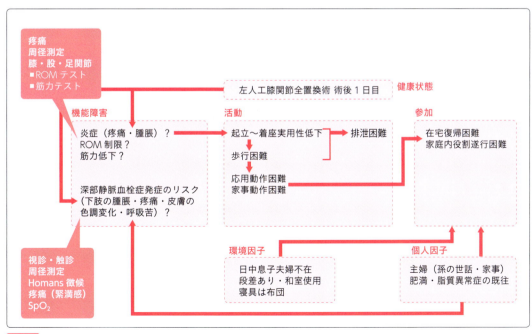

図3 仮説と仮説証明のための検査・測定項目

深部静脈血栓症は予防と早期発見が重要である．深部静脈血栓症徴候を判断する評価として，術側下肢の腫脹の変化・疼痛（緊満感）を評価し，呼吸状態などのバイタルサインを注意深く観察することで，医師や看護師とともに情報共有に努める．次に「起立や着座の実用性低下の原因」を明らかにするための検査としては，動作観察の結果を踏まえて，疼痛評価，周径測定，膝関節・股関節・足関節のROMテスト，筋力テストを選択する．

> **Reference** 深部静脈血栓症とは
>
> 　深部静脈血栓症（deep vein thrombosis：DVT）は，四肢の深部静脈，特に下肢に多く起こる静脈血栓症である．下肢の深部静脈は下肢の骨に沿って走行し静脈血の環流機能を司るが，ここに血栓が発生し，静脈内腔を閉塞して血流を止めてしまう状態である．血栓は静脈壁から剝がれ血栓となりやすく，合併症として肺塞栓を起こすことがある．静脈内に血栓が発生する要因として，血液の凝固能亢進，静脈内膜の損傷，変性，血流の停滞が挙げられる．術後，産後，長期臥床など特別な状態で発症することが多い．症状としては，下肢の腫脹，疼痛，浮腫などがあり，重症の場合は皮膚が蒼白となりチアノーゼを呈する．ショックへ至ることもある[3]．

CBL2 仮説証明のために実施した検査・測定データから問題構造を分析し，解決策を提案する

情報　　　　　　　　　　　**理学療法士の思考**

深部静脈血栓症徴候の評価
- Homans徴候：陰性

着目：Homans徴候陰性．
思考：Homans徴候が陰性であるからといって，深部静脈血栓症の存在が完全に否定されるわけではないが，他の所見と併せて注意深く観察する．
Clinical Rule：Homans徴候の深部静脈血栓症検出における感度は10〜54%[1]．
次の情報：次に疼痛を詳細に評価し，炎症の程度を把握する．　➡疼痛の評価

疼痛の評価
- PT「今じっとしていても痛みはありますか？」➡患者「左膝の周辺にズキズキした痛みがあります（4/10）」
- PT「膝を曲げたときはどうですか？」➡患者「傷のあたりが突っ張るように痛みます（8/10）」
- PT「膝を伸ばしたときはどうですか？」

着目：膝の安静時痛4/10，運動時痛8/10，荷重時痛4/10．
思考：安静時痛は術後の炎症によるものであろう．運動時痛は術創部を中心にみられるため，術創部の伸張や切開筋の収縮による痛みであろう．荷重による痛みの増強や，深部静脈血栓症を疑うような痛みの訴えはみられない．

➡患者「傷のあたりがミリミリと痛みます（8/10）」

◆ PT「体重をかけたときはどうですか？」

➡患者「じっとしているときの膝周囲のズキズキした痛みは持続しますが，特に変化ありません（4/10）」

Clinical Rule：安静時痛は炎症の急性期にみられる．

次の情報：次に腫脹の程度を詳細に評価し，炎症の経過や深部静脈血栓症所見の参考にする．　➡周径測定

周径測定 ※単位＝cm

	Rt	Lt
膝蓋骨上縁0cm	41.0	47.0
5cm	46.5	49.5
10cm	49.0	52.0
15cm	50.0	53.5
下腿最大	38.0	38.5
最小	20.5	20.5

着目：大腿周径 Rt＜Lt．下腿周径は左右差なし

思考：大腿周径の左右差は，炎症による腫脹によるものであろう．下腿周径に著明な左右差はみられないことから，この値を今後の深部静脈血栓症所見確認の参考にする．

Clinical Rule：術後の炎症時と非炎症時（術前や健側）の比較が重要．

次の情報：炎症による痛みが関節運動にどう影響しているか確認する．　➡ROMテスト

ROMテスト ※単位＝度

	Rt	Lt
股関節屈曲	110	105
伸展	15	15
外転	40	35p [*1]
内転	5	5
外旋	45	45 [*4]
内旋	45	40 [*4]
膝関節屈曲	150	80p [*2]
伸展	0	−10p [*3]
足関節底屈	50	50
背屈	20	25

着目：膝屈曲に抵抗感あり，膝伸展時膝後面に伸張痛あり．

思考：膝屈曲時の抵抗感は，術創部の痛みによる防御性収縮が考えられる．膝伸展時の膝後面の伸張痛はハムストリングの短縮である．

Clinical Rule：人工膝関節全置換術術後では，荷重連鎖を考慮し，膝関節のみならず股関節や足関節への影響も確認．

次の情報：筋力はどうだろうか？
➡筋力テスト

＊1：大腿内側部伸張痛（3/10）．

＊2：膝蓋骨上部内側付近に突っ張るような痛みあり．また，屈曲に対し抵抗感あり．

＊3：膝関節後面に伸張痛．

＊4：膝関節の ROM 制限のため屈曲80°で測定．

筋力テスト　※MMT

	Rt	Lt
股関節屈曲	5	5
伸展（大腿筋）	5	4
外転	5	3
内転	4	4
屈曲位からの外転	5	4
膝関節屈曲	5	4
伸展	5	3p[*1]
足関節底屈	5	3[*2]
背屈	5	5

*1：膝蓋骨上部内側付近（8/10）．
*2：バランスを崩し測定困難．

着目：左の股関節伸展・外転，膝関節の屈曲・伸展に筋力低下．

思考：膝の筋力低下は術後の炎症による痛みの影響が考えられる．股関節を含む左下肢の筋力低下の原因として術前からの廃用症候群が考えられる．

Clinical Rule：人工膝関節全置換術の症例では，術前の健側優位の動作から股関節の筋力低下を伴う場合が多い．

次のアクション：ここまでの問題構造を整理する．

問題構造を整理するための統合と解釈

ここまでの結果を統合し，次の順番に問題構造を整理する．

1. 理学療法を進めるうえでの深部静脈血栓症のリスク管理は？
2. 排泄動作が困難な原因は？
3. 起立・着座動作の実用性低下と歩行動作が困難な原因は？
4. 本症例の問題構造の全体像は？

1　理学療法を進めるうえでの深部静脈血栓症のリスク管理は？

結論　現在深部静脈血栓症の所見はみられないので，予防を継続する．

根拠　Homans徴候陰性であり，疼痛検査や周径測定の結果からも深部静脈血栓症を疑う所見はみられない．動作時のSpO_2も安定していた．医学的情報から，エコーの所見でも血栓は認められず，抗凝固薬の投与もされている．

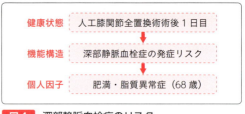

図4　深部静脈血栓症のリスク

思考　人工膝関節全置換術は深部静脈血栓症発症の高リスクに分類される．加えて本症例は，肥満であり脂質異常症の既往があることからも，継続して疼痛や腫脹の変化と全身状態の観察をしていく必要がある（図4）．

2　排泄動作が困難な原因は？

結論　排泄動作が困難な原因は，起立・着座動作の実用性が低下し移動手段としての歩行が困難だからである（図5）．

根拠　問診や動作観察で確認された．

思考　起立や着座の際，スムーズな重心移動が行えず，右下肢優位と上肢支持に依存した動作になっており，実用性が低下している．

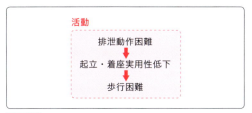

図5　排泄動作が困難な原因

3　起立・着座動作の実用性低下と歩行動作が困難な原因は？

結論　起立・着座動作の実用性低下と歩行動作が困難な原因は，左下肢での荷重量の減少である（図6）．

根拠　動作観察と疼痛評価，周径測定，ROMテスト，筋力テストにおいて確認された．

思考　人工膝関節全置換術により術創部の炎症が生じ，炎症による疼痛や運動時痛の増悪を避けるための防御性収縮によって，膝のROMが制限されている．さらに大腿部の腫脹もROM制限を助長している．また炎症による疼痛は下肢筋力の低下を引き起こし，これらによって左下肢の荷重量が減少することで，起立・着座，歩行動作に影響を与えている．その結果，応用動作や家事動作も困難となっている．

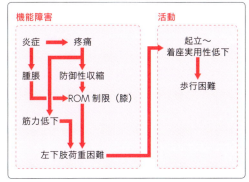

図6　起立・着座動作の実用性低下と歩行動作が困難な原因

4　本症例の問題構造の全体像は？

上記の1〜3を統合して以下のように全体像を整理する（図7）．

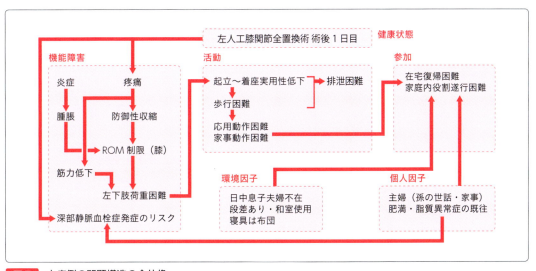

図7　本症例の問題構造の全体像

本症例は人工膝関節全置換術術後であり，肥満や既往の脂質異常症からも深部静脈血栓症の発症リスクが高い．医学的情報から，エコーでの血栓の所見は認められず，抗凝固薬が予防投与されている．現在は深部静脈血栓症の徴候はみられていないが，今後，理学療法を進めるうえで継続的な観察が必要である．現在，術創部の炎症による疼痛から ROM 制限と筋力低下が生じており，左下肢への荷重量が減少し起立や着座，歩行動作が困難となっている．それにより，家事動作や育児に必要な応用動作も制限され，在宅復帰および家庭内役割の遂行が困難になっている．

本症例の問題解決策の提案

　ICF 概念地図で主要な問題点を解決する理学療法の介入プランを，以下のように意思決定した（図8，表1）．
　病棟での深部静脈血栓症予防として，足関節の底背屈運動を励行する．炎症の痛みにより防御性収縮が生じるため，roll bar 使用による膝関節の屈伸運動を促し，スムーズな関節運動と ROM の拡大を図る．筋力低下に対しては，疼痛も生じやすいことから patella setting による等尺性収縮を

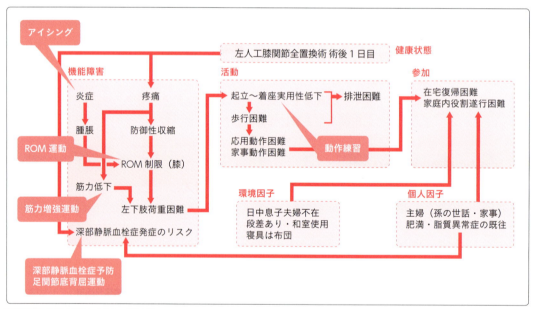

図8 問題構造に対する解決策

表1 本症例に対する理学療法の介入プラン

目的	方法	注意点・禁忌
深部静脈血栓症の予防	足関節底背屈運動	①患者が自主的に継続できるよう励行　②腫脹や疼痛，全身状態の変化に注意
早期離床	安静度応じて起立・立位・歩行練習	バイタルサイン管理下でリスク管理に注意
炎症の軽減	アイシング（運動後の疼痛増強時）	凍傷
膝関節の ROM 増大	roll bar 使用による膝屈伸運動	防御性収縮を回避しスムーズな運動を促す
筋力増強	patella setting	

選択した．その後，左右の均等荷重と膝の関節運動を促しながら，起立・立位・歩行練習へと段階的に進める．運動後に炎症症状が増強する場合には，アイシングにてクールダウンを行う．深部静脈血栓症発症のリスクを念頭に置き，全身状態の観察を徹底し，主治医や看護師との情報共有を図る．

> **発展的学び** アクティブ・ラーニング課題
>
> 本症例の初期情報と追加情報を用いて以下の設問にトライしましょう．
>
> **検査・評価**
> 1. Homans徴候のほかに深部静脈血栓症の所見を評価する方法には何があるか調べましょう．
> 2. 本症例の立位バランスを評価する方法を考え，実際に学生同士で実施してみましょう．
> 3. 本症例に術前評価を実施してみましょう．
>
> **運動療法**
> 4. 本症例に肥満を解消するような運動を処方する場合，どのような運動が適しているでしょうか．
> 5. 本症例のCKCでの筋力増強運動の方法を考え，実際に学生同士で実施してみましょう．
>
> **物理療法**
> 6. 術創部の伸張性低下に対してどのような物理療法を提供すべきでしょうか？
>
> **ADL**
> 7. 本症例の歩行練習において，どのような基準で歩行補助具を選択すべきでしょうか？
> 8. 本症例の床上動作はどのようにしたらよいでしょうか？
> 9. 本症例の場合，他にどのような家事動作が必要となるでしょうか？
>
> **義肢装具**
> 10. 本症例のような変形性膝関節症に対する膝装具にはどのようなものがあるでしょうか？

● 文献
1) 宮越浩一：深部静脈血栓症・肺塞栓．リハビリテーション　リスク管理ハンドブック，第3版，亀田メディカルセンターリハビリテーション科リハビリテーション室編，メジカルビュー社，東京，206-215，2017
2) 清水　耕：深部静脈血栓症と肺血栓塞栓症対策．人工膝関節全置換術［TKA］のすべて，勝呂徹ほか編，メジカルビュー社，東京，228，2017
3) 西潟　央：深部静脈血栓症．臨床理学療法マニュアル，改訂第2版，黒川幸雄ほか編，南江堂，東京，634，2007

（舩山貴子）

内部障害理学療法

29 慢性腎臓病

■ 予習のためのエッセンス

◆ 慢性腎臓病（CKD）とは，腎臓の障害や腎機能の低下が慢性的に持続したものをいいます（**表1**）[1]．原因は糖尿病，高血圧，慢性糸球体腎炎，多発性嚢胞腎などさまざまです．慢性腎臓病の重症度は原因，腎機能，尿蛋白で分類されます（**表2**）[1]．

◆ 慢性腎臓病の症状としては，高血圧，浮腫，GFR の低下，Na^+ や水の再吸収・排泄能力の低下，高窒素血症，尿毒症状，貧血などが認められます．腎障害でネフロン数が減少すると代償的に糸球体高血圧を生じ，過剰濾過となります．このような状態が続くと毛細血管内皮が傷害され糸球体硬化症へと進展します．慢性腎臓病における高血圧の古典的な機序は塩分・水分貯留と RAS の亢進です．

◆ 慢性腎臓病患者は心血管疾患，サルコペニアやフレイルになりやすいことから運動することが望ましいと考えられます[2]．

◆ 医師から運動指導の指示を受けた理学療法士は，対象患者の病状の経過，身体機能，生活や社会的背景などを聞いたり検査したりして運動指導の内容を決定します．

◆ 慢性腎臓病に対する理学療法は，腎障害進展抑制（腎保護）や生命予後改善に向けた対応と運動機能障害や ADL 障害への対応という 2 つの側面があります．運動耐容能（exercise tolerance functions）の改善に向けた筋力や持久力トレーニング，柔軟体操やストレッチ指導，生活習慣を改善する取り組みが重要です．その一方では基礎疾患（例えば糖尿病など）や合併症（心疾患や脳血管疾患など）への対応を行います．

表1　CKD の定義

①尿異常，画像診断，血液，病理で腎障害の存在が明らか．特に 0.15 g/gCr 以上の蛋白尿（30 mg/gCr 以上のアルブミン尿）の存在が重要
② GFR＜60 mL/ 分 /1.73 m²
①，②のいずれか，または両方が 3 カ月以上持続する

（文献 1 より許諾を得て転載）

表2 CKDの重症度分類

原疾患	蛋白尿区分		A1	A2	A3
糖尿病	尿アルブミン定量 (mg/日) 尿アルブミン/Cr比 (g/gCr)		正常	微量アルブミン尿	顕性アルブミン尿
			30 未満	30 〜 299	300 以上
高血圧 腎炎 多発性嚢胞腎 移植腎 不明 その他	尿蛋白定量 (g/日) 尿蛋白/Cr比 (g/gCr)		正常	軽度蛋白尿	高度蛋白尿
			0.15 未満	0.15 〜 0.49	0.50 以上
GFR区分 (mL/分/1.73 m²)	G1	正常または高値	≧ 90		
	G2	正常または軽度低下	60 〜 89		
	G3a	軽度〜中等度低下	45 〜 59		
	G3b	中等度〜高度低下	30 〜 44		
	G4	高度低下	15 〜 29		
	G5	末期腎不全 (ESKD)	<15		

重症度は原疾患・GFR区分・蛋白尿区分を合わせたステージにより評価する．CKDの重症度は死亡，末期腎不全，心血管死亡発症のリスクを緑 のステージを基準に，黄 ，オレンジ ，赤 の順にステージが上昇するほどリスクは上昇する．（KDIGO CKD guideline 2012を日本人用に改変）
（文献1より許諾を得て転載）

症例 糖尿病性腎臓病の64歳の男性．

CBL1 初期段階での情報から問題の仮説を立て，仮説証明のための検査項目を決める

情報

処方箋
診断名：糖尿病，高血圧，脂質異常症，糖尿病性腎臓病．64歳の男性，無職．糖尿病教育入院です．頸肩部の痛みの訴え，筋緊張亢進が認められます．運動指導，運動療法をお願いします．

理学療法士の思考

着目：糖尿病，高血圧，脂質異常症，糖尿病性腎臓病．64歳の男性．糖尿病教育入院，頸肩部の痛みと筋緊張．運動指導，運動療法．
Reference p.331
思考：診断名（糖尿病，高血圧，脂質異常症）から生活習慣の問題が考えられるので，カルテや面接で情報を集めてみる．慢性腎臓病では下腿に浮腫がみられたり，交感神経系が過緊張になったりしている．これらは頸肩部の痛みや筋緊張亢進に影響しているかもしれないので浮腫や自律神経系の反応も確認しておいた方がいいだろう（図1）．

運動指導においては，これまでの運動習慣や運動の意義についてどの程度理解されていたか確認しておく．慢性腎臓病は座りがちな生活から運動耐容能の低下，フレイル，サルコペニアとなり余命を短くするといわれているので，運動能力や運動機能を確認しておく．糖尿病診療ガイドライン2016において，腎症を合併した糖尿病患者に対する運動療法は禁忌として扱われておらず，障害の程度に応じた運動の種類と強度を選択し，かつ進行した合併症のある患者においても日常生活での身体活動量を可能な限り低下させないことが推奨されている[3]．今後，末期腎不全へ進展する期間を延長できるように腎保護を目的とした運動指導が必要である．

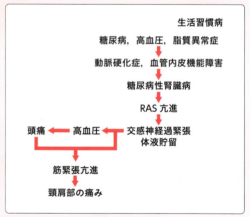

図1 仮説的問題構造

次の情報：これから行う理学療法やリスク管理のためにカルテ情報（医師記録，看護記録，各検査データなど）を確認する．

➡ カルテ情報

カルテ情報
- 身長：176 cm，体重：78 kg，BMI：25.2
- 入院目的：糖尿病教育
- 主訴：倦怠感，頸肩部の痛み，両下腿の浮腫
- 現病歴：7年前から糖尿病・高血圧などで当院へ外来通院していた．昨年8月ごろから

着目：慢性腎臓病の重症度や関連症状，入院前生活情報，慢性腎臓病ステージ．

思考：下腿の浮腫，貧血，慢性腎臓病ステージがG4A1で重症度は高度低下である．心不全の合併はなく，処方箋に記載されている以外の追加方針はない．入院前生活に関する記載はない．患者と面接して，身体機能に関す

足部のむくみや倦怠感があり，腎機能の低下が認められた．その後しばらくの間外来通院がなく，今年6月下旬に頭痛，嘔気を訴え当院外来へ自車で来院され，血液検査および尿検査で腎機能の明らかな低下が認められた．7月上旬に糖尿病教育目的で当院内科病棟へ入院となった．

- ◆既往歴：糖尿病，高血圧症，動脈硬化症
- ◆身体所見：血圧 142/90 mmHg（表3），SpO₂ 98%（room air）．頭痛，嘔気．両下腿浮腫．頸肩部の痛みと筋緊張亢進．明らかな神経症状は認められない．
- ◆眼底所見：単純網膜症（眼科受診予定）
- ◆検査所見：血液検査成績（表4）：BUN・血清Cr値の上昇あり．赤血球数減少，ヘモグロビン減少，ヘマトクリット低値．
- ◆尿所見：尿アルブミン/Cr比 28 mg/gCr
- ◆嗜好品：日本酒（1升/週），濃いめの味付け，漬物
- ◆問題点リスト：#1糖尿病，#2高血圧，#3動脈硬化症，#4脂質異常症，#5糖尿病性腎臓病（慢性腎臓病ステージ：G4A1）

表3 バイタルサインの変動

	BT（℃）	BP（mmHg）	HR（bpm）
入院1日目	36.7	200/100	90 整
2日目	36.4	146/92	66 整
3日目	36.7	142/90	68 整

表4 血液検査データ（入院時）

項目	単位	基準範囲（参考）	検査値
総蛋白	g/dL	6.9〜8.4	7.0
アルブミン	mg/dL	3.9〜5.2	4.0
中性脂肪	mg/dL	10〜234（男性）	640 H
HbA1c	%	4.6〜6.2	8.4 H
血漿グルコース	mg/dL	80〜112	212 H
尿素窒素	mg/dL	8〜21	88 H
BNP	pg/mL	<18.4	34.8 H

る訴えや入院前生活（活動）状況やそれに対する認識などを確認する．血圧については運動実施前後の変動を確認しておく．

Clinical Rule：

① GFRが低下している場合，腎排泄性薬物は血中濃度が上昇して薬効の増強や副作用の頻度が増大するため，薬物を変更したり，用量を減らしたり，使用を避けたりするなどの対応が行われるので，処方に変更がないか注意しておく．

② 本症例の目標血圧値がやや高めに設定された理由は，心電図および心エコーから動脈硬化が疑われる所見があり，そのような状態から正常血圧域まで急激に下げてしまうことは，逆に脳血流を低下させてしまう可能性が考えられたからである．

③ 生活習慣に関連した疾患については，行動変容アドヒアランスを高めるために疾患についての認識やこれまでの生活習慣についての認識などを会話の中で探り，患者自身にも振り返ってもらうことが重要．

次の情報：これまで得られた情報を整理して，少なくとも以下の3点は直接患者から話を聞いてみる．①身体機能に関する訴え，②入院前生活（活動）状況，③運動習慣や運動の意義についての理解度． ➡医療面接

表4 血液検査データ（入院時）（つづき）

項目	単位	基準範囲（参考）	検査値
クレアチニン	mg/dL	0.65～1.06	2.03　H
eGFR (eGFRcreat)	mL/min/1.73m²		27.88　L
尿酸	mg/dL	2.5～7.0	5.2
Na	mEq/L	139～146	145
K	mEq/L	3.7～4.8	4.4
Cl	mEq/L	101～109	98　L
Ca	mEq/L	8.7～10.1	7.6　L
無機リン	mEq/L	2.8～4.6	5.1　H
CRP	mg/dL	0.0～0.3	0.4　H
白血球数	/μL	3.4～9.2	9.0
赤血球数	×10⁴/μL	438～577（男性）	332 L
ヘモグロビン	g/dL	13.0～17.0	11.3　L
ヘマトクリット	%	38.2～50.8	32.6　L
MCV	fL	85～102	86.1
MCH	pq	28.4～34.6	28.0　L
MCHC	g/dL	32.5～35.5	32.5
血小板数	10⁴/μL	141～327	146

◆医師記録から抜粋した情報：「心電図で左室肥大の所見あり，心エコーで軽度心筋肥厚あるが心機能は問題なし．カルシウム拮抗薬，ループ利尿薬で降圧治療を実施して，目標値よりやや高めの140/90 mmHg台で様子をみる．食事療法によって空腹時血糖は140 mg/dL以下に下がった．食後高血糖についてはペン型注射器で各食前に速効型インスリンの注射を指導して200 mg/dL以下にコントロールできた．

医療面接

身体機能に関する訴え

◆頸肩部の痛みについて：「いつも重いような痛みがある．動かしても痛みは強くはならない．これまで頸や肩のことで（整形外科を）受診したり，何か問題があると言われたりし

着目：頸肩部の痛み，活動状況，運動習慣等に関する理解度．

思考：頸肩部の痛みについては，カルテ情報と医療面接から仮説（図1）に示したストーリーが推察される．次は実際に触れて評価してみる．ADLは問題なし．しかし，座りが

たことはない．（入院前の生活で）頸や肩の運動とかはしていない」
◆それ以外の体調について：「頭痛や吐気は治まった．だるい感じは残っている」

入院前生活（活動）状況
◆入院前食生活について：「食事に注意しないといけないことは知っていたが，（病状が）そんなに大したことはなかったし……食事もお酒も最初の頃（外来で指導を受けた頃）は控えていたけど，（妻に）1人だけ別のものを作ってもらうのもね．また味がなくておいしくないでしょう．こんなに（病状が）ひどくなっているなんて思ってもいなかった」
◆入院前ADLについて：「疲れやすかったというくらいで，特に困ったことはなかったかな」「自宅は平屋で，困るほどの段差はない」「歩いていてふらついたり，転んだりしたこともなかった」

運動習慣や運動の意義についての理解度
◆入院前の運動習慣について：「この病気（糖尿病）で通院していたときに食事と運動の指導は受けていたけど，まあ薬を飲んでいたら血糖値も下がったし，それ以上はいいかなと．最近は特に疲れやすかったし，テレビを見たりして過ごしていた．歳もとったし足腰は大分弱ったかな」「外出する機会はほとんどなかった」「趣味は特にないが，あえて言うなら野球観戦」

ちな生活が続いていたようなので，特に下半身の運動機能や持久力は低下していると思われる．この点については評価しておく．食事療法と運動療法の必要性は理解しているようだったが，疾患の理解やモチベーションの維持が不十分だと思われる．これから行う運動指導において，行動変容につながるように患者の理解度を確認して誤解や不十分な理解に対して丁寧な説明とフィードバック（行動記録表の作成など）を心がけておく．

次のアクション：ここまでの問題構造の仮説を整理する．

問題構造の仮説を構成するための統合と解釈

　これまでに得られた情報を統合し，仮説的問題構造を以下のようにまとめる（図2）．
　本症例は糖尿病や糖尿病性腎臓病を有しており，それらの疾患があるだけで筋力や心肺機能などは低下しやすい．問題は以前食事や運動についての指導を受けていたが，それらの重要性についての認識の低さやモチベーションが継続しなかったことである．さらに身体を動かすような活動的な趣味もなく主にテレビを見て過ごす生活が続いていたことが運動耐容能の低下を助長し，さらに不活動な生活という悪循環にあると推測される．

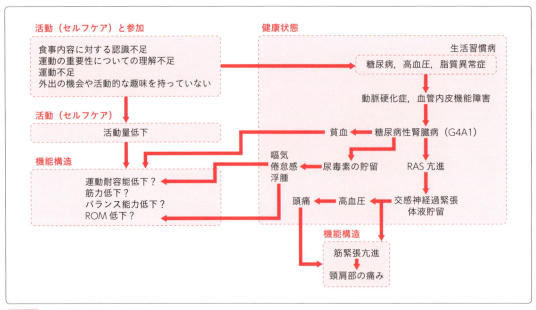

図2 本症例の仮説的問題構造

仮説を証明するために必要な検査・測定

仮説的問題構造を基に実施すべき検査と測定の項目を選択する（図3）.

脳血管疾患や運動器疾患などの重複障害のない慢性腎臓病患者のADLは自立していることがほとんどである．しかしながら運動耐容能が低下している患者は多いので，筋力やバランス能力を含めた運動耐容能の評価は実施しておく．

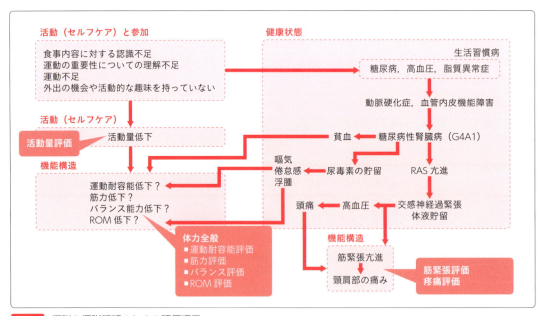

図3 仮説と仮説証明のための評価項目

> **Reference** 糖尿病性腎臓病

糖尿病性腎症（diabetic nephropathy あるいは diabetic glomerulopathy：DN）は過剰濾過，アルブミン尿，ネフローゼ，腎不全の順に進行する古典的な糖尿病に伴う病態を示すのに対して，アメリカから提唱された糖尿病性腎臓病（diabetic kidney disease：DKD）は糖尿病患者が呈するさまざまな病態（これにはDN，そして典型的なDN以外の腎硬化症も含む）を包括しており，糖尿病のある慢性腎臓病（chronic kidney disease：CKD）を意味する．

> **Reference** コンプライアンスとアドヒアランス

コンプライアンスは「医療者が指示したとおりの行動を行うこと」を意味し，医療者に命じられたから従うという受動的な印象である．それに対してアドヒアランスは「患者が医療者の説明に納得したうえで，その意義について理解して主体的に行動すること」を意味する．医療者側が望ましいと考える行動を患者が行うという意味では同じであるが，なぜ望ましいのかを納得したうえで自らの意思で行動する（自己決定）という意味では大きく異なり，自己中断などの望ましくない行動がきわめて少なくなる．

CBL2 仮説証明のために実施した検査・測定データから問題構造を分析し，解決策を提案する

情報

頸肩部の痛み・筋緊張の評価

- PT「痛みはありますか？」→患者「いつも突っ張って重い感じがしています」
- 頸部，両肩部周囲の熱感なし．僧帽筋に硬結と圧痛あり．頸・肩周囲筋群の萎縮なし．頸・肩の自動運動によるスクリーニングでROM制限は認められない．他動的に関節を動かしても違和感，痛みの増大は認められない．ストレッチを含めた軽めのマッサージで痛み軽減の即時効果あり．

浮腫関連の評価

- PT「むくみはいつ頃から出ていましたか？」→患者「2～3ヵ月前からです」→PT「尿を出す薬を飲み始めてひきましたか」→患者「まだ少し残っていますけど，随分良くなり

理学療法士の思考

着目：ROM制限なし．患者は不快感を訴えている．ストレッチ運動や軽いマッサージで痛みが軽減する．

思考：これまでの情報を統合すると，交感神経系やRAS亢進が高血圧や頸肩部の筋緊張を亢進させたことで局所循環が不良になっている状態と考えられる．

次の情報：次に浮腫に関連した評価を実施する． ➡浮腫関連の評価

着目：全身性浮腫ではなく両下腿部に局在した浮腫である．利尿薬が処方され，浮腫は軽減してきている．

思考：利尿薬が処方されているので浮腫やそれに伴う違和感も軽減されるだろう．入院

ました」
◆ 両下腿下 1/2 まで圧痕を認める．下腿最小部周径：左 24.0 cm，右 24.0 cm，下腿最大部周径：左 47.5 cm，右 48.0 cm．両足関節の ROM 制限なし．異常呼吸音，異常心音なし．全身性の浮腫や外頚静脈の怒張は認められない．

期間中は心機能を含めた運動前メディカルチェックを実施しておく．

Clinical Rule：慢性腎臓病は心血管疾患の独立した危険因子であり[4]，高血圧，動脈硬化も合併していることから，浮腫の原因については医師に確認しておく．胸部X線写真，心電図，血液検査などが追加されていればデータを確認しておく．心機能に関する身体所見の確認は習慣にしておく．

次の情報：次に運動機能評価を実施する．

➡ 運動機能評価

運動機能評価

筋力評価
◆ 握力：右（利き手）31 kg，左 30 Kg
MMT
・下肢：大腿四頭筋（右 4，左 4），ハムストリング（右 4，左 4），前脛骨筋（右 5，左 5），下腿三頭筋（右 4，左 4）
・体幹：腹筋群（4），背筋群（4）

バランス能力評価
◆ 開眼片足立ち：12.6 秒
◆ タンデムバランス：20.5 秒
◆ ファンクショナルリーチ：24.0 cm

運動耐容能評価
◆ 6 分間歩行テスト　424 m（歩行スピード約 4.2 km/ 時），開始時 HR74 bpm，血圧 140/90 mmHg，RR16 bpm．
◆ 終了時 HR116 bpm，血圧 154/92 mmHg，RR24 bpm，Borg スケール 12 ～ 13．
◆ 歩行時の不安定性は認められなかった．

Reference p.335

着目：バランス能力低下．歩行距離が 424 m．HR 74 bpm ➡ 116 bpm，RR14 bpm ➡ 24 bpm へ増加．6 分間歩行テスト終了時の疲労感．歩行時安定性良好．

思考：6 分間歩行テスト終了時にはやや強い疲労感があり，歩行距離は 424 m で同世代の健常者（600 m 前後）に比べると低下している．同世代の健常者のバランス能力（開眼片脚立位：87.7 ± 40.0 秒程度）に比べて明らかに低下しているが，平地歩行における安定性は保たれている．運動に伴う心拍や呼吸反応は貧血の代償として増加しやすいだろうが，このくらいであればいいだろう．座りがちな生活習慣が筋力やバランス能力，運動耐容能の低下を助長していると考えられる．

次のアクション：ここまでの問題構造の仮説を整理する．

問題構造を整理するための統合と解釈

ここまでの結果を統合して，本症例の問題構造の全体像を整理する（図 4）．

本症例は糖尿病，高血圧，脂質異常症，いわゆる生活習慣病から動脈硬化や血管内皮機能障害，

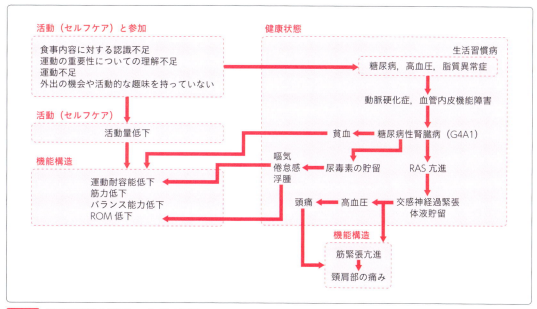

図4 運動耐容能の低下につながる原因

さらに糖尿病性腎臓病へと進展した症例である．

慢性的な腎機能障害ではRASが亢進しており，高血圧の原因となっている．高血圧は頭痛や頸肩部の筋緊張を亢進させ局所循環を低下させ痛みの原因になっていると考えられる．またRAS亢進は体液貯留に作用する．さらにGFRの低下で尿毒素を十分に排泄できないため，浸透圧異常が生じて浮腫を引き起こす．足部に認められた浮腫はその部位の感覚異常の原因となっており，バランス能力の低下に寄与していると思われる．

倦怠感は活動性を低下させる要因であり，それは医療面接でも裏づけられた．さらに貧血の問題および生活習慣の問題（外出の機会や活動的な趣味もなく，座りがちな生活が続いたこと）により運動耐容能の低下が促進されたと考えられる．まだ明らかなADL低下が認められていないこの時期のアプローチは，予後においてターニングポイントになると思われる．

本症例の問題解決策の提案

主要な問題点を解決する理学療法の介入プランを，以下のように意思決定した（図5，表5）．初期計画決定までの経過を表に示した（図6）．

腎不全が進行して末期腎不全の状態になると腎臓が再び正常に機能することはない．主要な問題点は，座りがちな生活習慣から始まる悪循環である．特に本症例においては糖尿病性腎臓病の進展に注意した生活習慣が獲得されておらず，そのために生活習慣の改善に向けた指導を他の職種と協力して実践する．今回で2度目の指導であり，行動変容につなげるためには工夫と長期のフォローアップが必要になるかもしれない．

今回，目標運動強度について医師と相談して中等度強度相当をカルボーネン法とRPEで設定した（目標心拍数：112 bpm，15点法Borgスケール：12点）．運動は在宅でもできる方法を意識し

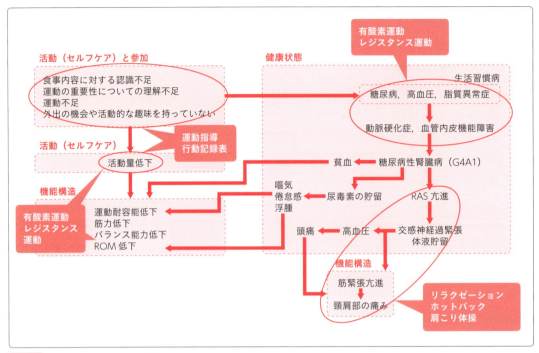

図5 問題構造に対する解決策

表5 本症例に対する理学療法の介入プラン

目的	方法	注意点・禁忌
生活（運動）習慣の改善	行動記録表	結果のフィードバック，モチベーションを維持させる働きかけ
運動耐容能の改善	有酸素運動，レジスタンス運動	血圧変動（レジスタンス運動）
筋緊張の緩和	リラクゼーション，ホットパック，肩こり体操	熱傷（ホットパック）
疼痛の軽減	ホットパック，肩こり体操	熱傷（ホットパック）
浮腫の軽減	下肢挙上，バージャー・アレン体操	

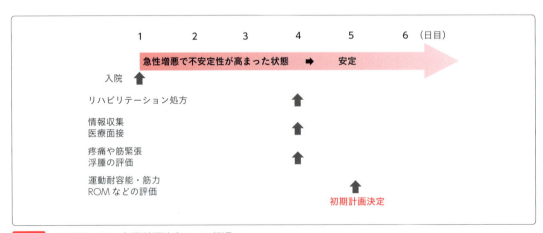

図6 本症例における初期計画決定までの経過

て休憩をはさみながらの30分間（目標60分間）平地自由歩行を選択した．有酸素運動は運動耐容能の改善だけでなく，血管内皮機能の改善，交感神経やRAS亢進の軽減，インスリン抵抗性の改善作用を有する．つまり，糖尿病性腎臓病や糖尿病，高血圧，動脈硬化症，脂質異常症など進展抑制や改善が期待できる．さらには運動後の爽快感なども精神面への良い影響が期待できる．運動中は自覚的運動強度のヒアリングと患者自身による橈骨動脈の脈拍測定値および歩数計による歩数をフィードバックすることにした．1日の活動量には行動記録表を作成して，それを使用したフィードバックを試みることにした．

頸肩部の痛みおよび筋緊張亢進に対しては，交感神経やRAS亢進に伴う痛みや筋緊張亢進，それによる局所循環不良と判断した．交感神経やRAS亢進の軽減，局所循環の改善を期待してリラクゼーション，ホットパックおよび肩こり体操の指導を選択した．

今回認められた浮腫は，腎機能の急性増悪による症状であり利尿薬で十分な改善が期待できることから，理学療法の対象と捉えなくてもよいと思われる．今回は一時的な対応として下肢挙上とバージャー・アレン体操を選択した．BNP値はやや高値を示しているが，心不全の可能性は低く，身体所見からも心臓への負担は気にしなくてもよいレベルと判断した．

Reference 運動耐容能の評価

運動療法を開始する前のメディカルチェックとしての運動負荷試験について，糖尿病診療ガイドライン2016では，無症状かつ冠動脈疾患リスクの低い患者において評価の必要は低いと述べている[3]．運動療法を開始するにあたって，心拍数（heart rate：HR）や自覚的運動強度（ratings of perceived exertion：RPE），呼吸数，顔色などをしっかり観察することが重要である．HRは自律神経系の障害や姿勢（立位と臥位）などの影響，RPEは主観的であることから実際の運動において過負荷や低負荷になっている可能性もあるので，1つの指標だけで判断するのは避けておく．運動強度の数値目標について心臓リハビリテーションでは，最大酸素摂取量（maximal oxygen uptake：VO_2 max）や嫌気性代謝閾値（anaerobic threshold：AT）などが使用される．腎臓リハビリテーションにおいても急性増悪期を過ぎて状態が安定したら，VO_2 maxやATを用いた運動強度の数値目標を決めることが，継続のための動機づけを高める意味においても望ましいと思われる．

発展的学び アクティブ・ラーニング課題

本症例の初期情報と追加情報を用いて以下の設問にトライしましょう．

検査・評価
1. 尿蛋白測定値を尿中クレアチニン値で補正する理由を調べてみましょう．
2. 血液検査にあるBNPについて調べてみましょう．また，BNP値が高値を示した場合，どのような状態が考えられますか．
3. 本症例の身体所見におけるSpO_2 98％の解釈において考慮すべき点は何か考えてみましょう．その理由についても調べてみましょう．
4. 本症例の活動量をモニタリングするために活用できる道具などについて考えてみましょう．

理学療法

5. 本症例に対して歩行以外の有酸素運動で有効と考えられるアプローチについて考えてみましょう.
6. 本症例に対するレジスタンス運動を実施するときの方法（対象とする筋群，負荷量，回数，使用する道具や機器など）について考えてみましょう.

運動指導

7. 本症例の運動習慣に対するモチベーションを高めたり維持したりするためにどのような対応や工夫でできるか考えてみましょう.

● 文献

1) CKD診療ガイド2012改訂委員会：CKDの定義,診断,重症度分類．CKD診療ガイド2012，日本腎臓学会編，東京医学社，東京，1-4，2012
2) 日本腎臓リハビリテーション学会：保存期CKD患者に対する腎臓リハビリテーションの手引き．https://jsrr.jimdo.com/腎臓リハビリテーションの手引き/（2018年4月19日閲覧）
3) 日本糖尿病学会編・著：運動療法．糖尿病診療ガイドライン2016，南江堂，東京，67-81，2016
4) 日本糖尿病学会編・著：糖尿病腎症．糖尿病診療ガイドライン2016，南江堂，東京，195-220，2016

（岩下佳弘）

内部障害理学療法

30 糖尿病

■ 予習のためのエッセンス

◆糖尿病とは，インスリンが分泌されなくなる（インスリン分泌障害），もしくはインスリンは分泌されるが効きにくくなる（インスリン抵抗性亢進）などのインスリン作用不足によって細胞に糖が正常に取り込めなくなり，慢性高血糖状態となる疾患です．高血糖状態のまま生活をしていると，重篤な合併症を引き起こす確率が高くなります．

◆糖尿病に対する運動療法の効果として，①血糖コントロール，②インスリン抵抗性の改善，③内臓脂肪減少，④筋量の維持・増大，⑤ストレス解消などが挙げられます．糖尿病の運動療法はこれらの改善および ADL の改善，QOL の維持・向上が目的となります．そのためにも，良好な血糖，体重，血圧，脂質コントロールを維持し，合併症を予防していく必要があります．また運動療法のほかに，食事療法や薬物療法も含めた総合的な治療を考えていく必要があります．

◆医師から処方を受けた理学療法士は，対象患者の身体状態や社会的背景を問診したり検査したりして，まずはこれから行っていく理学療法の方向性を決定します．そして治療へと進みます．

症例　活動量が減った 70 歳の女性．

CBL1　初期段階での情報から問題の仮説を立て，仮説証明のための検査項目を決める

情　報

処方箋

診断名：2 型糖尿病．70 歳の女性．身長 150 cm，体重 70 kg，BMI 31，空腹時血糖 164 mg/dL．

血糖コントロールと減量の教育目的で入院．理学療法評価および運動指導を行ってください．

理学療法士の思考

着目：2 型糖尿病．70 歳の女性，BMI 31．
思考：2 型糖尿病の典型的な問題構造を想起し ICF 概念図で表現する（**図1**）．

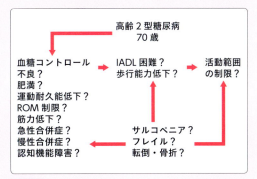

図1　仮説的問題構造

Clinical Rule：高齢者糖尿病は病歴の長さ，身体・精神心理機能面において，さまざまな

問題点を抱えている．

次の情報：まずは，症状・障害がどのように始まり，どのようにして今日に至ったのかを現病歴から確認したい．　➡現病歴

現病歴

某年8月頃より強い全身倦怠感が出現していたが，例年の暑さのせいと思っていた．またここ数ヵ月，横断歩道を時間内に渡り切ることが難しくなっている．40歳頃から肥満傾向であったが，ここ半年で体重が5kg減少している．10年前から高血圧を指摘され，近医にて薬物治療を受けている．糖尿病の薬物療法は経口血糖低下薬を服薬している．今回，精査と肥満改善，血糖コントロール目的にて教育入院となった．

着目：全身倦怠感，横断歩道を時間内に渡りきれない，半年で体重5kg減少．

思考：糖尿病の自覚症状に加え，加齢によって骨格筋の量的・質的低下による筋力低下とインスリン分泌不全やインスリン抵抗性による骨格筋の蛋白合成の低下による筋力低下が推測される．

Clinical Rule：高齢糖尿病においても合併症の予防のために血糖，血圧，脂質，肥満の管理は重要であると同時に，加齢に伴うさまざまな老年症候群への対応も必要．

次の情報：これから行う理学療法のリスク管理のために臨床検査データを確認したい．

➡臨床検査データ

臨床検査データ

空腹時血糖（FBG）	164 mg/dL
随時血糖	210 mg/dL
75 gOGTT　1時間後	320 mg/dL
2時間後	280 mg/dL
グリコヘモグロビン（HbA1c）	7.8%
総コレステロール（TC）	244 mg/dL
HDLコレステロール	63 mg/dL
LDLコレステロール	161 mg/dL
中性脂肪（TG）	267 mg/dL
尿糖	＋
ケトン体（尿中）	－
尿蛋白	±
尿中アルブミン	147 mg
クレアチニン	0.7 mg/dL
安静時血圧	135/70 mmHg
安静時脈拍	70 bpm

着目：血糖値，HbA1c，コレステロール値，尿検査値．

思考：糖・脂質代謝および肥満の詳細な情報から，血糖コントロール状態が良くないことが明らかとなった．尿中アルブミン値から早期腎症が推測される．

Clinical Rule：高齢者糖尿病の管理目標は，健康高齢者と変わらないQOLを維持することである．そのため血糖コントロール，肥満，脂質代謝や血圧の管理が重要である[1]．

次の情報：食事療法，薬物療法，運動習慣の有無，合併症の有無を確認する．

➡問診・カルテ情報

問診・カルテ情報

◆ PT「栄養指導を受けたことはありますか？」「食事で気をつけていることはありますか？」➡患者「指導は受けたことはありません」「最近は食事の支度をするのが億劫で食べたり食べなかったり」「家から歩いて500 m先のスーパーにも行っていたのですが，すぐに疲れて大変になって行けません」

◆ PT「足がしびれる感じや触られて鈍い感じはありますか？」➡患者「ありません」

◆ PT「お薬は何か処方されていますか？」➡「飲み薬があります」

◆ PT「1日のうちでに急に目の前が真っ白になったことはありませんか？」➡患者「お腹空いているときにあります」

◆ PT「運動する習慣はありますか？」➡「家でじっとしていることが多いです」

■その他に得た情報：1人暮らし．カルテから，血圧降下薬，グリベンクラミド（スルホニル尿素薬）が処方されている．糖尿病腎症（早期腎症期），網膜症，神経障害などの合併症は認められない．胸部X線，心電図に異常は認められない．

着目：食事の支度が億劫で食べたり食べなかったり，すぐに疲れてスーパーに行くのが大変，空腹時に眼の前が真っ白になる，運動習慣がない．

思考：運動習慣がない，食事の支度が億劫，すぐに疲れるということから身体機能面の低下と精神心理面の低下が考えられる．また空腹時に目の前が真っ白になることから低血糖が起きていることが推測される．

Clinical Rule：高齢者糖尿病は低血糖を発症しやすく，転倒・骨折，認知症の発症などのリスクが高くなる[2,3]．

次のアクション：ここまでの問題構造の仮説を整理する．

問題構造の仮設を構成するための統合と解釈

　ここまでの思考結果を統合し，仮説的問題構造を以下のようにまとめる（図2）．

　「屋内・屋外における部分的参加制限」なのは「歩いて買い物に行くことが困難」や「食事の支度が困難」だからで，そのようになるのは「長距離歩行が困難」や「長時間立位困難」なためである．これら活動制限の原因は長期の高血糖状態と加齢に伴う筋量の低下によって「下肢筋力低下や運動耐久性の低下」によるものと「認知機能低下や抑うつ」といった身体機能，精神心理面によるものと推測される．

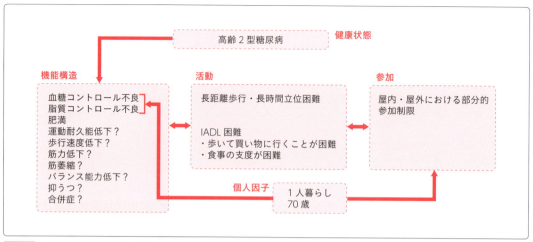

図2 本症例の問題構造の仮説

仮説を証明するために必要な検査・測定

　仮説的問題構造を基に実施すべき検査と測定の項目を選択する（図3）．

　「歩いて買い物に行くことを困難にしている原因」や「食事の支度を困難にしている原因」を明らかにするための検査としては，ADLテスト，IADLテストを踏まえて，筋力テスト，バランステスト，運動耐久性テスト，歩行速度テスト，認知機能テスト，抑うつテストに関する評価を選択する．

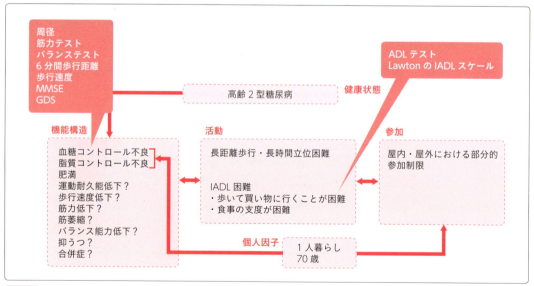

図3 仮説を証明するために必要な検査・測定

> **Reference** サルコペニアとは

サルコペニアはギリシャ語で筋肉を表す「sarco」と喪失を表す「penia」を合わせた造語で，加齢や疾患により筋肉量が減少することで握力や下肢・体幹筋など全身の筋力低下が起こることを指す[4]．

> **Reference** フレイルとは

フレイルは「frailty」「frail」の日本語訳として使用され，高齢期において生理的予備能が低下してストレスに対する脆弱性が亢進し，不健康を起こしやすい状態とされている．フレイルには，身体的フレイル，精神的フレイル，社会的フレイルの3つの側面によって構成される．代表的な判断方法として，①体重減少，②筋力低下，③疲労感，④歩行速度の低下，⑤身体活動の低下の5項目のうち3つ以上に該当するとフレイルと判断する[5]．

> **Reference** 高齢者糖尿病

わが国では，超高齢社会の急速な進行により高齢者糖尿病患者数，全糖尿病患者に占める高齢者糖尿病の比率がともに著しく増加してきている．高齢化はさらに進むと予想されており，高齢者糖尿病は今後も増加すると考えられている．高齢者糖尿病では，糖尿病合併症に加えて，糖尿病以外の疾患の合併，さらにフレイル，サルコペニア，ADL低下，認知機能低下や認知症といったいわゆる老年症候群や種々の臓器機能低下を認めることが多い[6]．

> **Reference** シックデイ

シックデイとは糖尿病患者が発熱や下痢，嘔吐が出現することによって血糖コントロールが著しく困難に陥った状態のことをいう．食欲不振のため食事摂取量が低下しても，血糖は高めのことが多いが，低血糖にも注意が必要である．経口血糖低下薬を服用している場合には，通常よりも食事量が半分以下であれば服用量の調整ないし中止する必要がある[7]．

CBL2 仮説証明のために実施した検査・測定データから問題構造を分析し，解決策を提案する

情報

周径
- 下腿最大膨隆部（Rt. 37.0 cm，Lt. 37.0 cm），収縮時下腿最大膨隆部（Rt. 37.0 cm，Lt. 37.0 cm）

理学療法士の思考

着目：左右差なし，収縮時周径－弛緩時周径（Rt. 0 cm，Lt. 0 cm）．
思考：加齢変化に加え，問診にもあるように，最近の活動量低下から廃用性の筋萎縮が考えられる．今後の理学療法によって筋腹に変化がみられるかどうかの指標とする．

Clinical Rule：筋収縮時と筋弛緩時の差を比較する．

次の情報：筋力はどうか． ➡筋力テスト

筋力テスト　※MMT

- ◆体幹屈曲(3)回旋(2)，◆股関節屈曲(Rt. 3, Lt. 3)外転(Rt. 3, Lt. 4)，◆膝関節伸展(Rt. 3, Lt. 3)，◆足関節背屈(Rt. 3, Lt. 3)底屈(Rt. 3, Lt. 3)，◆握力（Rt. 18kg，Lt. 15kg）

着目：体幹，下肢筋力が「3」であること，握力が Rt. 18 kg，Lt. 15 kg であること．

思考：神経障害はないことから活動性の低下，運動不足による筋力低下が考えられる．バランス能力や歩行能力にも影響を及ぼしていると思われる．握力に関しても低下がみられ，筋パワーの低下により ADL・IADL にも影響があると推測される．

Clinical Rule：筋力の低下とともに筋力を素早く発揮する筋パワーも加齢に伴い低下する．サルコペニアの診断基準では，握力は女性 20kg 未満をサルコペニアの基準としている[8]．

次の情報：バランス能力はどうか．

➡バランステスト

バランステスト

- ◆ FR：15 cm

着目：FR 15 cm.

思考：転倒の危険性が考えられる．

Clinical Rule：高齢者は FR が 15 cm 未満で転倒の危険性が高まる．

次の情報：運動耐久性はどうか．

➡運動耐久性テスト

運動耐久性テスト

- ◆ 6 分間歩行距離：400 m

着目：6 分間歩行距離 400 m.

思考：400 m 以下になると外出に制限が生じることから，運動耐久性の低下が考えられる[9]．また精神心理面の低下も結果に関係している可能性があるので検査を行う．

Clinical Rule：バイタルサイン，自覚的運動強度を確認することや低血糖発作に気をつける．足病変に注意し，運動靴のチェックも行う．

次の情報：歩行速度の低下はみられないか．

➡歩行速度

歩行速度
◆ 10 m 歩行：0.8 m/秒

着目：0.8 m/秒．
思考：歩行速度の低下が考えられる．
Clinical Rule：基準値は 1m/秒である．高齢者は若年者と比べて歩行速度およびステップ長が減少，両脚支持期が増大，上肢の振りが減少することなどが挙げられる[10]．
次の情報：精神心理面はどうか．
➡認知機能検査

認知機能検査
◆ MMSE：28/30 点

着目：MMSE28/30 点，減点項目：計算．
思考：結果から認知障害は認められない．
Clinical Rule：長期の高血糖は MCI から認知症への移行や認知症発生をきたしやすい[11]．MMSE は 23 点以下が認知症疑い，27 点以下は MCI が疑われる[12,13]．
次の情報：心理面はどうか． ➡抑うつ検査

抑うつ検査
◆ GDS：10/15 点
Reference p.347

着目：GDS10/15 点．
思考：結果からうつ状態と考えられる．
Clinical Rule：高齢者のうつ病や意欲低下は認知症発症因子である[12]．5 点以上がうつ傾向，10 点以上がうつ状態とされる．
次の情報：ADL はどうか． ➡ADL テスト

ADL テスト
◆ BI：100 点

着目：BI 100 点．
思考：現段階では満点だが，だからといって完全に自立した生活が営めるとは限らない．
Clinical Rule：IADL の障害は，ADL の障害に先行して出現することがある[12]．
次の情報：IADL はどうか． ➡IADL テスト

IADL テスト
◆ Lawton の IADL 評価尺度：5/8 点，減点項目：買い物，食事の準備，自分の服薬管理．

着目：買い物，食事の準備，自分の服薬管理が減点．
思考：ADL 項目に減点はみられないが，ADL より複雑で多くの機能を使用した労作が求められる IADL に低下がみられた．さまざまな評価結果から身体機能面の低下と精神心理面の低下，双方が影響していると思わ

れる.

Clinical Rule：IADLの低下のみが認められた場合は，認知機能や身体機能のさらなる悪化を防止するために運動，栄養，社会的資源の確保，安全な薬物療法の実施，適切な血糖コントロールを行うことが大切である[12].

次のアクション：ここまでの問題構造を整理する.

問題構造を整理するための統合と解釈

ここまでの結果を統合し，次の順番に問題構造を整理する.

1. 歩いて買い物に行くことが困難な原因は？
2. 食事の支度が困難な原因は？
3. 長距離歩行・長時間立位が困難な原因は？
4. 本症例の問題構造の全体像は？

1 歩いて買い物に行くことが困難な原因は？

結論 買い物に行くことが困難な原因は，長距離を歩くことが難しいからである（図4）.

根拠 筋力低下，運動耐久性の低下，歩行速度低下，うつ状態，低血糖発作がある.

思考 耐久性の低下や歩行速度の低下によって歩いて買い物に行くことが困難になる．また低血糖発作を経験していることが活動を制限し，それが心理面にも影響していると判断した.

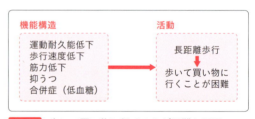

図4 歩いて買い物に行くことが困難な原因

2 食事の支度が困難な原因は？

結論 食事の支度が困難な原因は，台所で立って支度をするのが難しいからである（図5）.

根拠 筋力低下，バランス能力低下，うつ状態，IADL評価で買い物・食事の準備が減点項目である.

思考 筋力低下やバランス能力低下により台所での立ち仕事が困難になる．また1人暮らしであることがうつ状態を助長させ，食事を作ることを困難にさせていると判断した.

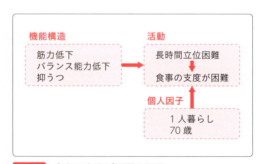

図5 食事の支度が困難な原因

3 長距離歩行・長時間立位が困難な原因は？

結論　長距離歩行や長時間立位が困難なのは，廃用性筋萎縮によって筋力低下がみられ，運動耐久性や歩行速度の低下，バランス能力の低下につながるからである（図6）．

根拠　筋力低下，運動耐久性低下，バランス能力低下，歩行速度低下，うつ状態．

思考　倦怠感もあり，活動量が低下したことで廃用性の筋萎縮や筋力低下が進み，スーパーへ買い物に行くことや家事動作を遂行することが困難になり，そのことが心理面へも影響を及ぼしたと思われる．

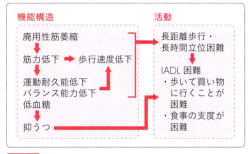

図6　長距離歩行・長時間立位が困難な原因

4 本症例の問題構造の全体像は？

上記の1〜3を統合して以下のように全体像を整理する（図7）．

本症例に屋内・屋外での部分的な参加制限が起きているのは，歩いて買い物に行くことや食事の支度が困難だからである．その原因は長距離歩行や長時間立位が困難だからであり，その要因として廃用性の筋萎縮や筋力低下が挙げられ，運動耐久能の低下や歩行速度の低下，バランス能力の低下につながっていく．また低血糖発作の経験や1人暮らしといった要因が心理面に影響を及ぼし，うつ状態を引き起こし，動作遂行を妨げ参加制限に陥る．

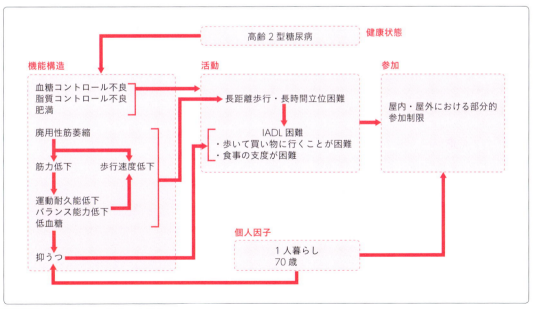

図7　本症例の問題構造の全体像

本症例の問題解決策の提案

ICF概念地図で主要な問題点を解決する理学療法の介入プランを，以下のように意思決定した（図8，表1[1, 14, 15]）．

入院の目的が血糖コントロールと減量の教育的入院であるため，退院してからも継続するように介入プランを考える必要がある．有酸素運動の実施によりインスリン感受性と糖代謝を改善させ，レジスタンス運動により運動時の筋収縮による糖の取り込みを増加させ，有酸素運動と同様に末梢のインスリン感受性を改善し，長時間にわたって糖代謝が行えるように介入プランを考えた．また転倒予防を目的にバランス練習を選択した．

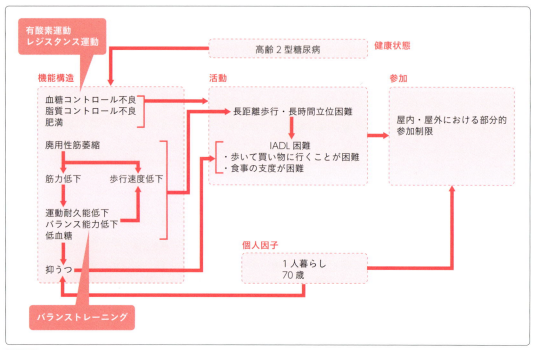

図8 問題構造に対する解決策

表1 本症例に対する理学療法の介入プラン

目的	方法	注意点・禁忌
骨格筋量を増加し筋機能を向上，体脂肪や体重の減少，心疾患リスクの低下，インスリン抵抗性改善および糖代謝の改善	レジスタンス運動（軽いダンベルもしくは自重を用いた運動，ゴムチューブを用いた運動）	①血圧上昇に気をつける　②最大酸素摂取量の40〜60%の強度　③運動前の準備体操，運動後のストレッチも欠かさない　④運動中の低血糖に備えてブドウ糖を携帯，水分摂取　⑤高齢者で運動習慣がない場合は低強度の運動から始める　⑥運動靴の確認
インスリン抵抗性改善および糖代謝の改善	有酸素運動（全身体操，散歩，エアロバイク，トレッドミル）	
転倒予防	バランストレーニング	転倒

（文献1, 14, 15より作表）

> **Reference** 高齢者総合機能評価（CGA）

　高齢者総合機能評価（comprehensive geriatric assessment：CGA）とは身体機能，認知機能，心理状態，薬剤，社会・経済状況などを総合的に評価し，その機能を維持・向上させるために，その家族，介護者の希望を尊重しながら他職種でさまざまな対策を立てて実行し，その効果を追跡していく．糖尿病に限らず高齢者では身体機能，認知心理機能，生活機能の個人差が大きく，また家族背景，家族関係，経済状況などを含む個人を取り巻く状況の個人差も大きい[12]．

> **Reference** 高齢者うつスケール（Geriatric Depression Scale-15：GDS-15）

　GDS は，うつのスクリーニング検査として世界的に広く使用されている．GDS-15[16] は 15 問の短い質問から成り立っている簡便な検査で，「はい」「いいえ」で答える．
　高齢者のうつや意欲低下は認知症発症の危険因子であることや，糖尿病ではうつの合併頻度が多く，高血糖や低血糖発作のリスクとなり糖尿病合併症を悪化させることも報告されている[17]．

発展的学び　アクティブ・ラーニング課題

本症例の初期情報と追加情報を用いて以下の設問にトライしましょう．

検査・評価
1. 本症例の 6 分間歩行テストを実施する際に気をつけることは何でしょうか．
2. 本症例のバランステストで実施する際に気をつけることは何でしょうか．
3. なぜ認知機能を評価する必要があるのか考えてみましょう．

運動療法
4. レジスタンス運動のプログラムを考えましょう．またレジスタンス運動の効果を考えましょう．
5. 有酸素運動のプログラムを考えましょう．また有酸素運動の効果を考えましょう．
6. 本症例の運動療法開始時間はどのように設定すればよいでしょうか．
7. 本症例の運動療法の頻度はどのように設定すればよいでしょうか．
8. 本症例の目標心拍数を算出してみましょう．
9. 低血糖の典型的な症状にはどのようなものがあるか考えてみましょう．

ADL
10. 参加制限を改善するにはどのような取り組みが必要か考えてみましょう．

●文献

1) 島田裕之：サルコペニア予防の意義．サルコペニアと運動，島田裕之編，医歯薬出版，東京，2-8，2014
2) 牧迫飛雄馬：フレイルの判定と予防の重要性．フレイルの予防とリハビリテーション，島田裕之編，医歯薬出版，大阪，2-7，2015
3) 荒井秀典：糖尿病を有する高齢者におけるフレイル，サルコペニアの意義．最新医 72：33-39，2017
4) 日本糖尿病療養指導士認定機構編・著：高齢期．糖尿病療養指導ガイドブック2017，メディカルレビュー社，大阪，150-158，2017
5) 日本老年医学会・日本糖尿病学会編・著：高齢者糖尿病の診断・病態．高齢者糖尿病診療ガイドライン2017，南江堂，東京，5-13，2017
6) 日本老年医学会・日本糖尿病学会編・著：血糖コントロールと身体機能低下．高齢者糖尿病診療ガイドライン2017，南江堂，東京，37-41，2017
7) 日本糖尿病療養指導士認定機構編・著：シックデイ．糖尿病療養指導ガイドブック2017，メディカルレビュー社，大阪，200-202，2017
8) 山田陽介：筋量・筋力検査とフレイル．フレイルの予防とリハビリテーション，島田裕之編，医歯薬出版，東京，41-49，2015
9) 黒木裕士：運動耐容能．図解理学療法検査・測定ガイド，第2版，奈良 勲ほか編，文光堂，東京，533-549，2009
10) 中窪 翔：歩行機能検査とフレイル．フレイルの予防とリハビリテーション，島田裕之編，医歯薬出版，東京，50-55，2015
11) 日本老年医学会・日本糖尿病学会編・著 血糖コントロールと認知症．高齢者糖尿病診療ガイドライン2017，南江堂，東京，33-36，2017
12) 日本老年医学会・日本糖尿病学会編・著：高齢者糖尿病の総合機能評価．高齢者糖尿病診療ガイドライン2017，南江堂，東京，15-24，2017
13) 日本老年医学会：認知機能の評価法と認知症の診断．https://www.jpn-geriat-soc.or.jp/tool/tool_02.html （2018年6月2日閲覧）
14) 日本老年医学会・日本糖尿病学会編・著：高齢者糖尿病の運動療法．高齢者糖尿病診療ガイドライン2017，南江堂，東京，57-59，2017
15) 日本糖尿病療養指導士認定機構編・著：運動療法．糖尿病療養指導ガイドブック2017，メディカルレビュー社，大阪，61-69，2017
16) 杉下守弘ほか：高齢者用うつ尺度短縮版—日本版（Geriatric Depression Scale − Short Version-Japanese, GDS-S-J）の作成について．認知神経科学 11：87-90，2009
17) 豊島堅志ほか：高齢者糖尿病とうつ（うつ傾向・うつ病）の関係について教えてください．Geriat Med 55：915-918，2017

（松井伸子）

索 引

記号
％1秒量　250
％IBW　251
％VC　207
γ-nail　12
％肺活量　250

数字
Ⅰ型呼吸不全　249
1秒率　250
Ⅱ型呼吸不全　249
2点柵　164
6MD　308
6分間歩行　308
6分間歩行試験　284
6分間歩行テスト　254, 256, 259

欧文

A
ABI　307
ACBT法　269
ACL再建術　74
ALSFRS-R　203
ALS重症度分類　211
axonotmesis　114

B
BIT　136
BMI　29, 250
Borg scale　270
Br. stage　143, 146, 148, 149

C
CE角　37
CHS　12
CKC　28
CKD　324
COPD　248, 265
critical limb ischemia　305
CRP　13, 47
Cue　176

C反応性蛋白　13

D
DAS28　47
deconditioning　275, 278
DMARD　43
double knee action　24, 45, 50
Dダイマー　314

E
end feel　81
ESR　47
EVT　307
extension lag　80, 82

F
FIM　159
Fontaine分類　308
foot flat contact　144
FTA　23
functional reach test　171, 173

G
GFR　324, 327
Gower's sign　193

H
Hawkins test　8
HbA1c　87
HHD　92
Hoehn&Yahrの重症度分類　177
Homans徴候　318

K
Kellgren-Lawrence grading scale　13
Kellgren-Lawrence分類　23

L
Lansburyの活動指数　47
lateral thrust　24
Lhermitte sign　213
L字柵　164
L-ドーパ製剤　172

M
MAS　148
MCI　343
MTX　43
multiple sclerosis　213
M波　228

N
neurapraxia　114
neurotmesis　114
Nohria-Stevenson　289
NR-ADL　254, 257, 258, 259
NSAIDs　43
Numerical Rating Scale　266

O
on-off　168
on-off現象　172

P
pack-year　252
painful tonic spasm　213
PCI　275, 278
PEP program　84

R
RAS　324
ROM制限　27
Rutherford分類　308

S

Seddon の分類　114
sharp 角　37
shrug sign　101
SIAS　160
Speed's test　8
SpO_2　256
SPPB　295

T

timed up and go test　171, 173
TMT　136, 159

U

Uhthoff's phenomenon　213

W

wearing off　168
wearing off 現象　172
window of opportunity　47

X

X 連鎖性劣性遺伝　192

Y

Yergason's test　8

―― 和　文 ――

あ

アームレスト　157
アイシング　84
悪循環　152
握力　295
圧痛　103
アテトーゼ型　236
アドヒアランス　331
アライメントテスト　17
安静時振戦　168
安静時痛　103

い

意識レベル　133
異常感覚　229
移乗動作　134
痛みの恐怖回避思考モデル　129
一次性進行型　215, 217
易疲労性　214, 218, 226
インスリン抵抗性　337
インスリン分泌障害　337
インセット　95
インセンティブスパイロメトリー　272
インターフェロンβ　213, 218
インピンジメント　6

う

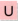

ウートフ現象　213, 218
うっ血　287
うっ血性心不全　287
運動失調　179
運動耐容能　253, 256, 258, 259, 260, 282, 293, 335
運動痛　103
運動のきっかけ　176
運動発達検査　236
運動麻痺　135
運動連鎖　28

え

腋窩神経麻痺　3
炎症反応　13

お

横隔膜呼吸　261
応用歩行　144
温度変化　154
温熱非寛容性　214
温熱療法　109

か

下位運動ニューロン　201, 205
開眼片脚立テスト　173
介護サービス　152
外側脊髄視床路　147
外側腓腹皮神経　114
改訂長谷川式簡易知能評価スケール　136
外反母趾　45
回復期病院　132
拡張型心筋症　292
下肢荷重軸　28
下肢のアライメント不良　29
下垂足　113
仮性肥大　193, 196
加速的リハビリテーション　78
下腿周径　17
肩関節周囲炎　99, 103
型による分類　240
活動水準　152
家庭復帰　134
過用性筋力低下　214, 230
感覚麻痺　135
冠危険因子　276, 277
眼球運動障害　210
環境整備　210
間欠性跛行　302
観血的整復固定術　3
監視型運動療法　299
患者教育　282
眼振　179
冠性 T 波　279
関節炎　43, 47, 50
関節覚　232
関節水腫　23
関節破壊　44
関節包内運動　20
関節保護　43, 45, 51
寒冷療法　52

き

危険因子　332
器質的要因　123
企図振戦　179
機能的残気量　269
球後視神経炎　215, 218
急性心筋梗塞　274, 275
急性増悪因子　288
球麻痺　205, 207
球麻痺型　202, 210
胸郭柔軟性　255

胸腔鏡補助下手術　268
胸骨正中切開　273
胸式呼吸　255
協調運動障害　181
協調性テスト　186
共同運動　148, 149, 150
共同運動障害　183
棘果長　17
極期　224
起立動作困難　46, 47, 50
筋萎縮　201
筋緊張　154
筋緊張異常　135
筋緊張低下　137, 179
筋筋膜性腰痛　120
筋固縮　168
筋ジストロフィー　189
筋線維束攣縮　207
筋断面積　227
筋の治癒　14
筋力低下　28, 228
筋力テスト　16

空間的多発　213
口すぼめ呼吸　261, 272
クローヌス　147
訓練用仮義足　86

け

ケアプラン　153
ケアマネジャー　153
頸静脈怒張　255, 276
頸髄損傷　64
形態計測　17
痙直型　236
血圧　133
血液検査データ　13
血漿交換療法　224
結髪　106
結髪動作　101
結髪動作困難　103
嫌気性代謝　260, 262
肩甲上腕リズム　107
幻肢痛　86

こ

構音障害　179
硬化像　13
交感神経系　325
高クレアチニンキナーゼ　190
高血圧　333
高次脳機能障害　135
抗重力伸展活動　137, 139
拘束性換気障害　205
口頭指示　137
絞扼性神経障害　110
高齢者糖尿病　341
高齢者に多く見られる姿勢　17
呼吸筋麻痺　228
呼吸体操　261
呼吸不全　249
呼吸補助筋　252, 255
五十肩　99
骨棘　33, 37
骨棘形成　13
骨折線　13
骨折部の治癒過程　15
骨嚢胞　37
コンディショニング　261
コンプライアンス　331

さ

座圧　56
再建靱帯　79
再建靱帯の模式図　75
再骨折　20
最大荷重　26
最大酸素摂取量　254
在宅酸素療法　249
再発寛解型　215, 217
座位バランス　66
左室駆出率　279
左室リモデリング　279
サルコペニア　326, 341
参加制約　134
参考可動範囲　60
酸素飽和度　256

し

自覚的運動強度　291

視覚的・聴覚的刺激　168
時間測定異常　183
時間的多発　213
死腔換気率　273
自己免疫疾患　43
支持基底面　157
姿勢矯正練習　176
姿勢反射検査　236
姿勢反射障害　168
膝蓋骨高位　79
膝蓋骨のモビライゼーション　83
膝蓋跳動　48
膝関節靱帯損傷　74
膝関節動揺性　22
膝関節内反変形　22
膝関節の不安定性　25
シックデイ　341
自動運動　52
自動運動時の肩甲上腕リズムを伴った動作練習　109
尺側偏位　45
重症虚血肢　305, 308
修正Borgスケール　230
手術侵襲　14, 15
受動喫煙　252
シュラッグサイン　100
上位運動ニューロン　201, 205
障害髄節　58
小転子　18
上腕骨近位端骨折　2
食事動作　144, 145, 148, 150
シリコンライナー　88
ジレット継手型短下肢装具　143
心因的問題　123
心エコー検査　289
心胸郭比　279
心筋逸脱酵素　284
心筋梗塞　274
神経根　58, 62
神経伝導速度検査　111
心源性ショック　276
人工膝関節全置換術　313
侵襲筋　19
心臓リハビリテーション　274, 286
伸張運動　109
浸透圧異常　333
心肺運動負荷試験　295
心破裂　276

深腓骨神経　114
深部腱反射　58, 59
深部静脈血栓症　313, 318
心不全　276, 286
心房細動波形　303
心理状況　156

す

髄液検査　215
髄核　54, 62
錐体外路徴候　179
錐体路徴候　145
髄内釘　3
スイングアウト機能　161
ステロイドパルス療法　213, 217
ステロイド薬　218
スポーツ外傷　74
スワンネック変形　45

せ

生活習慣　327
生活習慣の問題　333
正常可動範囲　60
正中アライメント　137
静的アライメント　100, 104, 105
生命予後　275
脊髄小脳変性症　179
脊髄損傷　64
線維束攣縮　205
前駆症状　224
全身持久力トレーニング　260
前脊髄視床路　147
浅腓骨神経　114

そ

早期荷重練習　78
早期義肢装着法　86
早期離床　275
装具療法　234
総腓骨神経麻痺　110
創部保護　269
足関節上腕血圧　307
測定障害　183
足背動脈　303
側副血行の促進　311

側方開胸　273
側方動揺　24

た

耐久性低下　271
大腿筋膜張　18
大腿筋膜張筋収縮　19
大腿骨近位部骨折　12
大腿骨転子部骨折　12, 13
大腿周径　17
脱神経支配　227
脱髄　213
他動的 ROM テスト　16
多発性硬化症　213
ダブルチューブ　83
短下肢装具　142, 149
断端成熟　86

ち

チアノーゼ　276
中大脳動脈　143
中殿筋　18, 19
超音波検査　304
長距離歩行困難　46, 47, 50
聴診器　273
腸腰筋　18, 149

つ

椎間板　54
槌趾　145

て

低灌流　287
低酸素血症　249, 256, 260
低心拍出　287
デュシェンヌ型筋ジストロフィー　189
転位　13
転子果長　17
転倒　20
転倒恐怖心　156

と

動作観察　14
動作方略　56
動作練習　52
等尺性膝伸展筋力　255, 295
疼痛　46, 48, 50
疼痛の評価　16
動的アライメント　100, 105
動的肺過膨張　259, 262
糖尿病　86, 337
糖尿病性腎症　331
糖尿病性腎臓病　331
登はん性起立　193
動脈血酸素飽和度　133
動揺性歩行　190
ドレーン　12
トレンデレンブルグ歩行　33

な

内側裂隙閉鎖　13
内反変形　18
長さ－張力曲線　42
軟部組織の治癒過程　15

に

二次性進行型　215, 217
二重膝作用　24, 45
日本語改訂 ALSFRS-R　203
乳酸　262
認知機能検査　15
認知行動療法　129

ね

ネブライザー　269

の

脳血管障害　132
脳梗塞　132, 152
脳出血　132
脳性麻痺　236

は

パーキンソン病　168
背外側運動制御系　142
肺活量　250
肺過膨張　251
肺癌　264
敗血症　86
肺切除術　264
バイタルサイン　133
肺胞低換気　259
廃用症候群　5, 152
廃用性筋萎縮　17
肺瘻　266
発達評価　244
馬尾神経　54
ハフィング　273
バランステスト　186
バランス反応　157
伴性劣性遺伝　192
ハンドリングテスト　136

ひ

ビア樽状胸郭　255
非器質的要因　123
非対称性姿勢　137, 139
非麻痺側優位のADL動作　138

ふ

福祉用具　156
浮腫　276
不整脈　284
プッシュアップ　66
フットプレート　158
ブラークスコア　306
プラスチック型短下肢装具　153
フレイル　326, 341

ぶん回し歩行　144, 149
分離運動　136

へ

平衡機能　181
平衡機能テスト　186
閉鎖性運動連鎖　27
閉塞性動脈硬化症　86, 302
ベッドの昇降機能　161
ヘルニア腫瘤　55
変換運動障害　181, 183
片脚立位　26
変形性膝関節症　22
胼胝　45

ほ

防御的収縮　16
放線冠　142
放線冠梗塞　142
訪問リハビリテーション　152
ポータブルトイレ　165
歩行動作　238
骨の治癒過程　14

ま

末梢神経障害　110
末梢動脈疾患カテーテル治療　307
麻痺側の潜在能力　135
麻痺による分類　240
慢性腎臓病　324
慢性閉塞性肺疾患　248

み

脈拍　133

む

無気肺　265
無動　168

め

免疫グロブリン　224

や

夜間痛　103

ゆ

有酸素運動　30, 283, 299, 335
有痛弧　107
有痛性強直性攣縮　213
床反力　29
癒合の状態　13

よ

腰椎椎間板ヘルニア　54
四大徴候　168

り

立脚期　26
両変形性膝関節症　13

れ

レジスタンストレーニング　283
レボドパ　172
レルミット徴候　213
連続性副雑音　273

|検印省略|

基本編・ケースで学ぶ理学療法臨床思考

定価（本体 5,200 円 + 税）

2019年12月15日　第2版　第1刷発行
2022年2月11日　　同　　第3刷発行

編　者　有馬　慶美・松本　直人
　　　　（ありま　けいみ）（まつもと　なおと）
発行者　浅井　麻紀
発行所　株式会社 文光堂
　　　　〒113-0033　東京都文京区本郷7-2-7
　　　　TEL（03）3813-5478（営業）
　　　　　　（03）3813-5411（編集）

Ⓒ有馬慶美・松本直人, 2019　　　　　　　印刷・製本：広研印刷

ISBN978-4-8306-4579-2　　　　　　　　　Printed in Japan

- 本書の複製権，翻訳権・翻案権，上映権，譲渡権，公衆送信権（送信可能化権を含む），二次的著作物の利用に関する原著作者の権利は，株式会社文光堂が保有します．
- 本書を無断で複製する行為（コピー，スキャン，デジタルデータ化など）は，私的使用のための複製など著作権法上の限られた例外を除き禁じられています．大学，病院，企業などにおいて，業務上使用する目的で上記の行為を行うことは，使用範囲が内部に限られるものであっても私的使用には該当せず，違法です．また私的使用に該当する場合であっても，代行業者等の第三者に依頼して上記の行為を行うことは違法となります．
- [JCOPY]〈出版者著作権管理機構 委託出版物〉
本書を複製される場合は，そのつど事前に出版者著作権管理機構（電話 03-5244-5088, FAX 03-5244-5089, e-mail : info@jcopy.or.jp）の許諾を得てください．